Klinik und Transition neuromuskulärer Erkrankungen

Ulrike Schara
Christiane Schneider-Gold
Bertold Schrank

Klinik und Transition neuromuskulärer Erkrankungen

Neuropädiatrie trifft Neurologie

Mit 45 Abbildungen

Unter Mitarbeit von Adela Della Marina

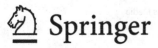 Springer

Prof. Dr. med. Ulrike Schara
Zentrum für Kinder- und Jugendmedizin
Neuropädiatrie, Entwicklungsneurologie
und Sozialpädiatrie
Universitätsklinikum Essen
Deutschland

Dr. med. Bertold Schrank
Stiftung Deutsche Klinik für Diagnostik
Fachbereich Neurologie
Wiesbaden
Deutschland

PD Dr. Christiane Schneider-Gold
St. Josef Hospital der Ruhr-Universität Bochum
Neurologische Klinik
Bochum
Deutschland

ISBN 978-3-662-44238-8   ISBN 978-3-662-44239-5 (eBook)
DOI 10.1007/978-3-662-44239-5

Die Deutsche Nationalbibliothek verzeichnet diese Publikation in der Deutschen Nationalbibliografie;
detaillierte bibliografische Daten sind im Internet über http://dnb.d-nb.de abrufbar.

SpringerMedizin
© Springer-Verlag Berlin Heidelberg 2015

Planung: Dr. Christine Lerche, Heidelberg
Projektmanagement: Lisa Geider, Heidelberg
Lektorat: Martina Kahl-Scholz, Möhnesee
Projektkoordination: Eva Schoeler, Heidelberg
Umschlaggestaltung: deblik Berlin
Fotonachweis Umschlag: © Universitätsklinikum Essen
Herstellung: Crest Premedia Solutions (P) Ltd., Pune, India

Gedruckt auf säurefreiem und chlorfrei gebleichtem Papier

Springer Medizin ist Teil der Fachverlagsgruppe Springer Science+Business Media
www.springer.com

Vorwort

Neuromuskuläre Erkrankungen beinhalten Erkrankungen der Motorneurone in der Medulla oblongata und im Rückenmark, der peripheren Nerven, der Nerv-Muskel-Synapse sowie der Herz- und Skelettmuskulatur. Es handelt sich im Kindes-, Jugend- und Erwachsenenalter um seltene Erkrankungen, für viele gibt es keine Angaben zur Prävalenz und Inzidenz. Eine kausale Therapie kann derzeit für keine der Erkrankungen angeboten werden.

Dennoch ist die individuelle Diagnosesicherung notwendig, um in der Beratung der Patienten und deren Familien bessere Aussagen zu Prognose und ggf. Pränataldiagnostik machen zu können sowie die symptomatische Therapie der Patienten zu optimieren. Durch eine sorgfältige Anamnese und klinische Untersuchung lassen sich Leitsymptome herausarbeiten, die in dem weiteren »work-up« um Neurophysiologie, Bildgebung der Muskulatur, Muskelbiopsie und genetische Analysen individuell sinnvoll ergänzt werden müssen. Neuromuskuläre Erkrankungen können sich in unterschiedlichen Altersstufen mit differenten Phänotypen manifestieren. Bei bekannter klinischer und genetischer Heterogenität ist die Planung der Diagnostik für jeden individuellen Patienten eine Herausforderung im klinischen Alltag. Bei fehlenden kausalen Therapieoptionen ist die umfassende symptomatische Therapie umso wichtiger; in der Regel ist sie multidisziplinär angelegt und erfordert Kooperationen mit Kardiologen, Pulmonologen, Gastroenterologen, Endokrinologen und Orthopäden mit Expertise im Kindes- und / oder Erwachsenenalter. Aufgrund der verbesserten Betreuung hat sich die Lebensqualität und -erwartung bei vielen der Erkrankungen positiv verändert, sodass zahlreiche Betroffene heute das Erwachsenenalter erreichen. Im Gegensatz dazu ist aktuell eine geordnete Transition in den gegebenen begrenzten und sehr heterogenen Versorgungsstrukturen von der Kinder- in die Erwachsenen-Versorgung selten möglich.

Die Autoren möchten mit diesem Buch den Themen *Unterschiedliche Phänotypen einer neuromuskulären Erkrankung im Kindes- und Erwachsenenalter* und *Die Transition der Patienten von der Pädiatrie in die Erwachsenenmedizin* Rechnung tragen. Es soll motivierend werben für eine Betrachtung der Krankheitsbilder in beide Altersrichtungen und für eine multidisziplinäre Patientenversorgung in jedem Alter. Mit dem Kapitel zu sinnvollen diagnostischen Möglichkeiten soll es einen Werkzeugkasten für alle Pädiater, Neuropädiater, Neurologen und beteiligte Spezialisten darstellen. Mit zahlreichen Kasuistiken möchten die Autoren bei unterschiedlichen Erkrankungen das individuelle Vorgehen im Kindes- wie im Erwachsenenalter verdeutlichen; hier sollen jahrelange eigene Erfahrungen, Abbildungen und praxisnahe Empfehlungen als Stilelemente den didaktischen Aufbau unterstützen.

Dies soll ein erstes Buch sein, das systematisch und interdisziplinär die Transition bei neuromuskulären Erkrankungen behandelt. Es möge eine Hilfe im praktischen Alltag für jeden sein, der Patienten mit diesen seltenen Erkrankungen betreut, ob jung oder älter. Es soll rasch Antworten auf verschiedenste Fragen zu einer Erkrankung geben und die Lektüre möge Freude bereiten. Dann ist das Ziel erreicht.

Ulrike Schara, Christiane Schneider-Gold, Bertold Schrank, Adela Della Marina

Inhaltsverzeichnis

Mitarbeiterverzeichnis

Univ.-Prof. Dr. med. Ulrike Schara
Neuropädiatrie, Entwicklungsneurologie
und Sozialpädiatrie
Zentrum für neuromuskuläre Erkrankungen
Universitätsklinikum Essen (AöR)
Hufelandstraße 55
45147 Essen

PD Dr. Christiane Schneider-Gold
Neurologische Klinik
St. Josef Hospital der Ruhr-Universität Bochum
Gudrunstr. 56
44791 Bochum

Dr. med. Bertold Schrank
Fachbereich Neurologie
Stiftung Deutsche Klinik für Diagnostik GmbH
Aukammallee 33
65191 Wiesbaden

Dr. med. (univ.) Adela Della Marina
Neuropädiatrie, Entwicklungsneurologie
und Sozialpädiatrie
Zentrum für neuromuskuläre Erkrankungen
Universitätsklinikum Essen (AöR)
Hufelandstraße 55
45147 Essen

Einleitung

U. Schara, C. Schneider-Gold, B. Schrank, A. Della Marina

1

Zu den neuromuskulären Erkrankungen (NME) zählen Erkrankungen der Motorneurone in Medulla oblongata (Bulbärparalyse) und Rückenmark (spinale Muskelatrophien), der peripheren Nerven (Neuritiden, Neuropathien), der Nerv-Muskel-Synapse (Transmissionsstörungen, autoimmun-vermittelte Myasthenia gravis, genetisch determinierte kongenitale myasthene Syndrome) sowie der Herz- und Skelettmuskulatur (Myopathien).

Myopathien können verursacht sein durch Anlagestörungen sowie genetische und erworbene Protein-, Funktions-, Stoffwechsel- und Strukturveränderungen. Erworbene Myopathien können infektiös, autoimmun, endokrin, toxisch, ischämisch oder traumatisch bedingt sein. Neben der Skelettmuskulatur sind häufig andere Organe mit betroffen (Herz, Sinnesorgane, zentrales Nervensystem).

Transmissionsstörungen werden durch Mutationen in aktuell 19 Genen sowie durch Autoimmunprozesse oder exogene Noxen verursacht. Abhängig von der Ätiologie und dem Ort der Schädigung werden sie eingeteilt in präsynaptische, synaptische und postsynaptische Störungen, die zu einer verminderten Ausschüttung, Nutzung oder Abbau von Acetylcholin mit dem klinischen Bild einer muskulären Schwäche und vermehrten muskulären Erschöpfbarkeit führen.

Die **Motoneuronerkrankungen (Bulbärparalyse, amyotrophe Lateralsklerose, spinale Muskelatrophien)** sowie die hereditären und erworbenen peripheren Neuropathien führen zu einer Schädigung der peripheren Nervenfunktion mit motorischen oder sensomotorischen Defiziten.

NME werden weltweit beobachtet und sie manifestieren sich von der Prä- und Perinatalzeit bis ins Erwachsenenalter. Es handelt sich überwiegend um seltene Erkrankungen, wobei die Prävalenz aller erblichen und erworbenen NME 1:1500 beträgt; für viele Erkrankungen gibt es aber keine Angaben zu Prävalenz und Inzidenz.

In Abhängigkeit des Manifestationsalters sind Symptome variabel. Im Säuglings-, Kindes- und Jugendalter können sie durch den Zeitpunkt der Schädigung (prä-, peri-, postnatal) und die damit verbundene Regeneration oder Kompensationsfähigkeit des Organismus modifiziert sein. Zudem können krankheitsbedingte Funktionsverluste und gleichzeitig entwicklungsbedingte Funktionsgewinne überlappen und das klinische Bild variieren. Diese Mechanismen sind im Erwachsenenalter nur begrenzt relevant.

Es müssen jedoch immer mögliche differente klinische Phänotypen in Abhängigkeit vom Alter, der Penetranz der Erkrankung, der Art der zugrunde liegenden Mutation und evtl. krankheitsmodifizierender genetischer und nicht-genetischer Faktoren berücksichtigt werden. Auch kann sich ein und dieselbe Erkrankung je nach Altersstufe bei der klinischen Untersuchung unterschiedlich präsentieren.

Durch eine sorgfältige Anamnese und klinische Untersuchung lassen sich Leitsymptome herausarbeiten, die in dem weiteren »work-up« um Laboruntersuchungen, Neurophysiologie, Bildgebung der Muskulatur, Muskelbiopsie, Hautbiopsie und genetische Analysen individuell sinnvoll ergänzt werden müssen. Bei bekannter klinischer und genetischer Heterogenität ist die Planung der Diagnostik für jeden individuellen Patienten eine Herausforderung im klinischen Alltag.

In den letzten Jahren haben zunehmende Kenntnisse in der Bildgebung und Molekulargenetik zu einer verbesserten Diagnostik der NME geführt, wegweisende neue Einsichten in die Pathophysiologie und Molekularbiologie erlauben ein besseres Verständnis der NME und eröffnen dadurch neue Therapieansätze. Eine etablierte kausale Therapie kann aber derzeit noch für keine der Erkrankungen angeboten werden, mögliche kausale Therapieansätze zeichnen sich aber für einzelne Erkrankungen ab. Insbesondere in Hinblick auf sehr spezifische an der Art der Mutation orientierte Therapiestrategien ist die individuelle Diagnosesicherung bis hin zur Identifizierung der Mutation notwendig, um in der Beratung der Patienten und deren Familien bessere Aussagen zu Prognose und ggf. Pränataldiagnostik zu machen sowie die Patienten einer möglichste geeigneten symptomatischen und soweit in Zukunft verfügbar kausalen Therapie zu zuführen. Bei derzeit noch fehlenden kausalen Therapieoptionen ist die umfassende symptomatische Therapie umso wichtiger; in der Regel ist sie multidisziplinär angelegt und erfordert Kooperationen mit Kardiologen, Pulmonologen, Gastroenterologen, Endokrinologen und Orthopä-

den mit Expertise im Kindes- und / oder Erwachsenenalter. Aufgrund der verbesserten Betreuung hat
sich die Lebensqualität und -erwartung bei vielen
der Erkrankungen positiv verändert, sodass zahlreiche Betroffene im Gegensatz zu früher heute das
Erwachsenenalter erreichen. Der Aufbau von Versorgungsstrukturen, die eine geordnete Transition
von der Kinder- in die Erwachsenen-Versorgung/-
Medizin gewährleisten, hinkt jedoch hinterher.
Hier ist eine medizinische Versorgungslücke ent-
standen, die nur begrenzt durch den jeweiligen
behandelnden Facharzt kompensiert werden kann.

Dieses Buch soll daher ein Leitfaden sein für
eine der jeweiligen Krankheits- und Lebensprob-
lematik angemessenen Versorgung und Antworten
auf Fragen aus den geschilderten Problemfeldern
geben. Dabei wird besonders auf die Aspekte der
NME eingegangen, die altersspezifisch unterschiedlich sind sowie auf die medizinischen Fragestellungen, die sich durch die längere Lebenserwartung neu ergeben.

Leitsymptome neuromuskulärer Erkrankungen

U. Schara, C. Schneider-Gold, B. Schrank, A. Della Marina

2.1 Anamnese

Der Anamnese, über welchen Zeitraum und unter welchen äußeren Bedingungen sich die Symptome entwickelt haben, kommt eine sehr wichtige differentialdiagnostische Bedeutung zu. Dabei liefern sowohl Eigenanamnese als auch Familienanamnese wichtige Informationen.

Im Kindesalter beginnt die **Eigenanamnese** schon pränatal; zu erfragen sind grundsätzlich:

- die **intrauterine Entwicklung**, fetale Symptome wie Poly- oder Oligohydramnion, verminderte Kindsbewegungen.
- der **Geburtsvorgang** mit Hinweisen für eine prä-, peri- oder postpartale Asphyxie. Dies dient der differentialdiagnostischen Abgrenzung gegenüber einer zentralnervösen Störung als Ursache eines hypotonen Neugeborenen / Säuglings. Bei einer zugrunde liegenden neuromuskulären Erkrankung kann die Geburt auch durch eine Asphyxie kompliziert sein.
- in der **Neugeborenen-Phase** Hypotonie und Muskelschwäche, bulbäre Symptome mit Schluck- und Saugschwierigkeiten sowie respiratorische Probleme.

2.2 Leitsymptome

Bei späterer Manifestation **in jedem Lebensalter:**
- **Manifestationsalter** und **erste Symptome**
- motorische und mentale Meilensteine, **Muskeltonus** und **-kraft**; heute sind zunehmend neuromuskuläre Erkrankungen bekannt, die auch das ZNS und die mentale Entwicklung beeinträchtigen können. Gleichsam ist bei Multisystemerkrankungen die Skelettmuskulatur betroffen (mitochondriale Enzephalomyopathien, angeborene Störungen der Glykosylierung, CDG-Syndrome).
- **zeitlicher Ablauf:** Gibt es eine langsame Progredienz, z. B. bei einer Muskeldystrophie? Gibt es eine rasche Progredienz, z. B. wie bei rasch verlaufenden autoimmunen Myositiden (z. B. nekrotisierender Myositis) oder Myositiden im Rahmen von viralen oder bakteriellen Infekten?
- ein mögliches **episodisches Auftreten**, bei dem im Intervall Normalbefunde die Diagnostik lange Zeit erschweren können

- ein sog. **»Einbruch« bei Infekten**, d. h. eine rasche deutliche Verschlechterung von Symptomen wie Muskelschwäche, Kau- und Schluckstörungen und auch Beeinträchtigung der Atmung, z. B. bei Mitochondriopathien, metabolischen Myopathien und bei Störungen der neuromuskulären Transmission (autoimmune Myasthenia gravis, kongenitale myasthene Syndrome)
- **Rhabdomyolysen** mit Erhöhung des Myoglobins im Serum und Urin mit Braunverfärbung, z. B. bei metabolischen Myopathien und auch bei der genetischen Disposition zur malignen Hyperthermie, seltener auch bei Muskeldystrophien
- andere betroffene Organsysteme (Sinnesorgane, Herz, ZNS)?

Durch die **Familienanamnese** können Informationen über weitere betroffene Familienmitglieder und die klinische Symptomatik in verschiedenen Altersstufen erfragt werden. Sie gibt Auskunft über Krankheitsverläufe und durch die Stammbaumanalyse (wünschenswert ist ein Stammbaum über mindestens drei Generationen) kann sie Hinweise für einen zugrunde liegenden Erbgang liefern.

Die entscheidenden anamnestischen Hinweise in Hinblick auf eine bestimmte neuromuskuläre Erkrankung werden jeweils **fallbezogen** dargestellt.

Literatur

Engel AG, Franzini-Armstrong C (Hrsg., 2004) Myology. Vol 1 + 2, 3rd edn, McGraw-Hill, New York
Forsyth R, Newton R (2007) Paediatric Neurology. Oxford Specialist Handbooks in Paediatrics. Oxford University Press, Oxford UK
Mortier W (1994) Muskel- und Nervenerkrankungen im Kindesalter. Georg Thieme Verlag Stuttgart
Schara U (2012). Neuromuskuläre Erkrankungen. In: Gortner L, Meyer S, Sitzmann FC (Hrsg.). Duale Reihe Pädiatrie. Stuttgart, Georg Thieme Verlag, S. 688–712
Schara U (2013) Neuromuskuläre Erkrankungen im Kindes- und Jugendalter. Erhöhung der Kreatinkinase: Sinnvolles Vorgehen. Pädiatr Praxis 80, 447–460
Zschocke J, Hoffmann GF (2012) Vademecum Metabolicum. Diagnose und Therapie erblicher Stoffwechselkrankheiten. Schattauer Verlag, Milupa Metabolics GmbH, Friedrichsdorf und Stuttgart

Klinische Befunde

U. Schara, C. Schneider-Gold, B. Schrank, A. Della Marina

3

In der Regel findet man bei Patienten mit einer NME eine muskuläre Hypotonie und Muskelschwäche, wobei dies unspezifische Symptome sind. Die enorm breite und komplexe Differentialdiagnose der NME erfordert eine differenzierte Anamnese und eine ausführliche klinische Befunderhebung, weil an dieser Stelle die Weichen für die weitere Diagnostik gestellt werden. Die klinische Untersuchung von Patienten mit möglicher NME ist abgesehen von der Beobachtung funktioneller Defizite, Veränderungen des Muskelreliefs und anderen klinischen Symptomen (s. u.) vor allem bei Erwachsenen auf eine differenzierte Prüfung der Muskelkraft einzelner Muskeln oder Muskelgruppen angelegt, die an eine ausreichende Kooperation gebunden ist. Bei Säuglingen und Kindern sind die genaue Beobachtung und eine eher spielerisch angelegte Testung der Muskelkraft und -funktionen sowie anderer neurologischer Symptome (s. u.) hilfreich.

Das klinische Leitsymptom der **Muskelschwäche** kann sich im ersten Lebensjahr als »floppy infant« mit Froschhaltung der Beine und Henkelstellung der Arme sowie der fehlenden Bewegung gegen die Schwerkraft äußern. Nach dem ersten Lebensjahr fallen beim Stehen und Gehen überstreckbare Gelenke, Fußfehlstellungen, die über das physiologische Maß hinausgehende Knick-Senk-Füße, Hyperlordose und ein ausladendes Abdomen auf.

Am entkleideten Patienten hilfreich und gut zu beurteilen ist das **Muskelrelief**: hier sind Muskelatrophien von (Pseudo-)Hypertrophien der Waden und / oder der Oberschenkel- und/ oder Oberarmmuskulatur zu unterscheiden. Bei Muskelabbau und entsprechender Fehlbelastung der Gelenke entstehen **Kontrakturen** und bei Befall der axialen Muskulatur eine **Skoliose**. Eine Manifestation ist von pränatal bis in das Erwachsenenalter möglich und abhängig von Erkrankung sowie Verlauf. Der **faziale Aspekt** kann mit einer **Facies myopathica** (hängende Mundwinkel, partielle Ptose, offenstehender Mund), ein- oder beidseitiger **Ptosis** und / oder **externer Ophthalmoplegie** auffällig sein.

Reflexauffälligkeiten, besonders eine Hypo- bis Areflexie, sind bei vielen neuromuskulären Erkrankungen zu erwarten, aber immer in Verbindung mit der jeweiligen Ausprägung der Erkrankung zu interpretieren, d. h. bei milder Manifestation einer

spinalen Muskelatrophie Typ III mit leichter proximaler Muskelschwäche können anfangs die Muskeleigenreflexe ganz normal sein, sich erst mit zunehmender klinischer Symptomatik abschwächen und dann ganz fehlen. Neuromuskuläre Erkrankungen können neben Störungen der Muskulatur und / oder der peripheren Nerven auch das zentrale Nervensystem (ZNS) betreffen, was ein Mischbild der auszulösenden Muskeleigenreflexe bedingen kann.

Bei gehfähigen Patienten fallen **Gangauffälligkeiten**, positives **Gowers` Zeichen** (Hochklettern an den eigenen Beinen) oder das **Durchschlupfphänomen** in axillärer Hängelage (zunehmende Abduktion der Arme bei Muskelschwäche im Schultergürtel und dann Durchschlupfen des Körpers durch die Untersucherhände) auf.

Neben einer neonatalen Manifestation der **bulbären Schwäche** (Trinkschwäche und Schluckstörung) kann diese auch später auftreten, wenn es im Verlauf zu einem Mitbefall der entsprechenden Muskulatur kommt. Das gleiche gilt für **respiratorische Probleme**, neben direkt postpartalem Beginn können sie auch erst später auftreten – bei Schwäche des Zwerchfells mit paradoxer inspiratorischer Einziehung der Bauchwand im Liegen, bei Schwäche der Interkostalmuskulatur mit ausgeprägter Bauchatmung und interkostalen inspiratorischen Einziehungen, bei Beteiligung der Abdominalmuskulatur mit schwachem Hustenstoß. Bei zunehmender Schwäche der Atemmuskulatur kann es zur Sprechdyspnoe kommen, die Patienten setzen dann auch die Atemhilfsmuskulatur ein zur Einatmung (M. sternocleidomastoideus, M. pectorales etc.)

> **Die Leitsymptome sind bei den Patienten und bei verschiedenen NME-Varianten häufig variabel ausgebildet. Im Befund sollten immer beschrieben werden: Muskelrelief, Muskeltonus und Muskelkraft, Gangbild und Reflexstatus sowie die Grob- und Feinmotorik. Zusätzlich können Zeitfunktionen (Aufstehen aus dem Liegen, Treppensteigen und schnellstmögliches Laufen von 10 m) durchgeführt werden, um so einen Überblick über die muskuläre Funktion und die Dynamik bei motorischer Aktivität zu bekommen.**

◘ Tab. 3.1 Differentialdiagnose Rhabdomyolyse. (Modifiziert nach Warren JD et al. 2002, Muscle & Nerve 25, 332–347)

Erworben	Hereditär

– Schwere körperliche Belastung
– (Poly-)Trauma, Koma, Elektroschock
– Hyperthermie, Hypothermie
– Elektrolytstörungen (Hyper-, Hyponatriämie; Hypophosphatämie)
– Endokrin (Diabetische Ketoazidose, Hyperosmol. Koma, Hypo- Hyper-
  thyreose)
– Ischämisch (Extermitätenarterienverschluss, Kompartment-Syndrom,
  Sichelzellennanämie, Capillary Leak Syndrom)
– Infektiös (Viral z. B. Adeno, CMV, EBV, HIV, Influenza; bakteriell z. B.
  Legionellen, Steptokken, Salmonellen, Tetanus
– Toxisch (Alkohol, Drogen – Kokain, Amphetamine, Medikamente z B.
  Statine, u. v. a.
– Autoimmun (Dermatomyositis, Vaskulitiden, pataneoplast. Nekrotisie-
  rende Myopathie)
	– Glykogenosen (Phosphorylasemangel
	– McArdle, PFK, PGK, PGM, LDH)
	– Fettsäureoxidation (CPT II-Mangel,
	  Carnitinmangel, VLCAD, MTP, ETF-
	  Mangel u. a.)
	– Krebs-Zyklus (SDH/Aconitase-Mangel)
	– Mitochondriale Atmungskette (Kom-
	  plex II – SDH, Komplex III – Cytoch.b,
	  CoQ10 Mangel, COX-Mangel, tRNA-
	  Punktmutationen, Progred. mtDNA-
	  Deletion
	– Muskeldystrophien (DMD, BMD,
	  LGMD2I, Dysferlin, Anoctamin, PROMM)
	– Andere (Lipin I)

Leitsymptome und Befunde können in Abhängigkeit des Manifestationsalters unterschiedlich vorherrschend sein:

- **In der Neugeborenen-Säuglingszeit**
  = »floppy infant« mit Muskelschwäche
  = Hypo- bis Areflexie
  = Trinkschwäche
  = Schluckstörung
  = Variable respiratorische Beeinträchtigung bis zur respiratorischen Insuffizienz

- **Im Kindesalter**
  = Entwicklungsverzögerung, besonders motorisch und sprachlich

- **In jedem Alter**
  = Muskelschwäche
  = Hypotonie
  = Auffällige Haltung
  = Gangauffälligkeiten (Hüftschaukeln, Zehengang, Steppergang)
  = Rasche Ermüdbarkeit
  = Häufiges Hinfallen und Stolpern ohne Hindernis
  = Antriebsarmut
  = Verlust motorischer Fähigkeiten
  = Sensibilitätsstörung
  = Tremor, Faszikulationen
  = Überstreckbare Gelenke

= Kontrakturen und Skoliose
= Auffälliges Muskelrelief (Muskelatrophie, [Pseudo-]Hypertrophie)
= Faziale Hypomimie mit und ohne Ptose, mit und ohne Ophthalmoplegie
= Muskelsteifheit
= Myalgien
= Muskelkrämpfe
= Rhabdomyolyse (◘ Tab. 3.1)
= Narkosezwischenfälle

❯ **Bei vorliegender Verdachtsdiagnose einer NME muss eine weitere Diagnostik erfolgen. Dabei ist es wichtig, das Repertoire der zur Verfügung stehenden Untersuchungstechniken zu kennen. Diese sollen im folgenden Kapitel vorgestellt werden.**

Literatur

Engel AG, Franzini-Armstrong C (Hrsg., 2004) Myology. Vol 1 + 2, 3rd edn, McGraw-Hill, New York

Forsyth R, Newton R (2007) Paediatric Neurology. Oxford Specialist Handbooks in Paediatrics. Oxford University Press, Oxford UK

Mortier W (1994) Muskel- und Nervenerkrankungen im Kindesalter. Georg Thieme Verlag Stuttgart

Schara U (2012). Neuromuskuläre Erkrankungen. In: Gortner L, Meyer S, Sitzmann FC (Hrsg.). Duale Reihe Pädiatrie. Stuttgart, Georg Thieme Verlag, S. 688–712

Schara U (2013) Neuromuskuläre Erkrankungen im Kindes-
und Jugendalter. Erhöhung der Kreatinkinase: Sinnvolles Vorgehen. Pädiatr Praxis 80, 447–460

Zschocke J, Hoffmann GF (2012) Vademecum Metabolicum.
Diagnose und Therapie erblicher Stoffwechselkrank-
heiten. Schattauer Verlag, Milupa Metabolics GmbH,
Friedrichsdorf und Stuttgart

3

Labor

U. Schara, C. Schneider-Gold

Eine Erhöhung der Kreatinkinase (CK) wird meist von einer Erhöhung der muskulären Laktatdyhydrogenase (LDH), Glutamat-Oxalacetat-Transaminase (GOT) und Glutamat-Pyruvat-Transaminase (GPT) begleitet und lässt auf einen Muskelfaseruntergang schließen.

❯ Die CK-Konzentration ist proportional zum Schweregrad der aktuellen Schädigung.

Insbesondere bei CK-Werten von über 1000 U/l ist von einer **Myopathie** auszugehen. CK-Werte von über 10.000 U/L sprechen für eine akute **Rhabdomyolyse**, generalisiert oder fokal (s. u.).

Diese Bewertung der CK-Erhöhung trifft für das Neugeborenen-, Säuglings- und Kindesalter nicht so eindeutig zu. Hier ist für die Interpretation der CK-Erhöhung die klinische Symptomatik oft wichtiger für das weitere Vorgehen.

Differentialdiagnostisch sind bei einer CK-Erhöhung **myogene Prozesse** von **neurogenen Prozessen** abzugrenzen. Grundsätzlich ist die Schwäche (und im chronischeren Verlauf auch die Muskelatrophie) bei Polyneuropathien meist distal betont, die Muskeleigenreflexe sind abgeschwächt oder erloschen, und fast immer bestehen sensible Reiz- und Ausfallsymptome; die Kreatinkinase (CK) ist nur bei sehr schwer und rasch verlaufendem Untergang von motorischen Axonen deutlich erhöht, erreicht aber auch beim Kennedy-Syndrom (bulbospinale Muskelatrophie) regelmäßig Werte über 1000 U/l. Bei neuromuskulären Übertragungsstörungen fehlen sensible Störungen. Die CK ist nicht oder bei einer Begleitmyositis bei thymomassoziierter Myasthenie nur leicht erhöht, und im Vorfeld findet sich fast stets eine fluktuierende Erschöpfbarkeit, die erst bei Dekompensation in eine gravierende Dauerschwäche mündet. Zu der ausführlichen Differentialdiagnose sei auf eine rezente Übersicht (▶ Literatur) hingewiesen. Die Höhe des CK-Wertes hat jedoch in der Differentialdiagnose der zugrunde liegenden Muskelerkrankungen nur eine geringe Spezifität.

❯ Im Verlauf sehr chronischer Muskelkrankheiten korreliert die CK nicht mehr mit der Muskelschwäche, da nur noch wenig Muskelmasse verbleibt, die untergehen kann.

Ohne weitere klinische oder technische Befunde, die für eine Myopathie sprechen, kann eine hohe CK auch nur dann mit Sicherheit als Indiz für eine Myopathie gewertet werden, wenn eine sog. **Makro-CK** ausgeschlossen wurde. Dabei handelt es sich um CK-Varianten mit hoher Molekülmasse, die entweder durch Bindung der Kreatinkinase vom brain-Typ (CK-BB) an spezifische Antikörper entstehen (Typ 1, keine Krankheitsassoziation) oder durch oligomere mitochondriale CK (Typ 2, häufig mit schweren Erkrankungen, z. B. Tumoren, assoziiert).

Literatur

Schara U (2013) Neuromuskuläre Erkrankungen im Kindes- und Jugendalter. Erhöhung der Kreatinkinase: Sinnvolles Vorgehen. PädiatrPrax 80: 447–460

Neurophysiologische Diagnostik

U. Schara, C. Schneider-Gold, B. Schrank

Zur weiteren differentialdiagnostischen Aufarbeitung kann eine gezielte und bei Kindern immer auf das Wesentliche begrenzte neurophysiologische Untersuchung hilfreich sein.

Bei der Elekromyographie (EMG) wird der zu untersuchende Muskel mit einer konzentrischen Nadelelektrode sondiert. Im kranken Muskel lässt sich in Ruhe pathologische Spontanaktivität in Form von Fibrillationen, positiven scharfen Wellen sowie repetitiven, pseudomyotonen und myotonen Entladungen nachweisen. Die Aktivität bei willkürlicher Innervation wird nach der Amplitude und der Dauer der rekrutierten Einheiten und der Anzahl der Einheiten pro Zeiteinheit – dem sog. Interferenzmuster – beurteilt. Bei leichter Kontraktion sind die zunächst rekrutierten Potentiale motorischer Einheiten niedrigamplitudig, dann folgen bei stärkerer Kontraktion Einheiten mittlerer und höherer Amplitude bis maximal ca. 2 mV. **Myopathien** sind vereinfacht gesagt durch Entladung von überwiegend kurzen niedrigamplitudigen Einheiten – auch bei starker Innervation – und einer raschen Rekrutierung von Einheiten mit einem frühzeitig dichten Interferenzmuster schon bei nur leichter bis mäßiger Kraftentwicklung/-entfaltung gekennzeichnet, **chronisch neurogene Prozesse** dagegen durch das Fehlen kleiner Einheiten und einer frühen Rekrutierung hochamplitudiger Einheiten >500 µV bei auch nur leichter Innervation.

Falls eine Abgrenzung der muskulären Schwäche gegenüber einem neurogenen Prozess erforderlich wird, werden ergänzend motorische und sensible Neurographien durchgeführt, die bei reinen Myopathien bis auf allenfalls leichte Amplitudenminderungen der motorischen Reizantworten (in Abhängigkeit vom Ausmaß der Muskelatrophie) normal sind und bei Polyneuropathien entsprechend der zugrunde liegenden Pathologie verändert sind. Die Neurographie identifiziert 2 unterschiedliche Schädigungsmuster – bei einer **axonalen Schädigung** peripherer Nerven sind die Amplituden der Reizantworten erniedrigt bei weitgehend erhaltener Leitgeschwindigkeit; bei einer **primär demyelinisierenden Schädigung** sind die Leitgeschwindigkeiten verlangsamt auf weniger als 38 m/s. Bei manchen Formen demyelinisierender Neuropathien kommt es zu Leitungsblockbildern, d. h. die motorische Amplitude bei proximaler Stimulation eines Nerven ist um >50% reduziert gegenüber der Amplitude bei distaler Stimulation. Die hereditären sensomotorischen Neuropathien werden entsprechend eingeteilt in primär axonale Formen (CMT2) und primär demyelinisierende Formen (CMT1).

Bei Verdacht auf eine neuromuskuläre Übertragungsstörung, bei kongenitalen myasthenen Syndromen (CMS), autoimmuner Myasthenia gravis oder dem Lambert-Eaton-Syndrom, wird eine elektrische Serienreizung vorgenommen, die im Falle einer postsynaptischen Störung (CMS, Myasthenia gravis) ein Dekrement des evozierten Muskelantwortpotentials zeigt. Bei einer präsynaptischen Störung (Botulismus, Lambert-Eaton-Syndrom) ist zusätzlich zum Dekrement bei niedrigfrequenter Serienreizung die Ausgansamplitude erniedrigt, bei hochfrequenter Serienreizung mit Frequenzen um 30 bis 50 Hz, so kommt es bei den präsynaptischen Störungen zu einem ausgeprägten Inkrement der Antwortpotentiale (oft >100% des Ausgangswertes).

Literatur

Mortier W (1994) Muskel- und Nervenerkrankungen im Kindesalter. Georg Thieme Verlag Stuttgart, S. 37–47

Myosonographie

U. Schara, C. Schneider-Gold

Die Myosonographie ist eine rasche und schmerzlose Untersuchung, die als Screeningverfahren in jedem Lebensalter zur Beurteilung der Muskulatur einzusetzen ist.

Sie liefert Informationen zum Befallsmuster, ist gut in der Routine durchzuführen, erlaubt aber keine bzw. nur eine eingeschränkte Artdiagnose und ist abhängig von der Erfahrung des Untersuchers und der Geräteeinstellung. Eine Standardisierung der Methode ist eingeschränkt möglich. Zum Einsatz sollte ein Linearschallkopf mit Frequenzen zwischen 7,5 und 15 MHz kommen, womit eine Eindringtiefe in die Muskulatur von bis zu 8 cm von der Oberfläche zu erreichen ist. Dabei sollte regelmäßig eine standardisierte Auswahl von proximalen und distalen Muskeln an allen Extremitäten sowie bei speziellen Fragestellungen auch die Rumpfmuskulatur untersucht werden.

Der Schallkopf ist ohne viel Druck senkrecht zur Muskeloberfläche zu halten. Pathologische Veränderungen durch endo- und/ oder perimysiale Fett- und Bindegewebszunahme bedingen ein Reflexmuster unterschiedlicher Echogenität, eine Abschwächung oder den Verlust der Faszien- und Septenzeichnung sowie eine Veränderung des Knochenechos.

Überwiegend wird die visuelle Analyse zur Beurteilung eingesetzt; hierzu ist die Heckmatt-Skala recht gut etabliert (■ Tab. 6.1). Sie erlaubt zwar nur eine grobe Einteilung des Schweregrades, ermöglicht dafür aber gut reproduzierbare Daten:

Bei vermehrter Echogenität sollte das Muster der Veränderungen beschrieben werden:

- **diffuses Muster** bei z. B. progressiven Muskeldystrophien, kongenitalen Myopathien mit Strukturbesonderheiten
- **fokal noduläres Muster** bei z. B. kongenitalen Muskeldystrophien oder vereinzelt bei spinaler Muskelatrophie

In Einzelfällen können typische Befundkonstellationen herausgearbeitet werden. Zusätzlich können Faszikulationen und Fibrillationen auch in tieferen Muskelschichten gesehen werden und Hinweise geben auf z. B. eine spinale Muskelatrophie, eine hereditäre Neuropathie oder Wurzelläsionen.

Insgesamt dient die Myosonographie als ein Baustein in der Diagnostik, der zusammen mit den Ergebnissen anderer Untersuchungsverfahren wichtige Informationen für die Differentialdiagnose liefern kann.

■ Tab. 6.1	Heckmatt-Skala
Grad	**Beurteilung**
1	Unauffälliger Muskel
2	Leichte Vermehrung der Echointensität
3	Deutliche Vermehrung der Echointensität, Knochenecho (eben) noch darstellbar
4	Fehlendes Knochenecho

Literatur

Mortier W (1994). Muskel- und Nervenerkrankungen im Kindesalter. Georg Thieme Verlag Stuttgart, S. 29

Pillen S, Verrips A, van Alfen N, Arts IM, Sie LT, Zwarts MJ (2007) Quantitative skeletal muscle ultrasound: diagnostic value in childhood neuromuscular disease. Neuromuscul Disord 17(7):509-16

Pillen S, van Alfen N (2011) Skeletal muscle ultrasound. Neurol Res 33(10):1016-24

Kernspintomographie der Skelett- und Herzmuskulatur, des zentralen Nervensystems

B. Schrank

Auch mithilfe der **Kernspintomographie** (<0> Abb. 7.1) lassen sich einzelne Muskeln und Muskelgruppen gut abgrenzen. Darüber hinaus stellen sich Muskelatrophie, Ersatz des Muskelgewebes durch Fett- oder Bindegewebe und in Kontrastmittelserien und STIR-Sequenzen auch ödematöse Veränderungen dar, die allerdings nicht (!) spezifisch sind für eine Muskelentzündung, sondern auch bei anderen Prozessen bis hin zu floriden neurogenen Prozessen auftreten können.

Die Magnetresonanztomographie (MRT) der Skelettmuskulatur ist eine wertvolle diagnostische Zusatzuntersuchung in der neuromuskulären Sprechstunde. Die MRT detektiert mit hoher Sensitivität den bei dystrophen oder degenerativen Myopathien regelhaft auftretenden fettigen Umbau von Muskeln einerseits und andererseits die bei entzündlichen Veränderungen oder akuten Rhabdomyolysen vermehrten Flüssigkeitseinlagerungen in das Muskelgewebe. Sie ist wegen der Differenzierbarkeit dieser Gewebsveränderungen aussagekräftiger als die übrigen bildgebenden Verfahren wie z. B. das CT. Sie ermöglicht u. U. eine rasche Zuordnung unklarer Krankheitsbilder und gibt einen Überblick über Intensität und Ausbreitung pathologischer Veränderungen. Vor einer geplanten Muskelbiopsie hilft sie bei der Wahl des bestgeeigneten Biopsiemuskels, da fettig transformierte Muskeln vermieden werden können. Auch kann sie in Verlaufsuntersuchungen bei den Myositiden oder toxischen Myopathien therapeutische Entscheidungen mit beeinflussen. Am einfachsten ist die MRT der unteren Extremitäten – bei proximaler Schwäche der Oberschenkel- und Hüftmuskulatur, bei distaler Schwäche der Unterschenkel, da dabei ein großes Muskelareal dargestellt werden kann ohne zu erwartende Veratmungsartefakte, die die Beurteilbarkeit im Schulter-Armbereich einschränkten. Die oberen Extremitäten lassen sich aufgrund der üblichen Spulenkonfiguration nur einseitig höherauflösend darstellen, hier am besten im Schulterbereich; möglich ist bei Verwendung einer Körperspule auch die beidseitige Darstellung der Schulter-Nackenregion, dann aber mit einem gewissen Verlust der Detailauflösung. Grundsätzlich sind T1-Sequenzen wenig flüssigkeitssensitiv, zeigen also ähnlich wie das CT nur fettigen Umbau bzw. Volumenänderungen im Muskel (Fettsignal

hell-weiß, Muskel grau). T2-gewichtete Sequenzen zeigen fettigen Umbau und auch vermehrte Flüssigkeit im Muskel (Muskelgewebe dunkel, Fett und Flüssigkeit als Signalanhebung). Die STIR-Sequenz (short tau inversion recovery) unterdrückt das Fettsignal durch einen Inversionspuls (180° Gegenrichtung): Muskel- und Fettgeweben werden dunkel, nur Flüssigkeit wird signalgebend dargestellt. Die Technik ist so empfindlich, dass bereits nach anstrengender Muskelarbeit eine vorübergehende Flüssigkeitseinlagerung sichtbar wird. Eine Kontrastmittelgabe ist deshalb auch i. d. R. nicht notwendig – sie ist vor allem indiziert beim Verdacht auf infektiöse Myositiden und Tumoren im Muskel. Neuere Signalverarbeitungsverfahren wie die 3-Punkt-Dixon-Technik können auch quantitative Einschätzungen des Ausmaßes des Fettumbaus liefern. In einigen Kliniken gibt es inzwischen Ganzkörper-MRT-Protokolle, die einen Überblick über die gesamte Körpermuskulatur ermöglichen.

- **Vier Grundmuster von MRT-Veränderungen neuromuskulärer Erkrankungen**

Fettiger Umbau ohne Flüssigkeitseinlagerung. <0> Abb. 7.1a-d zeigt einen irreversiblen Untergang von Muskelgewebe an, das durch Fettzellen ersetzt wird – dies geschieht vor allem bei den Muskeldystrophien, aber auch bei vielen kongenitalen und erworbenen degenerativen Myopathien wie der Einschlusskörpermyositis und bei sehr chronisch neurogenen Prozessen (Poliomyelitis, spinale Muskelatrophie). In manchen Fällen können das Muster des fettigen Umbaus und die Schwerpunktverteilung auf unterschiedliche Muskelgruppen differentialdiagnostisch weiterführen.

Fettiger Umbau plus Flüssigkeitseinlagerung im Muskel. In <0> Abb. 7.1e-f zeigen sich neben dem fettigen Umbau typischerweise im früh und schwer betroffenen Quadriceps auch Flüssigkeitseinlagerungen bei der Einschlusskörpermyositis, bei manchen dystrophen Myopathien korrelierend zu ausgeprägten CK-Erhöhungen und beim M. Pompe in geringer umgebauter Muskeln.

Vermehrte Flüssigkeitseinlagerung (<0> Abb. 7.1g-h) tritt im Rahmen entzündlicher Myopathien auf, bei Rhabdomyolysen z. B. im Rahmen metabolischer oder toxischer Muskelschädigung, lokal bei Kompartment-Syndromen oder Muskelinfarkten und

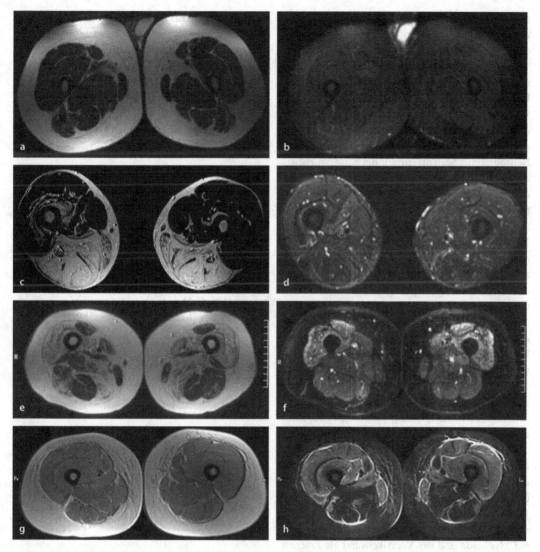

D Abb. 7.1a-h   MRT-Muster bei Myopathien: a, c,e – T2 gewichtet, g – PD-gewichtet (T1-ähnlich), b, d, f, h – STIR (Flüssig-keitssensitiv, fettgesättigt): **a, b** 41-jähriger FSHD-Patient mit normal kräftiger Oberschenkelmuskulatur – beginnender fettiger Umbau in den Adduktoren, linksbetont, keine vermehrte Flüssigkeitseinlagerung. **c, d** Calpainopathie bei einem 55-jähriger Patient mit ausgeprägtem fettigen Umbau der Kniebeuger, Adduktoren, geringer des Vastus intermedius rechtsbetont, keine relevante Flüssigkeitseinlagerung. **e, f** Einschlusskörpermyositis bei 59-jähriger Patientin mit erheb-lichem fettigen Umbau der Kniestrecker und Adduktoren, in STIR-Sequenzen zusätzlich Flüssigkeitseinlagerungen im atrophierten Quadrizeps. **g, h** Dermatomyositis bei 29-jähriger Patientin mit ausgeprägten faszienbetonten Flüssigkeits-einlagerungen in STIR-Sequenzen ohne Hinweis auf fettigen Umbau in T1-gewichteter Sequenz

bei frischer Denervation, wenn diese ausgeprägt genug ist – fokal bei Radikulopathien, gering, flä-chiger und in mehreren Muskelgruppen bei rascher fortschreitenden Formen der amyotrophen Lateral-sklerose. Überlastungsinduzierte Rhabdomyolysen z. B. nach erstmaligem Fitnessstudio-Besuch treten

fokal in den zu stark beanspruchten Muskeln auf und bilden sich rasch wieder zurück.

Normal aussehender Muskel bei ausgepräger Muskelschwäche weist auf eine Endplattenstö-rung hin (Myasthenie oder LEMS). Auch bei den mitochondrialen Myopathien bleibt trotz Belastungsintoleranz die Muskel-MRT unauffällig, Ausnahme sind die mitochondrialen Erkrankungen, die zu Rhabdomyolysen führen.

Caveats zur Interpretation und Anwendung der MRT: Zwar gibt es morphologisch fassbare Unterschiede zwischen neurogenen und myogenen Veränderungen, deren sichere Abgrenzung erfordert jedoch eine Einbeziehung neurologischer und neurophysiologischer Untersuchungen (EMG, ggf. Neurographie, Serienreizung). Bei Kindern entwickelt sich die fettige Transformation erst im Verlauf der Erkrankung wie z. B. bei der Duchenne-Dystrophie, bei der 6–8 jährige Kinder bereits deutliche motorische Einschränkungen haben, aber in der MRT der Oberschenkel nicht unbedingt Veränderungen zeigen müssen – die frühen Veränderungen zeigen sich in T2-Sequenzen im Gluteus maximus und Adductor magnus, gefolgt vom Rectus femoris, Quadriceps und Biceps femoris. Bei Kindern unter 5 Jahren ist die Durchführung wegen der notwendigen Sedierung jedoch aufwändiger, sodass das Verfahren vor allem für ältere Kinder und Erwachsene infrage kommt.

Auch die **MR-Darstellung des Herzens** zeigt mit hoher Sensitivität pathologische Veränderungen: neben der Bestimmung quantitativer Parameter wie der Ejektionsfraktion lassen sich myokardiale Gewebsveränderungen darstellen wie Ödem, fettiger Umbau und mit Gadolinium-Gabe auch endokardiale Fibrose, die eine frühe Herzmuskelbeteiligung bei Muskeldystrophien anzeigen kann. Eine verstärkte Trabekulierung des Myokards kann mithilfe von Dickemessungen des trabekulierten Myokards und der Ventrikelwand als Zeichen einer »Noncompaction« den allmählichen Umbau des Herzmuskels bei Verlust kontraktiler Aktivität der Ventrikelwand anzeigen. Ein Vorteil gegenüber der konventionell zur Myokardfunktion herangezogenen Echokardiographie ist die Unabhängigkeit der MR-Bildgebung von Körperbau und Standard-Projektionen, die mitbestimmend sind für Qualität und Aussagekraft echokardiographischer Auswertungen. Inwieweit frühe Auffälligkeiten im Kardio-MRT eine bessere Aussage bezüglich möglicher Komplikationen bzw. des Therapiebedarfs des Herzbeteiligung ermöglichen, ist aktuell noch nicht geklärt.

Bei einigen Erkrankungen kann **die craniale MRT** z. T. charakteristische Veränderungen darstellen, wie Leukenzephalopathien, kortikale Migrationsstörungen bei kongenitalen Muskeldystrophien, bilaterale Hyperintensitäten im Putamen beim M. Leigh, fokale schlaganfallsähnliche Läsionen bei MELAS und weniger schwere Leukenzephalopathien bei den myotonen Dystrophien.

Literatur

Schrank B, Urban P, Lörcher U (2005) Der Einsatz der Magnetresonanztomographie der Muskulatur bei der Diagnose neuromuskulärer Erkrankungen. Klin Neuroradiol;15:241–55

Straub V, Carlier PG, Mercuri E (2012) TREAT-NMD workshop: pattern recognition in genetic muscle diseases using muscle MRI. Neuromuscul Disord. Oct 1;22 Suppl 2:S. 42–53

Wattjes MP, Fischer D (2013) Neuromuscular Imaging. Springer-Verlag, New York, Heidelberg

Kardiale Diagnostik

B. Schrank

Eine Herzbeteiligung ist bei neuromuskulären Erkrankungen häufig, v. a. bei den dystrophen Muskelerkrankungen. Je nach Pathologie steht die Entwicklung einer Kardiomyopathie oder die Beteiligung des Reizleitungssystems mit Blockbildung und Rhythmusstörungen im Vordergrund. Die klinische Diagnose ist schwierig, da typische Zeichen wie Belastungsintoleranz bei rollstuhlgebundenen Patienten fehlen und schwere Rhythmusstörungen plötzlich auftreten können.

Regelhaft kommt es zur Kardiomyopathie bei der Duchenne-Dystrophie, in der Regel erst nach dem Verlust der Gehfähigkeit. Besonders gefährdet sind die Patienten mit Becker-Dystrophie auch bei nur geringem muskulären Befall. Sie entwickeln im Verlauf Ihres Lebens in bis zu 80% eine dilatative Kardiomyopathie. Bei den Gliedergürteldystrophien kommt es besonders bei der LGMD2I (*FKRP*-Mutation) auch bei noch gehfähigen Patienten zu einer Herzbeteiligung, ebenfalls in Form einer dilatativen Kardiomyopathie mit Herzinsuffizienz vor dem 50. Lebensjahr in ca. 20% der Patienten, bei subklinischer Beteiligung des Herzens in mehr als der Hälfte der Patienten. Andere Gliedergürteldystrophien, wie die LGMD2A (Calpain), LGMD 2B (Dysferlin), zeigen nur in Ausnahmefällen eine Herzbeteiligung, bei den Sarkoglykanopathien ist dies aber möglich.

Bei der myotonen Dystrophie Typ 1 (DM1) und seltener bei der proximalen myotonen Myopathie stehen dagegen Störungen des Reizleitungssystem im Vordergrund mit Leitungsblockbildern, Vorhof- und ventrikulären Arrhythmien. Diese verlaufen bei der DM1 in bis zu 30% letal. Hier zeigte eine Studie, dass EKG-Auffälligkeiten, wie z. B. auf mehr als 240 ms verlängertes PR-Intervall, QRS-Dauer >120 ms, AV Block 2. oder 3. Grades und fehlender Sinusrhythmus, ein unabhängiger Risikofaktor für den plötzlichen Herztod darstellen. Auch bei der X-gebundenen bzw. dominanten Emery-Dreifuss-Dystrophie (Emerin bzw. Lamin A/C) stehen Blockierungen des Reizleitungssystems und Brady- bzw. Tachyarrhythmien im Vordergrund. Bei beiden Erkrankungen treten zunächst Reizleitungsstörungen auf, gefolgt von Vorhofflimmern und schließlich einer Vorhofparalyse mit junktionalen Ersatzrhythmen. Die Herzerkrankung führt unbehandelt zum Tod zwischen dem 25 und 50. LJ.

Wichtig ist, dass der Einsatz eines Schrittmachers alleine die Mortalität nicht senkt – bedingt durch das Auftreten ventrikulärer Tachykardien, die den Einsatz eines intrakardialen Defibrillators erfordern. Bei Lamin A/C-Mutationen können Mitglieder der gleichen **Familie** unterschiedliche Phänotypen zeigen – entweder scapuloperoneal verteilte Muskelschwäche (EDMD2), gliedergürtelverteilte Paresen (LGMD1B) oder auch eine rein kardiale Beteiligung (CMD1A). Bei mitochondrialen Myopathien können sowohl Reizleitungsstörungen mit AV-Block-Bildung als auch dilatative und hypertrophe Kardiomyopathien vorkommen. Für den infantilen M. Pompe ist eine schwere hypertrophe Kardiomyopathie typisch, die aber bei den später beginnenden Formen der Erkrankung nicht auftritt.

Daraus ergibt sich die Notwendigkeit eines **regelmäßigen kardialen Screening-Programms** – vor allem für die Myopathien mit bekanntem erhöhtem Risiko. In der präsymptomatischen Phase werden i. d. R. ein Standard 12-Kanal-Ruhe-EKG und Echokardiographie als ausreichend angesehen, ein Langzeit-EKG wird vor allem bei den früh mit Rhythmus- und Reizleitungsstörungen assoziierten Myopathien empfohlen, wie z- B. bei der Emery-Dreifuss-Dystrophie (EDMD 1 und 2) und der myotonen Dystrophie Typ I. Während in der präsymptomatischen Phase eine solche Untersuchung im 2 Jahresabstand als ausreichend angesehen wird, sollten bei Duchenne-Patienten ab dem 10. Lebensjahr jährliche Untersuchungen durchgeführt werden, ebenso bei anderen Erkrankungen, wenn sich erstmals kardiale Auffälligkeiten anamnestisch oder im EKG bzw. Echokardiogramm zeigen. Auch sollten dann bei allen Patienten Langzeit-EKGs durchgeführt werden, da das Risiko von Rhythmusstörungen bei dilatativer Kardiomyopathie ansteigt.

Bei den X-gebundenen Erkrankungen sollten auch die Konduktorinnen untersucht werden, da sie ebenfalls das Risiko einer Herzbeteiligung tragen, wenn auch in viel geringerem Umfang (bei Duchenne-Konduktorinnen ca. 8% mit subklinischer Dilatation des linken Ventrikels in bis zu 18%, bei EDMD1 ist das Risiko nicht bekannt).

Therapeutisch wird empfohlen, bei Hinweisen auf eine beginnende Kardiomyopathie eine medikamentöse Standardtherapie für Herzinsuffizienz in Form von ACE-Hemmern oder Beta-Blockern zu beginnen. Dagegen sind für die zu Reizleitungsstörungen neigenden Erkrankungen (DM und EDMD) Beta-Blocker, Antiarrhythmika und andere potenziell kardiotoxische Medikamente (Antidepressiva) relativ kontraindiziert. Bei relevanten Störungen kommt hier eher die Implantation eines implantierbaren Kardioverter-Defibrillator (ICD) infrage.

Literatur

Bushby K, Muntoni F, Bourke JP (2003) 107th ENMC international workshop: the management of cardiac involvement in muscular dystrophy and myotonic dystrophy. 7th-9th June 2002, Naarden, the Netherlands. Neuromuscul Disord. Feb;13(2):166–72

Hermans MC, Pinto YM, Merkies IS, de Die-Smulders CE, Crijns HJ, Faber CG (2010) Hereditary muscular dystrophies and the heart. Neuromuscul Disord. Aug;20(8):479–9

Pneumologische Diagnostik

B. Schrank

Störungen der Atmung sind nahezu bei allen neuromuskulären Erkrankungen zu beobachten – entweder in Form einer Schwäche der Atemmuskulatur selbst oder in Form obstruktiver Schlafapnoe bei einer Fehlfunktion der Pharynx- und Kehlkopfmuskeln. Letztere kann auch zur Aspiration und damit zur akuten respiratorischen Insuffizienz führen. Bei der Mehrzahl der NME ist die ventilatorische Insuffizienz der wesentliche prognostische Faktor für das Überleben.

In der Regel tritt die Atemmuskelschwäche erst in fortgeschrittenen Erkrankungsstadien auf, aber es gibt auch Erkrankungen wie den M. Pompe, die Gliedergürteldystrophie LGMD2I oder einen Teil der kongenitalen und distalen Myopathien, bei denen eine klinisch relevante Atemmuskelschwäche bei noch gehfähigen Patienten erwartet werden muss.

> **Da die subjektiven Beeinträchtigungen durch eine ventilatorische Insuffizienz sich besonders bei chronischen Erkrankungen schleichend entwickeln und häufig weder vom Patienten noch vom Primärarzt korrekt zugeordnet werden, kommt einer regelmäßigen Überprüfung der Atemfunktion eine hohe Bedeutung zu, um Frühzeichen einer ventilatorischen Insuffizienz rechtzeitig zu erkennen.**

Während bei gehfähigen Patienten die Belastungsdyspnoe ein Frühsymptom der Atemmuskelschwäche darstellt, stehen bei rollstuhlgebundenen Patienten schlafbezogene Atmungsstörungen mit REM-Schlaf assoziierten Hypopnoen, Schlaffraktionierung und damit ein nicht erholsamer Schlaf mit Morgenmüdigkeit im Vordergrund. Bei fortschreitender Atemmuskelschwäche kommt es zu einer zunehmenden CO_2-Retention, die unbehandelt zu einer lethalen CO_2-Narkose führen kann.

Daraus ergeben sich die notwendigen Zusatzuntersuchungen – die Spirometrie mit Bestimmung der **Vitalkapazität (VC)** bzw. **forcierten Vitalkapazität (FVC)** gibt einen globalen Eindruck der Atemfunktion. Hier schlagen u. U. auch andere mechanische Faktoren zu Buche, wie z. B. schwere Skoliosen oder Verlust von Lungengewebe durch Vernarbungen etc. Die vergleichende Bestimmung im Liegen und im Sitzen ist wichtig, um eine Zwerchfellschwäche früh erfassen zu können, die zu ausgeprägter nächtlicher Hypoventilation führen kann. Mit der Messung über ein konventionelles Spirometriegerät wird immer auch die **forcierte exspiratorische Einsekunden-Kapazität (FEV₁)** bestimmt, deren Verhältnis zur VC eine mögliche obstruktiven Begleiterkrankung wie Asthma zeigt (Normalwert $FEV_1/FVC > 80\%$). Bei Kindern können allerdings erst ab einem Alter von ca. 4–6 Jahren reproduzierbare Werte gemessen werden.

Zusätzliche Parameter sind der **maximale inspiratorische Druck (PI$_{max}$)**, **maximale exspiratorische Druck (PE$_{max}$)** und der besser reproduzierbare **Sniff-Druck**, die die globale Muskelkraft in Ergänzung zur Spirometrie direkt abschätzen lassen.

Die Konsequenz gestörter Atmung lässt sich direkt an den Blutgasen ablesen, sodass eine Bestimmung **kapillärer Blutgase** (z. B. nach Hyperämisierung aus dem Ohrläppchen) sinnvoll ist – bei chronischer nächtlicher Hypoventilation wird es im Verlauf auch zu einer CO_2-Retention am Tag kommen, die die Notwendigkeit einer nächtlichen Atemunterstützung anzeigt. Allerdings können Tagesblutgase noch normal sein, wenn bereits ausgeprägte nächtliche Atmungsstörungen vorliegen.

Bei Abhustschwäche ist die Bestimmung des **Hustenspitzenflusses (Peak Cough Flow, PCF)** sinnvoll, der normalerweise bei Erwachsenen zwischen 360–840 l/min liegt. Ein PCV von weniger als 160–200 L/min belegt, dass das Abhusten von Bronchialsekret beeinträchtigt ist.

Die Überprüfung der Atemmuskelfunktion sollte je nach Progression der Grunderkrankung in Abständen von 3 bis 12 Monaten erfolgen.

■ **Ab wann erfolgt eine weiterführende Diagnostik?**

REM-Schlaf-Hypopnoen können bereits ab einer VC-Minderung auf 70 % auftreten, ab 50 % kommt es auch zu Entsättigungen in Non-REM-Schlafstadien. Längere Phasen nächtlicher Hypoventilation führen zu einer nächtlichen CO_2-Retention, die entweder mit einer transkutanen Kapnographie erfasst werden kann oder sich auch im morgendlichen Blutgas an einem positiven Base-Excess ablesen lässt. Bei chronischer Hypoventilation kommt es schließlich auch am Tag zu einer zunehmenden CO_2-Retention.

Bei Kindern ist ab einer Minderung der inspiratorischen Vitalkapazität auf 60 % mit einer schlafbezogenen Atmungsstörung zu rechnen, ab 40 % mit nächtlicher Hyperkapnie. Auch ein pCO_2-Wert von mehr als 40 mmHg am Tag weist bereits auf nächtliche Hyperkapnie hin.

Bereits bei einer VC-Minderung auf weniger als 70 % sollte deshalb ein Schlafapnoe-Screening durchgeführt werden – bei Erwachsenen ist dies in Form einer ambulant durchführbaren Untersuchung möglich, bei der Atemfluss, O_2-Sättigung (Finger), Atemexkursionen (Thorax, Abdomen) und Herzfrequenz über Nacht aufgezeichnet werden. Wenn sich dabei REM-Schlaf-assoziierte O_2-Entsättigungen zeigen, ist eine formale Schlaflaboruntersuchung mit nächtlicher Kapnometrie indiziert. Die frühe Erfassung nächtlicher Atmungsstörungen ist wichtig, um eine spätere plötzliche respiratorische Dekompensation in späteren Stadien zu vermeiden.

Bei klinischer Symptomatik einer Hypoventilation mit Belastungsdyspnoe und/oder nicht erholsamem Schlaf, Konzentrationsstörungen und Tagesmüdigkeit wird die Indikation zur Einleitung einer nichtinvasiven Heimbeatmung gestellt, wenn einer der vier Befunde zusätzlich vorliegt:
1. eine Hyperkapnie während des Tages ($PaCO_2 \geq 45$ mmHg),
2. nächtliche Hyperkapnie ($PaCO_2 \geq 50$ mmHg),
3. nächtliches Ansteigen des transkutanen pCO_2 oder des $PaCO_2 \geq 10$ mmHg oder
4. eine rasche Abnahme der VC im Zeitverlauf.

Da bei Patienten mit sehr langsam progredienten Erkrankungen und schwerer Mobilitätseinschränkung trotz nächtlicher Hypoventilation nicht immer subjektive Symptome vorliegen, kann die Entscheidung im Einzelfall schwierig sein und erfordert bei abwartendem Verhalten entsprechend engmaschige Kontrollen. Eine formale Polysomnographie ist nicht unbedingt Voraussetzung für die Indikationsstellung – mit Ausnahme von Patienten mit myotoner Dystrophie, bei denen häufig subjektive Symptome von Tagesmüdigkeit vorlie-

gen, ohne dass bereits eine behandlungsbedürftige schlafbezogene Atmungsstörung besteht.

Literatur

Bianchi C, Baiardi P (2008) Cough peak flows: standard values for children and adolescents. Am J Phys Med Rehabil. Jun;87(6):461-7

Mellies U, Ragette R, Schwake C et al. (2003) Daytime predictors of sleep disordered breathing in children and adolescents with neuromuscular disorders. Neuromuscul Disord. Feb;13(2):123-8

Windisch W, Brambring J, Budweiser S et al. (2010) Nichtinvasive und invasive Beatmung als Therapie der chronischen respiratorischen Insuffizienz. S2-Leitlinie herausgegeben von der Deutschen Gesellschaft für Pneumologie und Beatmungsmedizin e. V. Pneumologie; 64: 207–240

Muskelbiopsie

U. Schara

Im Rahmen der Diagnostik einer neuromuskulären Erkrankung oder einer systemischen Erkrankung mit Beteiligung der Skelettmuskulatur kann die Muskelbiopsie für die abschließende Diagnose wichtig sein. Sie kann als Nadelbiopsie oder offene Biopsie durchgeführt werden. Häufig wird der M. vastus lateralis an den unteren Extremitäten, seltener der M. deltoideus an den oberen Extremitäten als Biopsieort gewählt; dies ist aber grundsätzlich nach klinischen Aspekten (Verteilung der Muskelschwäche, Hyper- oder Atrophie der Muskulatur) zu entscheiden. Der ausgewählte Muskel sollte deutlich, aber nicht zu schwer betroffen sein, um eine möglichst sichere Aussage zu erzielen (bei zu gering betroffenem Muskel besteht evtl. kaum eine Pathologie, bei zu stark betroffenem Muskel hingegen ein sog. Endstadium mit überwiegend fettigen Anteilen und Bindegewebe im Umbau möglich). Die genaue Stelle kann durch die Myosonographie oder die MRT präzisiert werden.

❯ **Die Kernspintomographie ist grundsätzlich der Myosonographie überlegen, aber unter praktischen Aspekten ist erstere rasch, in jedem Alter und ambulant durchzuführen.**

Die Indikation ist nach ausführlicher Anamnese, klinischer Untersuchung und anderen Spezialuntersuchungen zu stellen (z. B. Laborbefunde, Myosonographie oder MRT der Muskulatur). Hierbei sollte vorher abgeklärt sein, ob die Diagnose auch durch weniger invasive Maßnahmen erreicht werden kann (z. B. Molekulargenetik)? Welcher konkrete Beitrag wird von dem Ergebnis für die Differentialdiagnose erwartet? Lassen sich daraus therapeutische Optionen ableiten?

Aufgrund der heutigen Möglichkeiten der Molekulargenetik besteht i. d. R. keine Indikation zur Muskelbiopsie bei folgenden Verdachtsdiagnosen:

- Autosomal-rezessive proximale spinale Muskelatrophie
- Duchenne/Becker Muskeldystrophie
- Myotone Dystrophie Typ 1 und 2 (DM1 und DM2)
- Fazioscapulohumerale Muskeldystrophie (FSHD)
- Hereditäre Neuropathien

Bei anderen neuromuskulären Erkrankungen kann allein durch die Anamnese, klinische Untersuchung und Spezialbefunde bis dato die gezielte genetische Untersuchung nicht sinnvoll indiziert werden; dies mag sich aber in Zukunft durch die *Panel-Diagnostik und das next generation sequencing* ändern. Beispiele dafür sind Gliedergürtel-Muskeldystrophien, kongenitalen Myopathien; hier kann die Muskelbiopsie wichtig sein, um mit entsprechenden Befunden eine gezieltere genetische Analyse zu ermöglichen.

Vor der Biopsie sollte der Muskel bis zu 3 Monaten nicht mit Injektionsnadeln (z. B. Impfungen) oder EMG-Nadeln verletzt worden sein, um eine »**Nadelmyopathie** zu vermeiden. Die Entnahme sollte durch einen versierten Operator erfolgen.

❯ **Grundsätzlich reagiert das Muskelgewebe auf jegliche Art von Manipulation, dies ist unbedingt zu vermeiden! Die richtige und umgehende Präparation des Gewebes ist wichtige Voraussetzung für alle weiteren Untersuchungen und für die Interpretation der Befunde.**

Im Wesentlichen sind es **histologisch-histochemische** Untersuchungen (Hämatoxilin-Eosin, Gomori-Trichrom, Ölrot, Periodsäure-Schiff-Reaktion [PAS]), die die Beurteilung von generellen Strukturen der Gewebeprobe, Fasergröße und Faserform, Lage der Kerne, Bindegewebe- und Entzündungszellen sowie Anschnitten von Nerven und Blutgefäßen, intra- und extrazellulärem Glykogen und Lipid erlauben.

Enzymhistochemisch werden Adenoidtriphosphatase (ATPasen bei pH 9,6 und/oder 4,6), Nikotinamid Adenin Dinukleotidtetrazolium Reduktase (NADH-TR)-, Cytochrom Oxidase (COX)-, Succinatdehydrogenase (SDH)- und kombinierte COX/SDH-Reaktionen untersucht. Hieraus resultieren die Beurteilung des Verteilungsmusters der einzelnen Fasertypen und bei letzteren genannten mögliche Hinweise auf Defekte der Atmungskettenenzyme.

Weitere Untersuchungen werden in Abhängigkeit der Fragestellung mit **immunhistologischen Methoden** durchgeführt. Häufig findet hier die Immunfluoreszenzuntersuchung Anwendung, mit der verschiedene Eiweiße in Muskelmembran, Kernmembran und den myofibrillären Strukturen untersucht werden. **Westernblot**-Untersuchungen ermöglichen eine bessere semiquantitative Beurteilung dieser Proteine, nicht aber ihrer Lokalisation. Im Einzelfall können hierdurch wichtige Zusatzinformationen für die gezieltere genetische Analyse und damit für die endgültige Diagnose erlangt werden.

Häufige Spezialuntersuchungen umfassen die **biochemische Analyse der Atmungskettenenzyme und des Pyruvatdehydrogenase-Komplexes** bei Verdacht auf eine Mitochondriopathie sowie des **Glykogengehaltes** der Muskulatur bei möglichen neuromuskulären Glykogenosen. Die Elektronenmikroskopie ist eine wichtige Untersuchungsmethode bei kongenitalen Strukturmyopahien.

Bei all diesen Untersuchungen ist es sinnvoll, vorab mit dem entsprechenden Labor Kontakt aufzunehmen, damit die Muskelprobe an adäquater Stelle entnommen und gut verarbeitet wird, um dann die an die Biopsie gestellten klinisch-diagnostischen Fragen beantworten zu können. In speziellen Fällen kann eine genetische Analyse aus Vollblut kein adäquates Ergebnis liefern und sie muss aus dem Muskel erfolgen. Auch dies ist mit dem entsprechenden genetischen Labor vorab zu klären. Die individuelle Indikationsstellung zur Biopsie wird fallbezogen dargestellt.

Literatur

Dubowitz V, Sewry CA, Oldfors A (2013) Muscle Biopsy: A Practical Approach, 4th edition. Saunders Elsevier

Genetik

U. Schara

Die genetische Analyse soll folgende Ziele verfolgen:

- Sicherung einer klinischen Diagnose
- Zielgerichtete Untersuchung bei weiteren Familienmitgliedern
- Evtl. Einleiten frühzeitiger therapeutischer Interventionen nach Diagnosesicherung
- Möglichkeit einer besseren prognostischen Abschätzung des Krankheitsverlaufes
- Möglichkeit einer genetischen Beratung einschließlich der Pränataldiagnostik
- In Zusammenschau mit Daten aus der Grundlagenforschung neue therapeutische Ansätze zu ermöglichen

Bei vielen der NME ist heute eine abschließende Diagnosesicherung durch genetische Analysen in entsprechenden Genen möglich, wenngleich dies noch nicht für alle gilt. Bei einigen Erkrankungen, z. B. bei der myotonen Dystrophie Steinert (DM1), der Fazioscapulohumeralen Muskeldystrophie (FSHD) oder der autosomal-rezessiven proximalen spinalen Muskelatrophie (SMA), sind die Ergebnisse genetischer Analysen spezifischer und der Goldstandard für die Diagnosesicherung.

Bei der X-chromosomal rezessiven Form der Muskeldystrophie vom Typ Duchenne oder Typ Becker können durch die heute zur Verfügung stehende MLPA-Methode 80% der Mutationen (Deletionen, Duplikationen, kleine Deletionen) erfasst und somit die Muskelbiopsie unnötig gemacht werden. Für die weiteren 20%, bei denen Punktmutationen vorliegen, ist die Entscheidung individuell zu treffen. Sollte die Klinik so suggestiv sein, dass eine weitere Differentialdiagnostik nicht infrage kommt, dann kann als nächster Schritt die Punktmutationsanalyse veranlasst werden. Ist eine mögliche Differentialdiagnose gegeben, z. B. eine alpha-Dystroglykanopathie, alpha-Sarkoglykanopathie oder eine andere Gliedergürtelmuskeldystrophie, dann empfiehlt sich hier immer noch zur differentialdiagnostischen Abklärung vor einer gezielten genetischen Analyse die Bildgebung und die Muskelbiopsie mit den entsprechenden immunhistologischen Untersuchungen der Muskelproteine.

Es gibt auch die Situation, bei der eine Erkrankung klinisch und muskelbioptisch belegt, aber genetisch nicht 100%ig zuzuordnen ist. Für diese Konstellation sind die kongenitalen Strukturmyopathien, die alpha-Dystroglykanopathien oder die kongenitalen myasthenen Syndrome gute Beispiele. Sie sind genetisch heterogen und selbst bei Untersuchung sämtlicher für die Erkrankungen aktuell bekannten kausalen Gene nicht 100%ig aufzuklären. In solchen Fällen ist die Diagnose durch Daten aus Anamnese, klinischer Untersuchung, Bildgebung sowie der Muskelbiopsie zu stellen.

Weitere genetische Möglichkeiten werden zunehmend flächendeckender, zeitnaher und kostengünstiger zur Verfügung stehen. **Diagnostik-Panels** erlauben die Untersuchung aller für eine Krankheit ursächlichen Gene gleichzeitig. Hierbei werden aber ausschließlich die Gene analysiert, die im Zusammenhang mit der Erkrankung bekannt sind, neue Gene werden damit nicht detektiert. Mittels »**exome sequencing**« kann durch Hochdurchsatz-Sequenzierungen die gleichzeitige Untersuchung aller kodierenden Abschnitte im menschlichen Genom erfolgen. Das »**whole genome sequencing**« ermöglicht die Untersuchung des gesamten menschlichen Genoms, einschließlich der überwiegend nicht kodierenden Sequenzen (Introne). Diese neuen Techniken sollten Anwendung finden, wenn der Verdacht auf eine genetische Erkrankung vorliegt, wenn alle bekannten Gene zu der vorliegenden Erkrankung ausgeschlossen wurden und wenn dieser Ansatz von Experten auf dem Gebiet angewendet und ausgewertet wird. Es werden aber auch neue Fragen aufgeworfen: Handelt es sich bei der Detektion einer bisher unbekannten Sequenzvariante um einen nicht krankheitsverursachenden Polymorphismus oder eine krankheitsverursachende Mutation?

> **Sinnvoll ist der Einsatz dieser neuen Methoden nur in Kombination mit klinischer Expertise und einer effizienten Kommunikation der Kooperationspartner.**

Literatur

▶ http://www.musclegenetable.fr

Autosomal-rezessive proximale spinale Muskelatrophien

U. Schara, B. Schrank

12.1   Definition und Epidemiologie

Die proximale spinale Muskelatrophie (SMA) ist eine genetisch determinierte Erkrankung mit autosomal-rezessivem Erbgang und Manifestation von der Neugeborenenphase bis in das Erwachsenenalter. Sie ist charakterisiert durch eine progressive Denervation der Skelettmuskulatur, im Wesentlichen verursacht durch den Verlust der alpha-Motoneurone im Vorderhorn des Rückenmarks. Die resultierende klinische Symptomatik ist gekennzeichnet durch eine Hypotonie, eine meist proximale symmetrische Muskelschwäche und Muskelatrophie sowie Areflexie. Für die Erkrankung wird derzeit eine Inzidenz von 1:6000 bis 1:10000 Lebendgeborene angegeben; die Frequenz der heterozygoten Merkmalsträger beträgt in den meisten Populationen 1:40 bis 1:50, unabhängig von Geschlecht und ethnischer Zugehörigkeit.

12.2   Ätiologie und Pathogenese

Die SMA wird verursacht durch eine Reduktion des ubiquitär vorkommenden Proteins SMN, kodiert durch das *survival motor neuron* (*SMN1*)-Gen. In 95% der Fälle sind homozygote Deletionen von Exon 7 oder der Exone 7 und 8 im *SMN1* auf Chromosom 5q13 verantwortlich. In bis zu 5% können auch Punktmutationen im *SMN1*-Gen ursächlich sein, die dann meist mit einer Deletion im compound-heterozygoten Zustand vorliegen. Für das *SMN*-Gen gibt es zwei Isoformen, *SMN1* und *SMN2*, die sich nur in einer Basenpaarposition an Stelle 840 (C→T) unterscheiden. Diese minimale Veränderung führt aber dazu, dass in 85–90% der *SMN2* Transkripte das Exon 7 herausfällt; das daraus entstehende Protein ist funktionsuntüchtig und zerfällt rasch. So kodiert *SMN2* beim Gesunden schon deutlich geringere Mengen an SMN als *SMN1*; bei einer SMA mit Fehlen von *SMN1* ist das SMN-Protein allein durch *SMN2* kodiert **und** deutlich reduziert, was die klinische Symptomatik verursacht. Das nur gering vorliegende Genprodukt von *SMN2* kann das Fehlen von *SMN1* nicht ausgleichen.

Warum das Fehlen eines ubiquitär vorkommenden Proteins bevorzugt die alpha-Motoneurone im Rückenmark schädigt, ist noch nicht vollständig verstanden. Man nimmt derzeit an, dass der SMN-Proteinkomplex (bestehend aus SMN und anderen Proteinen wie Geminen und Unrip) an der Biogenese des prä-mRNA Splicing-Komplexes im Zellkern beteiligt ist und darüber hinaus auch eine Rolle beim Transport von mRNA entlang der Axone spielt. Neuere Arbeiten stützen die Hypothese, dass nicht nur die Alpha-Motoneurone im Rückenmark geschädigt werden, sondern auch andere Organe wie Skelettmuskel, Herz, Lunge, Pankreas, Knochen sowie Gefäße und Stoffwechsel, wodurch die SMA dann als eine Multisystemerkrankung verstanden werden kann.

In Abhängigkeit des Manifestationsalters und der Schwere der Erkrankung werden vier klinische Subtypen unterschieden, die sich an den maximal erreichbaren Muskelfunktionen bei den Betroffenen orientieren: Typ I als »Nicht-Sitzer«, Typ II als »Sitzer« und Typ III als »Geher«. Zusätzlich werden seltener eine SMA Typ 0 mit schon pränatalem Beginn, Arthrogrypose, schwerer postnataler Hypotonie, Schwäche und respiratorischer Insuffizienz sowie ein Typ IV mit milder proximaler Schwäche ab dem Erwachsenenalter beschrieben. Sie repräsentieren ein klinisches Kontinuum mit möglichen fließenden Übergängen. Als Ursache der variablen klinischen Symptomatik werden die Anzahl der *SMN2*-Kopien und die daraus resultierende Proteinmenge sowie andere modifizierende Proteine/Gene wie das *NAIP*-Gen (neuronales Apoptose-inhibierendes Protein) oder das *Plastin3*-Gen (Plastin3-Protein) angenommen.

12.3   Therapie

Unter Berücksichtigung der bisher verstandenen Pathomechanismen werden zwei Wege in präklinischen und klinischen Studien beschritten: Einerseits die **Wiederherstellung von *SMN1*** durch Stammzelltherapie und Gentherapie, andererseits durch verschiedene Mechanismen die **Hochregulation von *SMN2*** und dem **Genprodukt SMN**. Für Letzteres sind Histondeacetylase-Hemmer wie Valproat, Phenylbutyrat, Hydroxyurea untersucht, die Ergebnisse waren aber nicht positiv. Das Exon-Skipping zum Erhalt von Exon 7 in *SMN2* und damit die Erhöhung des SMN-Proteins sind derzeit

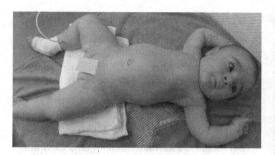

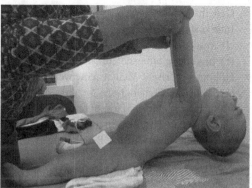

Abb. 12.1 4 Monate alter Patient mit einer SMA Typ I, Froschhaltung der Beine und Henkelstellung der Arme, sehr »wach« wirkender Blick. Glockenförmiger Thorax

Abb. 12.2 SMA Typ I: Beim Traktionsversuch deutliche Hypotonie im Sinne eines »floppy infant«

Gegenstand von Untersuchungen und werden in Tierversuchen positiv bewertet. Trotz des zunehmenden Verständnisses der zugrunde liegenden Pathomechanismen führen die Ergebnisse der verschiedenen Studien bisher noch nicht zu einer für die Patienten verfügbaren Therapie. Diese bleibt bislang symptomatisch und eine Heilung gibt es noch nicht. Wichtig für eine gute multidisziplinäre Versorgung und Betreuung der Patienten überall sind internationale Konsensuspapiere und Therapieempfehlungen, die allen Bedürfnissen des individuellen Patienten Rechnung tragen. Neben einer medikamentösen Therapie soll sie auch Physiotherapie, Logopädie, Ergotherapie, Atemhilfe, PEG und eine Hilfsmittelversorgung beinhalten.

Die Krankheitsbilder werden im Folgenden kasuistisch beschrieben.

> Die Therapie der SMA ist derzeit symptomatisch, eine Heilung ist bisher nicht möglich.

12.4 Spezielle Krankheitsbilder

12.4.1 Autosomal-rezessive spinale Muskelatrophie Typ I (SMA Typ I, syn. Typ Werdnig-Hoffmann)

Die Kinder mit einer SMA Typ I manifestieren sich i. d. R. bis zum 6. Lebensmonat. Den Eltern fallen häufig eine zunehmende Muskelschwäche, ein Verlust motorischer Fähigkeiten, eine zunehmende Trinkschwäche und ein schwaches Schreien auf. Sie liegen in »Froschhaltung« auf der Unterlage und

sind nicht in der Lage ihre Arme und Beine gegen die Schwerkraft zu bewegen; ebenso ist die Kopfkontrolle deutlich eingeschränkt. In manchen Fällen berichtet die Mutter über verminderte Kindsbewegungen im Mutterleib. Im Rahmen von Infekten oder Stress kann es auch zu einer zunehmenden Atemproblematik kommen. Diese Symptome in unterschiedlicher Kombination führen dann zur medizinischen Beurteilung.

- **Klinische Untersuchung: Was ist zu sehen? Wonach ist zu schauen?**
- Bild eines »floppy infants« mit generalisierter muskulärer Hypotonie und Muskelschwäche, oft zu Beginn mehr bein- als armbetont (typische Froschhaltung der Beine und Henkelstellung der Arme), **Abb. 12.1** und keine Bewegungen gegen die Schwerkraft möglich; bei Traktion kaum Tonusaufbau in den Halsmuskeln **Abb. 12.2**; Durchschlupfphänomen in axillärer Hängelage
- Hypo- bis Areflexie
- Faszikulationen am Zungenrand (**Cave**: Beurteilung nur in Ruhe gültig, beim schreienden Kind nicht zwingend pathologisch!) und der Interkostalmuskulatur
- Saug- und Schluckstörungen
- Paradoxe Atmung mit deutlicher Bauchatmung
- Kleiner glockenförmiger Thorax bei Schwäche der Interkostalmuskulatur und relativ gut erhaltener Zwerchfellfunktion (**Abb. 12.1**)
- Evtl. Aspirationen und pulmonale Infekte

— Gedeihstörung
— Interkostale Einziehungen und Nasenflügeln als Ausdruck einer respiratorischen Beeinträchtigung in unterschiedlichem Ausmaß
— Höhere motorische Meilensteine werden nicht erreicht (z. B. Drehen, freies Sitzen)
— Im fortgeschrittenen Stadium faziale Schwäche, wobei die Hirnnerven nicht betroffen sind
— In seltenen Fällen kardiale Beteiligung (z. B. Vitien, Rhythmusstörungen)
— Gute bis sehr gute kognitive Entwicklung, wacher Gesichtsausdruck

Wann ist besonders an die Diagnose einer SMA Typ I zu denken?
Die Kombination von generalisierter muskulärer Hypotonie und Schwäche, Glockenthorax mit paradoxer Atmung, Areflexie und Zungen- und / oder Interkostal-Faszikulationen bei mental sehr wachem Kind ist pathognomonisch für eine SMA Typ I. In der Regel sind die Kinder nicht primär respiratorisch insuffizient, sondern erst zunehmend nach einem unterschiedlich langen Intervall.

■ **Welche diagnostischen Schritte sind einzuleiten?**
— **Kreatinkinase (CK)** normal bis leicht erhöht, kommt im Wesentlichen in der Differentialdiagnose zum Einsatz
— **Nervenleitgeschwindigkeit (NLG)** normal oder gering verlangsamt, motorische Summenaktionspotentiale meist erniedrigt. I. d. R. kein Elektromyogramm (EMG)
— **Myosonographie:** in dem jungen Alter noch keine wegweisenden Befunde.
— Bei dringendem Verdacht auf SMA Typ I: **genetische Analyse.** In den überwiegenden Fällen wird eine homozygote Deletion auf beiden Allelen gefunden, aber in 5% bleibt die Möglichkeit einer Punktmutation auf einem Allel, die nicht mit der herkömmlichen Methodik detektiert werden kann. Liegt bei suggestiver klinischer Symptomatik eine Deletion auf nur einem Allel vor, so muss mit dem Labor Kon-

takt aufgenommen und die Sequenzierung des Gens auf dem Allel erbeten werden.
— Muskelbiopsie nicht indiziert
— Bei respiratorischer Beeinträchtigung: Röntgen-Thorax, Polysomnographie, evtl. Sauerstoff. Zur Indikation einer nicht-invasiven oder invasiven Beatmung keine einheitlichen Empfehlungen – im Einzelfall besprechen
— Bei möglicher kardialer Beteiligung: EKG und Echokardiographie
— Bei bulbärer Symptomatik und Gedeihstörung: Ernährungsberatung, Magensonde, Diskussion einer PEG

Wie kann die Diagnose gesichert werden?
Der Goldstandard ist die genetische Analyse im *SMN1*-Gen aus EDTA-Blut

■ **Welche Differentialdiagnosen sind zu berücksichtigen?**
— SMA mit respiratorischen Störungen (SMARD1)
— Andere nicht an 5q gekoppelte SMA-Formen
— Erkrankungen des ZNS (hier eher wechselnder Muskeltonus, besonders der Extremitäten; die Säuglinge sind i. d. R. nicht so wach)
— Kongenitale Myopathien
— Kongenitale myasthene Syndrome
— Kongenitale Neuropathien (z. B. Déjèrine-Sottas-Syndrom, kongenitale Hypomyelinisierungsneuropathie)
— Neoplasien des Spinalmarks

■ **Welche therapeutischen Maßnahmen sind sinnvoll?**
— **Multidisziplinäre Betreuung,** die die neuromuskulären, pneumologischen, kardialen orthopädischen und gastrointestinalen Probleme berücksichtigt
— **Physiotherapie** in Abhängigkeit der Situation des Kindes palliativ oder längerfristig symptomatisch.
— Bei längerfristiger symptomatischer Therapie: diese mit der Hilfsmittelversorgung immer wieder an die Bedürfnisse des Kindes anpassen

> Derzeit gibt es keine medikamentöse The-
> rapie, die gesichert zu einer Verbesserung
> des Krankheitsverlaufes führt. Studien zu
> verschiedenen Wirkmechanismen (s. o.)
> sind noch nicht alle abgeschlossen, wobei
> Studien bei SMA Typ I selten durchgeführt
> werden. Für die positive Wirkung der Val-
> proinsäure bei SMA Typ I gibt es keine ge-
> sicherten klinischen Daten. Die Betreuung
> sollte in einem multidisziplinären Team
> erfolgen.

- **Welche Aspekte soll die Beratung der Familie
  beinhalten?**

Mit der Familie ist eine frühe intensive Beratung,
auch stetig begleitend, anzustreben.

Fakten zur Prognose: Die Prognose ist sehr
eingeschränkt, der Verlauf progredient. 95% der
Patienten versterben bis zum 2. Geburtstag. Beatmung und Sondenernährung können eine Verlängerung der Lebenserwartung bewirken, aber das
»Für und Wider« ist mit den Familien individuell
zu besprechen. Hier sind die unterschiedlichen Aspekte zu thematisieren, insbesondere die Frage der
Beatmung.

Bei der Komplexität der Situation empfiehlt
sich die Betreuung in einem neuromuskulären
Zentrum.

Fakten zur Genetik: In Zusammenarbeit mit
der Humangenetik müssen Wiederholungsrisiko,
Erbgang und die Möglichkeiten der Pränataldiagnostik besprochen werden.

Wegen der möglichen prolongierten Wirkung
von Muskelrelaxantien in partiell denerviertem
Muskel sollte – wenn möglich – auf deren Anwendung verzichtet werden. Wegen des erhöhten
Risikos postoperativer respiratorischer Komplikationen ist eine sorgfältig geplante postoperative
Überwachung und Behandlung indiziert.

12.4.2 Autosomal-rezessive spinale Muskelatrophie Typ II (SMA Typ II, syn. intermediärer Typ)

Patienten mit einer SMA Typ II werden i. d. R. nicht
so früh auffällig. In der 2. Hälfte des ersten Lebens-
jahres zeigen sich immer deutlicher eine muskuläre Hypotonie und eine muskuläre proximal und

axial betonte Schwäche. Die motorischen Meilensteine werden verzögert erreicht, das freie Sitzen
meist erst im 2. Lebensjahr. Die Kinder erlernen
das freie Sitzen, aber bei deutlich schwacher Muskulatur entwickeln sie früh eine Skoliose und Gelenkkontrakturen. Die Muskeleigenreflexe sind
deutlich abgeschwächt oder erloschen; zusätzlich
zeigt sich ein Tremor der Hände; Faszikulationen
sind hier seltener zu beobachten. Infekte und Stress
können auch bei dem Typ II zu einer respiratorischen Verschlechterung führen. Häufig erfolgt eine
Vorstellung zur weiteren Abklärung wegen einer
motorischen Entwicklungsverzögerung bei über-
durchschnittlicher mentaler Entwicklung.

- **Klinische Untersuchung: Was ist zu sehen?
  Wonach ist zu schauen?**
- Generalisierte muskuläre Hypotonie
- Progressive generalisierte proximal und axial
  betonte Muskelschwäche
- Hypo- bis Areflexie
- Freies Sitzen möglich, i. d. R. verzögert
  (◘ Abb. 12.3)
- Freies Laufen nicht möglich
- Progressive Skoliose (◘ Abb. 12.4a)
- Gelenkkontrakturen
- Seltener Faszikulationen der Zunge
- Interkostale Einziehungen und Nasenflügeln
  als Ausdruck einer respiratorischen Beein-
  trächtigung in unterschiedlichem Ausmaß
- Entwicklung einer restriktiven Ventilations-
  störung
- Niedriger Body Mass Index (BMI), wenngleich
  der relative Fettanteil erhöht ist und die Kinder
  ein höheres Risiko haben adipös zu werden
- Sehr gute kognitive Entwicklung, wacher Ge-
  sichtsausdruck

> **Wann ist besonders an die Diagnose einer
> SMA Typ II zu denken?**
> Bei der Kombination einer motorischen Ent-
> wicklungsverzögerung mit Erreichen des
> freien Sitzens, aber nicht des freien Gehens,
> Hypotonie, Hypo- bis Areflexie und Tremor bei
> einer dazu im Gegensatz bestehenden sehr
> guten mentalen Entwicklung ist an eine SMA
> Typ II zu denken.

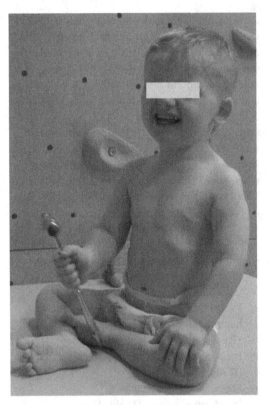

◘ Abb. 12.3   3-jähriger Patient mit SMA Typ II, freies Sitzen möglich, atrophe Schultergürtelmuskulatur

12

■ **Welche diagnostischen Schritte sind einzuleiten?**

― Diagnostische Maßnahmen: grundsätzlich die zur Abklärung der SMA Typ I genannten (► Abschn. 12.4.1), **Myosonographie**: ggf. bei Kleinkindern; Echogenitätserhöhung (nicht für das Krankheitsbild spezifisch, aber als zusätzlicher Baustein in der Diagnostik zu werten.)

― **Muskelbiopsie** zur weiteren Differentialdiagnostik wenn genetische Analyse im *SMN1*-Gen negativ

― Bei respiratorischer Beeinträchtigung: Röntgen-Thorax, Polysomnographie, evtl. Indikation einer nicht-invasiven oder invasiven Beatmung

― EKG und Echokardiographie, zusätzlich 24h-EKG bei möglichen Herzrhythmusstörungen

― Bei bulbärer Symptomatik und Gedeihstörung: Ernährungsberatung und Diskussion einer PEG

― Bei Skoliose und Gelenkkontrakturen: frühe Kooperation mit der Orthopädie. Auf spezifische Expertise achten, da die Patienten mit SMA Typ II häufig eine operative Wirbelsäulenkorrektur-OP benötigen, bevor ihr Wachstum abgeschlossen ist (◘ Abb. 12.4).

― Bei dringendem Verdacht auf eine SMA Typ II: genetische Analyse

> **Wie kann die Diagnose gesichert werden?**
> Der Goldstandard ist die genetische Analyse im *SMN1*-Gen aus EDTA-Blut.

■ **Welche Differentialdiagnosen sind zu berücksichtigen?**

― Andere nicht an 5q gekoppelte SMA-Formen

― Kongenitale Myopathien

― Kongenitale Muskeldystrophien

― Kongenitale myasthene Syndrome

― Kongenitale Neuropathien (z. B. Déjèrine-Sottas-Syndrom, kongenitale Hypomyelinisierungsneuropathie)

― Mitochondriopathien

― Chronisch inflammatorische demyelinisierende Neuropathien

― Neoplasien des Spinalmarks

■ **Welche therapeutischen Maßnahmen sind sinnvoll?**

― Multidisziplinäre Betreuung, die die neuromuskulären, pneumologischen, kardialen, orthopädischen und gastrointestinalen Probleme berücksichtigt

― Physiotherapie mit Hilfsmittelversorgung, diese sind immer wieder an die Bedürfnisse des Kindes anzupassen.

― Zur medikamentösen Therapie ► Abschn. 12.4.1

❯ Die Betreuung sollte in einem multidisziplinären Team erfolgen. Bei der SMA Typ II sind respiratorische und orthopädische Komponenten wichtig. Die frühe nicht-invasive Maskenbeatmung und die Korrektur der Skoliose haben wesentlich zur Verbesserung der Lebensdauer und -qualität beigetragen.

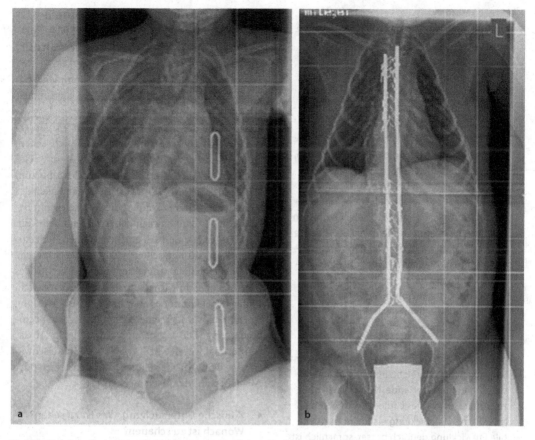

Abb. 12.4a,b   **a** Progressive Skoliose bei einem 10-jährigen Kind mit SMA Typ II. **b** Gleicher Patient beim Zustand nach Wirbelsäule-Aufrichtungsoperation 2 Jahre später. (Mit freundlicher Genehmigung Dr. Schweiger, Institut für Diagnostische und interventionelle Radiologie und Neuroradiologie, Universitätsklinikum Essen)

■ **Welche Aspekte soll die Beratung der Familie beinhalten?**

Mit der Familie ist eine begleitende Beratung anzustreben. Bei der Komplexität der Situation empfiehlt sich die Betreuung in einem neuromuskulären Zentrum.

Fakten zur Prognose: Die Lebenserwartung ist aufgrund der respiratorischen Komplikationen eingeschränkt; Patienten erreichen heute die 3.–4. Lebensdekade. Unterschiedliche Aspekte sind zu thematisieren, insbesondere die Frage der nichtinvasiven Beatmung, die Anlage einer PEG und die operative Korrektur der Wirbelsäule. Für den Übergang in das Erwachsenenalter ist die Transition ein wichtiges Thema. Weitere Aspekte sind Familienplanung und Kinderwunsch (Betreuung in der Gynäkologie mit entsprechender Expertise wäre wünschenswert) sowie die psychosoziale Integration und die Unterstützung für ein eigenständiges Leben.

Fakten zur Genetik: In Zusammenarbeit mit der Humangenetik müssen Wiederholungsrisiko, Erbgang und die Möglichkeiten der Pränataldiagnostik besprochen werden.

Wegen der möglichen prolongierten Wirkung von Muskelrelaxantien in partiell denerviertem Muskel sollte – wenn möglich – auf deren Anwendung verzichtet werden. Wegen des erhöhten Risikos postoperativer respiratorischer Komplikationen ist eine sorgfältig geplante postoperative Überwachung und Behandlung indiziert.

Fallbeispiel

Es wird ein 3-jähriges Mädchen wegen muskulärer Hypotonie und statomotorischer Retardierung vorgestellt. Insbesondere falle das alleinige Sitzen schwer und das Kind könne noch nicht laufen. In den letzten Wochen sei auch aufgefallen, dass die Wirbelsäule nicht mehr gerade sei. Das Mädchen erscheint den Eltern und auch in der Spielgruppe sehr wach, sie sei schon mit der Sprache deutlich weiter und verstehe sehr viel mehr als gleichaltrige Kinder. Beim Greifen falle den Eltern ein leichtes Zittern der Hände auf. Die Gelenke müssen regelmäßig gedehnt werden, weil sonst Sorge bestehe, dass sie versteifen. In den Wintermonaten hatte die Patientin bisher drei Pneumonien, bei denen sie sehr krank gewesen sei.

Bei der Untersuchung: Muskuläre Hypotonie, generalisierte Areflexie, unsicheres Sitzen mit s-förmiger Skoliose. Die Neutralnullstellung wird bei passiver Beweglichkeit gerade noch in beiden Hüft-, Knie- und oberen Sprunggelenken erreicht. Im Armvorhalteversuch Tremor beider Hände. Kein Hochziehen zum Stand, kein freies Laufen. Diskrepant zur motorischen Entwicklung erscheint die mentale Entwicklung deutlich besser, sprachlich ist das Mädchen sehr gut entwickelt.

Diagnostik: Bei V. a. eine neuromuskuläre Erkrankung CK-Bestimmung, diese ist nicht erhöht. EKG und Echokardiographie zum Beleg / Ausschluss einer kardialen Beteiligung unauffällig. Eine Lungenfunktionsprüfung ist in diesem Alter nicht möglich; eine Polysomnographie ebenfalls ohne pathologischen Befund. Zum Beleg / Ausschluss einer Neuropathie Messung der sensiblen und motorischen Nervenleitgeschwindigkeiten an oberen und unteren Extremitäten, auch unauffällige Befunde. Bei der Kombination der genannten Befunde (s. o.) ist an eine SMA Typ II zu denken. Im nächsten Schritt sicherte die genetische Analyse im *SMN1-Gen* die Diagnose.

Die Betreuung und die symptomatische Therapie erfolgen multidisziplinär in einem Zentrum für neuromuskuläre Erkrankungen; ein kausaler Therapieansatz steht derzeit nicht zur Verfügung.

12.4.3 Autosomal-rezessive spinale Muskelatrophie Typ III (SMA Typ III, syn. Typ Kugelberg-Welander)

Patienten mit einer SMA Typ III kommen zum freien Laufen, entweder bis zum 18. Lebensmonat oder verzögert. Bei ihnen steht die proximale Muskelschwäche der unteren Extremitäten im Vordergrund; eine Muskelhypotonie findet sich selten. Der Beginn der Erkrankung liegt vor dem 3. Geburtstag (SMA Typ IIIa) oder jenseits des 3. bis zum 18. Geburtstag (SMA Typ IIIb). In Abhängigkeit des Krankheitsstadiums können die Muskeleigenreflexe erhalten, abgeschwächt oder fehlend sein. Ein Tremor der Hände ist häufig vorhanden, Faszikulationen der Zunge seltener. Die Muskelschwäche ist unterschiedlich progredient und der Verlust des freien Gehens mit Rollstuhlabhängigkeit möglich. In der Regel kommt es aber nicht zur Entwicklung einer Skoliose oder einer respiratorischen Beeinträchtigung. Die Vorstellung zur weiteren Abklärung erfolgt wegen einer proximalen Muskelschwäche der Beine, die das Laufen, Treppensteigen oder Aufstehen aus dem Sitzen erschwert.

- **Klinische Untersuchung. Was ist zu sehen? Wonach ist zu schauen?**
  - Unterschiedlich progrediente proximal betonte Muskelschwäche besonders der Beine
  - Normo-, Hypo- bis Areflexie
  - Freies Laufen möglich
  - Wadenhypertrophie möglich (◘ Abb. 12.5)
  - Kontrakturen der oberen Sprunggelenke
  - Tremor der Hände
  - Seltener Faszikulationen der Zunge
  - Restriktive Ventilationsstörung, i. d. R. mild
  - Sehr gute kognitive Entwicklung

Wann ist besonders an die Diagnose einer SMA Typ III zu denken?

Eine proximale Muskelschwäche mit unterschiedlicher Progredienz mit / ohne Wadenhypertrophie und normal bis leicht erhöhter CK sollte an eine SMA Typ III denken lassen. Abgeschwächte oder fehlende Muskeleigenreflexe unterstützen die Verdachtsdiagnose, normal auslösbare Reflexe sprechen nichtdagegen.

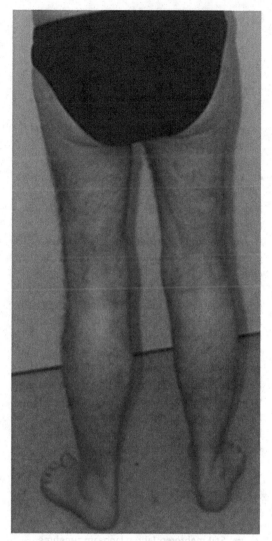

◨ Abb. 12.5 Wadenhypertrophie

der eingeschränkt ist, ist diese Untersuchung vor allem bei Diagnostik nach dem 10. Lebensjahr sinnvoll.

— **Myosonographie:** Echogenitätserhöhung möglich (nicht für das Krankheitsbild spezifisch, aber als zusätzlicher Baustein in der Diagnostik zu werten)

— Bei älteren kooperativen Kindern: **Magnetresonanztomographie (MRT)** der Muskulatur für zusätzliche Informationen in der Differentialdiagnostik

— **Nervenleitgeschwindigkeit (NLG)** normal. Elektromyogramm (EMG) nur in Ausnahmefällen notwendig, wenn die Differentialdiagnose neurogen vs. myogen gefragt ist.

— Muskelbiopsie zur weiteren Differentialdiagnostik, wenn genetische Analyse im *SMN1*-Gen negativ. Insbesondere Gliedergürtel-Muskeldystrophien und Becker-Muskeldystrophie berücksichtigen.

— Bei respiratorischer Beeinträchtigung: Durchführung einer Lungenfunktion, wenn Mitarbeit gegeben ist. Polysomnographie selten indiziert, da restriktive Ventilationsstörung selten und dann milde ausgeprägt

— Bei dringendem Verdacht auf eine SMA Typ III: genetische Analyse indiziert

> **Wie kann die Diagnose gesichert werden?**
> Der Goldstandard ist die genetische Analyse im *SMN1*-Gen aus EDTA-Blut.

■ **Welche diagnostischen Schritte sind einzuleiten?**
— **Bestimmung der CK**
— **EMG:** Das EMG zeigt chronisch neurogene Veränderungen mit früher Rekrutierung höheramplitudiger motorischer Einheiten. Spontanaktivität in Form von Fibrillationen und positiven scharfen Wellen, z. T. auch komplex repetitiven Entladung kann bei stärker betroffenen Patienten mit hochgradigen proximalen Paresen ebenfalls nachgewiesen werden. Da die Kooperationsfähigkeit präpubertärer Kin-

■ **Welche Differentialdiagnosen sind zu berücksichtigen?**
— Andere nicht an 5q gekoppelte SMA-Formen
— Myopathien (metabolisch, entzündlich)
— Kongenitale oder Gliedergürtel-Muskeldystrophien (abhängig vom Manifestationsalter)
— Becker-Muskeldystrophie
— Mitochondriopathien
— Kongenitale myasthene Syndrome
— Autoimmune Myasthenia gravis
— Hereditäre Neuropathien
— Chronisch inflammatorische demyelinisierende Neuropathien
— Neoplasien des Spinalmarks

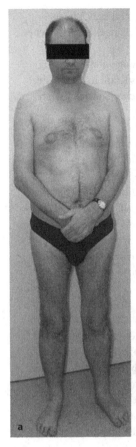

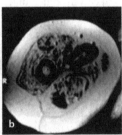

Abb. 12.6a, b Kasuistik der autosomal-rezessiven proximalen Muskelatrophie IIIb. Beginn im Jugendalter mit schleichend zunehmender Gehbehinderung. Erlernen eines handwerklichen Berufs (Mechaniker) war möglich, betriebliche Umsetzung wegen zunehmender Gehschwierigkeiten ab dem 40. LJ. Gleicher Patient wie ◻ Abb. 12.5

■ **Welche therapeutischen Maßnahmen sind sinnvoll?**

— Multidisziplinäre Betreuung, die die neuromuskulären, pneumologischen und orthopädischen Probleme berücksichtigt

— Physiotherapie mit Hilfsmittelversorgung, diese sind immer wieder an die Bedürfnisse des Patienten anzupassen

— Zur medikamentösen Therapie ▶ Abschn. 12.4.1

❯ Auch hier ist der Übergang in eine Sprechstunde für Erwachsene frühzeitig anzubahnen. Bei bekanntem Krankheitsbild ist das i. d. R. gut möglich.

Die Betreuung sollte in einem multidisziplinären Team erfolgen, wobei die neurologische und die orthopädische Komponente einschließlich der Hilfsmittelversorgung im Vordergrund stehen.

■ **Welche Aspekte soll die Beratung der Familie beinhalten?**

Mit Patient und Familie ist eine begleitende Beratung anzustreben.

Fakten zur Prognose: Die Lebenserwartung ist gegenüber der gesunden Bevölkerung i. d. R. nicht eingeschränkt.

Fakten zur Genetik: In Zusammenarbeit mit der Humangenetik müssen Wiederholungsrisiko, Erbgang und die Möglichkeiten der Pränataldiagnostik besprochen werden.

Wegen der möglichen prolongierten Wirkung von Muskelrelaxantien in partiell denerviertem Muskel sollte – wenn möglich – auf deren Anwendung verzichtet werden. Wegen des erhöhten Risikos postoperativer respiratorischer Komplikationen ist eine sorgfältig geplante postoperative Überwachung und Behandlung indiziert.

Fallbeispiel (◻ Abb. 12.6a, b)
Anamnese
— Erschwertes Laufen ab dem 15. LJ.
— Seit mehreren Jahren langsam zunehmende Gangunsicherheit, Treppensteigen und Aufrichten aus der Hocke mühsamer

Befund
— Rasches Einsinken bei der Kniebeuge
— Hochkommen nur mit Gowers-Manöver
— Symmetrische proximale Paresen der unteren Extremitäten
— Atrophie der Oberschenkelmuskeln bei eher hypertrophen Waden
— Reflexabschwächung

EMG
- M. vastus medialis: chronisch neurogener Umbau

MRT der Oberschenkel
- Weitgehender fettiger Umbau fast der gesamten Oberschenkelmuskulatur mit retikulärem Muster (◨ Abb. 12.6)

Molekulargenetische Diagnostik
- Deletion der Exons 7 und 8 des *SMN1*-Gens

Literatur

Fuller HR, Bariisic M, Seso-Simic D, Speljko T, Morris GE, Simic G. Treatment strategies for spinal muscular atrophy. Translational Neuroscience 2010;1:308–321

Graham RJ et al. Anesthesia and perioperative medical management of children with spinal muscular atrophy, Pediatric Anesthesia 2009 19: 1054–1063

Hamilton G, Gillingwater TH. Spinal muscular atrophy: going beyond the motor neuron. Trends in Molecular Medicine 2013; Vol. 19, No. 1 (in press)

Liew WKM, Kang PB. Recent developments in the treatment of Duchenne muscular dystrophy and spinal muscular atrophy. Ther Adv Neurol Disord 2013;6:147–160

Markowitz JA, Singh P, Darras BT. Spinal muscular atrophy: A clinical and research update. Pediatric Neurology 2012;46:1–12

Wirth B, Garbes L, Riessland M. How genetic modifiers influence the phenotype of spinal muscular atrophy and suggest future therapeutic approaches. Current opinion in Genetics and Development 2013;23:1–9

Hereditäre Neuropathien

U. Schara, B. Schrank

13.1 Definition und Epidemiologie

Die erblichen Neuropathien beinhalten die hereditär motorisch-sensorischen Neuropathien (HMSN), auch Charcot-Marie-Tooth Erkrankungen genannt (CMT), die hereditäre Neuropathie mit Druckparesen (HNPP), die hereditäre motorische Neuropathie (HMN) und die hereditäre sensorische und autonome Neuropathie (HSAN). Im Folgenden soll auf die Gruppe der CMT-Erkrankungen näher eingegangen werden; hierbei handelt es sich um die häufigsten Erkrankungen innerhalb der hereditären Neuropathien mit einer Prävalenz von 1:2500. Sie manifestieren sich überwiegend in den ersten zwei Lebensdekaden und sind typischerweise durch Gangstörung, eingeschränkte Belastbarkeit, distal betonte Sensibilitätsstörungen und Verlust motorischer Fähigkeiten, distal betonte Muskelatrophie und Fußdeformitäten sowie Hypo- bis Areflexie gekennzeichnet. Bei klinischer und genetischer Heterogenität können Mutationen in einem Gen zu unterschiedlichen Phänotypen führen, andererseits kann der gleiche Phänotyp durch Mutationen in unterschiedlichen Genen verursacht werden. Aktuell sind mindestens 50 Krankheits-verursachende Gene bekannt. Der Erbgang ist autosomal-dominant oder -rezessiv oder X-gebunden, Neumutationen kommen vor und müssen insbesondere bei negativer Familienanamnese angenommen werden. Neurophysiologisch sind verschiedene Formen zu unterscheiden (◘ Tab. 13.1). Der Verlauf ist häufig langsam progredient, wobei gerade bei sehr früher Manifestation auch eine rasche Verschlechterung möglich ist.

CMT 1 sind häufiger als CMT 2, wobei das Verhältnis in Abhängigkeit der geographischen Lage von 80:20% bis 50:50% variiert. Bei Ausnutzung aller genetischen Untersuchungstechniken können derzeit 50–70% aller CMT genetisch aufgelöst werden.

> ❯ Die CMT-Erkrankungen sind klinisch und genetisch heterogen.

13.2 Ätiologie und Pathogenese

CMT-Erkrankungen werden verursacht durch Mutationen in unterschiedlichen Genen, aktuell sind mindestens 50 Gene bekannt. Bei einer damit erreichbaren genetischen Auflösung von 50–70% aller CMT-Subtypen bleiben weitere Gene zu identifizieren. Die bisher bekannten Gene kodieren Proteine, die an unterschiedlichen Stellen des komplexen Funktionsapparates der Nervenzelle beteiligt sind:

- Bildung von Vesikelformationen im Cytoplasma,
- Kontrolle des Phosphoinositolmetabolismus, der endosomalen Reifung und des Recyclings,
- Organisation und Erhalt des zytoskelettalen Transports, insbesondere von Neurofilamenten,
- Regulation des Proteinabbaus,
- Regulation von mitochondrialer Dynamik und Transport,
- Aufbau des Myelins,
- Interaktion von Myelin und Axon.

Die aufgeführten Funktionen verdeutlichen die Tatsache, dass primär demyelinisierende CMT-Erkrankungen auch axonale Schäden aufweisen und umgekehrt primär axonale CMT-Erkrankungen mit demyelinisierenden Schäden einhergehen können. Störungen der einzelnen Funktionen führen zur Beeinträchtigung des gesamten Apparates und bedingen so die klinische Symptomatik. Neuere Arbeiten stützen die Hypothese, dass nicht nur der periphere Nerv betroffen ist, sondern bei einigen Subtypen zusätzlich das zentrale Nervensystem, das auditive System (Hörstörungen, zentrale Verarbeitungsstörungen), das visuelle System (z. B. Katarakte) und in Einzelfällen auch das Herz mit Rhythmusstörungen und / oder Kardiomyopathie beteiligt sein können. Als Ursache der variablen klinischen Symptomatik werden derzeit das betroffene Gen und besonders die jeweilige Mutation mit entsprechender Proteinstörung im Einzelfall angenommen.

> ❯ Eine Störung des peripheren Nervens ist an vielen Stellen möglich, was immer zur Beeinträchtigung von Aufbau und / oder Funktion des gesamten Nerven führt und die klinische Symptomatik bedingt.

◘ **Tab. 13.1** Neurophysiologische Einteilung der CMT-Neuropathien		
Form	**Abkürzung**	**Nervenleit-geschwindig-keit (m/s)**
Demyelinisierende Neuropathie	CMT 1	<38 m/s
Intermediäre Neuropathie	ICMT	25–45 m/s
Axonale Neuro-pathie	CMT 2	>38 m/s

13.3 Therapie

Unter Berücksichtigung der bisher verstandenen Pathomechanismen wird deutlich, dass es die eine Therapie für alle Schädigungen nicht geben kann; derzeit steht eine kausale Therapie nicht zur Verfügung. Einige Therapieoptionen, so Ascorbinsäure, Curcumin, Progesteron und Histondeacetylase-Hemmer, wurden in Untersuchungen am Mausmodell überprüft und führten zur Verbesserung der klinischen Symptomatik. Der Transfer zum Einsatz beim Menschen gelang bisher aber noch nicht abschließend.

Umso wichtiger ist eine multidisziplinäre symptomatische Therapie, die die individuellen Bedürfnisse des Patienten beinhaltet. Neben der neuropädiatrischen / neurologischen Betreuung ist die orthopädische Versorgung mit konservativen Maßnahmen wie Physiotherapie bei Muskelschwäche und Fehlbelastung sowie zur Kontrakturprophylaxe und die Orthesenversorgung (Schienen, Nachtlagerungsschienen, funktionelle Orthesen) wichtig. Operative Korrekturen der Fuß- seltener der Handdeformitäten sind bei deutlichem Progress, Schmerzen oder Stressfrakturen indiziert. Eine operative Korrektur der Skoliose oder Kyphoskoliose oder einer Hüftdysplasie kann im Einzelfall notwendig werden, ist aber im Vergleich zur ersteren selten. Bei möglicher Beteiligung anderer Organe sind ophthalmologische, pädaudiologische, seltener kardiologische Mitbetreuungen indiziert. Immer ist nach einer Schmerzsymptomatik zu fragen und auf eine adäquate Therapie zu achten. In Abhängigkeit des Schweregrades sind Logo-

pädie, Ergotherapie, Atemhilfe und PEG-Anlage zu diskutieren.

Die Krankheitsbilder werden im Folgenden kasuistisch beschrieben.

❯ Die Therapie der CMT-Erkrankungen ist derzeit symptomatisch, eine Heilung ist bisher nicht möglich. Sie beinhaltet Rehabilitation, Orthesenversorgung, symptomatische Schmerztherapie und operative Korrekturen von Fuß- und Handdeformitäten, seltener von Skoliose oder Hüftdysplasie.

13.4 Spezielle Krankheitsbilder

13.4.1 Hereditäre motorisch-sensorische Neuropathie 1A, syn. CMT 1A

Die CMT 1A ist die häufigste Erkrankung aus der Gruppe der demyelinisierenden CMT. Patienten mit einer CMT 1A werden typischerweise ab dem Kleinkindalter bis ins junge Erwachsenenalter vorgestellt. Bei den kleinen Kindern sind motorische Entwicklungsverzögerung, Zehengang, sensible Störungen, die als unspezifische Schmerzen angegeben werden, ein auffälliges Muskelrelief mit schmächtigen Waden oder eine muskuläre Hypotonie Vorstellungsgründe. Bei älteren Kindern sind es ein distal betontes schmales Muskelrelief, meist der Unterschenkel, Fußdeformitäten i. S. eines Ballenhohlfußes, Sensibilitätsstörungen oder der Verlust erworbener motorischer Fähigkeiten mit Muskelschwäche. Bei allen kann der Tremor der Hände deutlich einschränkend auf die Aktivitäten im Alltag wirken. Selten werden Rückenschmerzen bei Skoliose oder Hüftschmerzen beklagt. Mental sind die Betroffenen gut entwickelt, bei ca. 15% kann der Beginn der Symptomatik primär die oberen Extremitäten und das Gesicht betreffen, dann kann auch eine undeutliche Sprache auffällig werden. In der Familienanamnese sind häufig andere betroffene Familienmitglieder zu erfragen. Wenn das nicht gegeben ist, ist eine sorgfältige Untersuchung einschließlich der Messung der motorischen Nervenleitgeschwindigkeiten bei beiden Eltern indiziert. Nicht selten ist die Erkrankung in der Familie nicht bekannt und es werden erst über den Indexpatienten weitere Familienmitglieder mit zunächst »unspezifischen Beschwerden« identifiziert. Der Verlauf ist eher langsam progredient.

- ■ **Was ist bei der klinischen Untersuchung zu sehen? Wonach ist zu schauen?**
- ▬ Verzögerte motorische Entwicklung
- ▬ Normale mentale Entwicklung
- ▬ Gangstörungen, z. B. Steppergang bei distaler Schwäche, erschwerter Hackengang
- ▬ Muskuläre Hypotonie
- ▬ Oft symmetrische distale Muskelschwäche und Sensibilitätsstörungen, meist beginnend in Unterschenkeln und Waden, später in Unterarmen und Händen mit Strumpf- und Handschuh-förmiger Verteilung
- ▬ Distal betonte Muskelatrophie, auch meist beginnend in den unteren Extremitäten
- ▬ Hypo- bis Areflexie
- ▬ Fußdeformitäten, überwiegend Ballenhohlfuß und Zehenkrallen
- ▬ Schmerzen bei Fehlbelastungen
- ▬ Kontrakturen und Skoliose
- ▬ Evtl. eingeschränkte körperliche Belastbarkeit

> **Wann ist besonders an die Diagnose einer CMT 1A zu denken?**
> Bei der Kombination einer distalen Muskelatrophie und Muskelschwäche, Gangauffälligkeiten, Fußdeformitäten, Hypo- bis Areflexie und Tremor ist an eine periphere Neuropathie zu denken. Eine positive Familienanamnese stärkt den Verdacht auf eine hereditäre Neuropathie.

- ■ **Welche diagnostischen Schritte sind einzuleiten?**
- ▬ Die **CK** ist i. d. R. normal und hilft nicht in der Differentialdiagnose.
- ▬ Messung der motorischen und sensiblen **NLG** an oberen Extremitäten (Nn. medianus und ulnaris) und an unteren Extremitäten (N. tibialis, N. peroneus, N. suralis). Bei der Differenzierung in demyelinisierende, axonale oder intermittierende CMT wird die motorische Nervenleitgeschwindigkeit an oberen Extremitäten als Kriterium genutzt, s. o., ◼ Abb. 13.1 und 13.2. Bei einzelnen Subtypen der CMT

kann die Messung an oberen Extremitäten normal sein. Immer ist kritisch auch die Amplitude zu beurteilen, um axonale Schäden nicht zu übersehen.
- ▬ Bei der CMT 1A sind Hör- oder Sehstörungen nicht häufig, sollten aber bei Anamnese und Untersuchung berücksichtigt werden. Bei verdächtigen Befunden ist die **ophthalmologische** und **pädaudiologische Untersuchung** zu veranlassen.
- ▬ **Genetische Analyse:** Die Anzahl Krankheitsverursachender Gene wächst stetig. Bei Vorliegen einer demyelisierenden Neuropathie sind in bis zu 70–80% der Fälle die Gene *PMP22* (peripheres Myelonprotein 22), *MPZ* (Myelonprotein 0) und *GJB1* (gap junction Protein B1), früher *Cx32* (Connexin 32) ursächlich. In der Praxis ist es hilfreich, die Indexpatienten und deren Familien gut zu charakterisieren; bei autosomal-dominantem Erbgang wird ein Mutationsnachweis in *PMP22* die Diagnose CMT 1A sichern. Bei negativem Befund ist die Diagnose zu revidieren und im nächsten Schritt die Analyse des *MPZ*, bei möglichem X-gebundenen Erbgang des *GJB1* zu veranlassen. Sollten keine Mutationen in diesen Genen gefunden werden, ist es sinnvoll, mit dem darauf spezialisierten Labor das weitere Vorgehen zu besprechen; heute steht schon die Panel-Diagnostik zur Verfügung. Weitere Methoden des »next generation sequencing«, z. B. »Exom sequencing« sind möglich, bleiben aber den speziellen Fragestellungen nach bisher noch nicht bekannten Krankheitsverursachenden Genen vorbehalten.
- ▬ Die Nervenbiopsie ist für die Diagnosestellung einer CMT 1A nicht mehr indiziert. Sie ist aber wichtig in der Differentaldiagnostik und in der Abklärung von klinisch, genetisch und metabolisch noch nicht identifizierten Neuropathien.

> **Wie kann die Diagnose einer CMT 1A gesichert werden?**
> Der Goldstandard ist die Kombination von Klinik, Neurophysiologie und genetischer Analyse in *PMP22*.

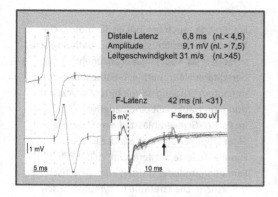

Distale Latenz   6,8 ms (nl.< 4,5)
Amplitude   9,1 mV (nl. > 7,5)
Leitgeschwindigkeit 31 m/s   (nl.>45)

F-Latenz   42 ms (nl. <31)

5 mV   F-Sens. 500 uV

1 mV

5 ms   10 ms

◻ Abb. 13.1 N. medianus bei CMT1A: homogene Verlangsamung entlang des gesamten Nervenverlaufs **a** motorische Neurographie **b** F-Latenz

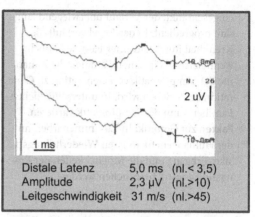

Distale Latenz   5,0 ms (nl.< 3,5)
Amplitude   2,3 µV (nl.>10)
Leitgeschwindigkeit 31 m/s (nl.>45)

◻ Abb. 13.2 Sensible Neurographie des N. medianus bei CMT1A: Verzögerte distale Latenz bzw. Leitgeschwindigkeit, erniedrigte Potentialamplitude

- **Welche Differentialdiagnosen sind zu berücksichtigen?**
- Andere hereditäre Neuropathien (HNPP, HMN, HSAN), positive Familienanamnese?
- Neurometabolische / neurodegenerative Neuropathien: Obligatorische Untersuchungen: Komplettes Blutbild, CRP, BSG, BZ, Kreatinin, Harnstoff, Leberenzyme, Schilddrüsenhormone, Porphyrie-Parameter, Lumbalpunktion mit der Frage Liquoreiweißerhöhung, cranielle MRT
- Spezielle Untersuchungen: Lysosomale Enzyme (M. Krabbe, metachromatische Leukodystrophie?), Lipidelektrophorese (Abetalipoproteinämie?), Refsum-Erkrankung (Phytansäure)?
- Infektiöse / autoimmune Neuropathien (z. B. Guillain-Barré-Syndrom, chronisch idiopathisch demyelinisierende Neuropathie)
- Medikamenten-bedingte Neuropathie: Anamnese, Hinweis für Vincristin, Isonazid?
- Toxische Neuropathie: Anamnese, Hinweise für Arsen-, Blei-Exposition?
- Fehlernährung? Vitaminmangel? Vitamine B_1, B_6, B_{12}?
- Distale Myopathien: Selten, aber möglich ab dem Jugendalter, ähnliche Klinik, aber keine Sensibilitätsstörungen, normale Reflexe, normale Nervenleitgeschwindigkeiten

- **Welche therapeutischen Maßnahmen sind sinnvoll?**
- Multidisziplinäre Betreuung, die besonders die neuromuskulären und orthopädischen Probleme berücksichtigt
- Physiotherapie mit Orthesenversorgung, diese sind immer wieder an die Bedürfnisse des Patienten anzupassen. Operative Korrekturen haben individuelle Indikationen, optimal in einem multidisziplinären Team gestellt.
- Derzeit gibt es keine medikamentöse Therapie, die gesichert zu einer Verbesserung des Krankheitsverlaufes führt. Einzelne Studien zu verschiedenen Wirkmechanismen (s. o.) sind noch nicht abgeschlossen,

❯ Die Betreuung sollte in einem multidisziplinären Team erfolgen. Bei der CMT 1A sind neuropädiatrische/neurologische und orthopädische Komponenten wichtig.

- **Welche Aspekte soll die Beratung der Familie beinhalten?**
- Mit der Familie ist eine begleitende Beratung anzustreben.
- **Fakten zur Prognose:** Die Lebenserwartung ist gegenüber der gesunden Bevölkerung nicht

eingeschränkt, der Verlauf überwiegend langsam progredient. In der Regel verläuft die Krankheit innerhalb einer Familie ähnlich, wenngleich in einzelnen Familien die Zunahme der Symptomatik von Generation zu Generation beschrieben wird. In unterschiedlichen Familien kann die Symptomatik variieren.

— **Fakten zur Genetik:** In Zusammenarbeit mit der Humangenetik müssen Wiederholungsrisiko, Erbgang und die Möglichkeiten der Pränataldiagnostik besprochen werden.

Fallbeispiel

Ein 8-jähriger Junge wird vorgestellt, weil er nicht mehr so gut am Sportunterricht teilnehmen könne; er sei nicht mehr so belastbar. Beim Greifen falle jetzt ein leichtes Zittern auf; er gibt an, von Zeit zu Zeit ein Kribbeln in den Beinen zu spüren, Temperatur- und Schmerzempfinden seien unauffällig. Auf Nachfrage wird berichtet, dass der Vater einen Hohlfuß habe und die Großmutter mütterlicherseits seit dem 5. Lebensjahrzehnt unsicher laufe.

Bei der Untersuchung: Mental normal entwickelter Junge mit schmächtigem Muskelrelief der Unterschenkel und diskreter Hypotrophie der Thenarmuskeln bds. Leichter Tremor der Hände im Armvorhalteversuch, ASR bds. Nicht abgeschwächt, PSR bds. abgeschwächt, sonstige MER seitengleich normal auslösbar, Zehengang gut, Fersengang deutlich erschwert ausführbar. Muskelkraft in den unteren distalen Extremitäten reduziert, MRC 3/5, sonst unauffällig. Bei der Überprüfung der Grobmotorik aufgrund der distal betonten Muskelschwäche Unsicherheiten.

Diagnostik: CK im Normbereich; bei V. a. auf eine hereditäre Neuropathie Messung der motorischen und sensiblen Nervenleitgeschwindigkeiten an oberen und unteren Extremitäten. Diese sind verzögert ableitbar, insbesondere mot. NLG am N. medianus bds. mit 21 m/s deutlich pathologisch. Der Vater zeigt klinisch einen Ballenhohlfuß und Zehen-

krallen bds., auch bei ihm ist die motorische NLG des N. medianus mit 25 m/s pathologisch verzögert (◘ Abb. 13.1). Bei anzunehmender hereditärer Neuropathie mit autosomal-dominantem Erbgang wurde unter Berücksichtigung der Häufigkeit eine genetische Analyse im *PMP22-Gen* veranlasst, die mit Nachweis einer Duplikation die Diagnose in dieser Familie sicherte; weitere klinisch betroffene Familienmitglieder werden auch genetisch untersucht. **Die Therapie** ist symptomatisch, umfasst im Wesentlichen die neuropädiatrische Betreuung des Jungen und die neurologische Betreuung der erwachsenen Familienmitglieder; zusätzlich sind eine orthopädische Mitbeurteilung und die entsprechende Hilfsmittelversorgung wichtige Aspekte.

Fallbeispiel

CMT 1A mit spätem Beginn, milde Verlaufsform: Patient mit spät beginnender mäßiggradiger gemischt axonal-demyelinisierender Polyneuropathie – bei fehlender positiver Familienanamnese wäre differentialdiagnostisch eine erworbene Neuropathie, z. B. im Rahmen einer CIDP oder einer paraproteinassoziierten Polyneuropathie, möglich – gegen eine CIDP sprechen die fehlende proximale Schwäche, das normale Liquorprotein und der gleichmäßig homogene Befall der Demyelinisierung über die gesamte Länge des Nerven sowie vergleichbare Veränderungen in der Abbildung nicht gezeigten anderen Armnerven wie des N. ulnaris. Da die häufigste Ursache der CMT 1A eine Duplikation der *PMP22*-Genregion ist, kann diese Erkrankung auch als Neumutation entstehen, also ohne betroffene Angehörige. Da die Nervenbiopsie nach den neueren Leitlinien nicht mehr zur Standarddiagnostik der CIDP gehört, sollte bei primär demyelinisierenden Polyneuropathien vor einer Nervenbiopsie eine Duplikation des CMT 1A Locus ausgeschlossen werden.

Fallbeispiel

61-jähriger Patient

- Seit 15 J. reduziertes Berührungsempfinden der Zehen, Faszikulationen der Waden
- Strumpfgefühl der Füße und Unterschenkel
- Seit 3–4 J. Erschwertes Abrollen der Füßen, Stolperneigung, keine Stürze, gelegentlich Krämpfe
- Hände nicht betroffen

Familie

- Keine Betroffenen

Untersuchungsbefund

- Leichte Hohlfüße, Fußmuskeln mäßig atrophiert
- Fersengang inkomplett, ↓ Abfedern bei Einbeinhüpfen re.
- Peroneal betonte Paresen der Unterschenkelmuskeln
  - Grad 4 bis 4+
  - ASR erloschen, PSR abgeschwächt
- Distal symmetrische Sensibilitätsstörungen d. Beine
  - Pallanästhesie der Füße, Knie 4/8
  - Schmerz, Berührung sockenförmig reduziert

Elektrophysiologie

- Homogen verzögerte Leitgeschwindigkeit distaler und proximaler Nervenabschnitte (■ Abb. 13.1)
- Bei grenzwertig niedrigen Amplituden In den Beinnerven stärkere axonale Schädigung
- Gemischt axonale und demyelinisierende sensomotorische Polyneuropathie
- EMG mit sehr chronisch neurogenem Umbau

Voruntersuchungen

- Kein Amyloidnachweits in Sigma- u. Rectumbiopsie
- Liquor normal

Diagnose

- Nachweis einer Duplikation des PMP22 Gens auf Chromosom 17p11.2

13.4.2 Déjèrine-Sottas-Erkrankung (DSS) oder Déjèrine-Sottas Phänotyp (DSP)

Das DSS beschreibt eine schwere Form der demyelinisierenden CMT 1; die Kinder manifestieren sich i. d. R. bis zum 2. Lebensjahr. Den Eltern fallen ein niedriger Muskeltonus mit wenig Kraftaufbau und eine Muskelschwäche, evtl. auch Trinkschwäche, auf. Die Kinder liegen auf der Unterlage und sind nicht in der Lage, Arme und Beine gegen die Schwerkraft zu bewegen; ebenso ist die Kopfkontrolle deutlich eingeschränkt. Die motorische Entwicklung verläuft verzögert, aufgrund der Muskelschwäche kommt es zu Kontrakturen und / oder zu einer Skoliose, zusätzlich wird die distal betonte Muskelatrophie deutlicher. Kommt es verzögert zum freien Laufen, kann eine Ataxie vorherrschend sein. Eine respiratorische Schwäche mit notwendig werdender Beatmung kommt selten vor. Diese Symptome in unterschiedlicher Kombination führen zur medizinischen Beurteilung. Ist das Neugeborene direkt nach der Geburt auffällig, erfolgt i. d. R. die Verlegung zu weiterer Abklärung in eine Kinderklinik.

- **Was ist bei der klinischen Untersuchung zu sehen? Wonach ist zu schauen?**
- Bild eines »floppy infants« mit generalisierter muskulärer Hypotonie und Muskelschwäche, oft zu Beginn mehr die Beine als die Arme betreffend (typische Froschhaltung der Beine und Henkelstellung der Arme)
- Keine oder kaum Bewegungen gegen die Schwerkraft möglich, bei Traktion kaum Tonusaufbau in den Halsmuskeln, Durchschlupfphänomen in axillärer Hängelage
- Areflexie
- Sensibilitätsstörungen
- Saug- und Schluckstörungen möglich
- Hohlfüße
- Frühe Manifestation an den Handmuskeln
- Skoliose und Kontrakturen
- Respiratorische Beeinträchtigung mit Beatmung möglich, aber sehr selten
- Gedeihstörung

- Höhere motorische Meilensteine werden verzögert erreicht (z. B. Drehen, freies Sitzen, freies Laufen)
- Gute kognitive Entwicklung

Wann ist besonders an die Diagnose eines DSS zu denken?
Bei früher Manifestation in den ersten zwei Lebensjahren und deutlicher generalisierter Muskelschwäche, Fuß- und Handdeformitäten, Areflexie sowie Skoliose und Kontrakturen ist an ein DSS zu denken. Eine negative Familienanamnese schließt ein DSS nicht aus.

- **Welche diagnostischen Schritte sind einzuleiten?**
- Die **CK** ist i. d. R. normal und hilft nicht in der Differentialdiagnose.
- Messung der motorischen und sensiblen **NLG** an oberen Extremitäten (Nn. medianus und ulnaris) und an unteren Extremitäten (N. tibialis, N. peroneaus, N. suralis). Bei einem DSS sind die motorischen NLGs deutlich reduziert (< 10 m/s).
- **Genetische Analyse:** Bei Vorliegen eines DSS sind bisher folgende Gene ursächlich bekannt: *PMP22 Punktmutationen, MPZ (Myelonprotein Zero), EGR2 (early growth responsive gene 2), PRX (Periaxin), GDAP1 (Ganglioside-induced differentiation associated protein 1), MTMR2 (Myotubularin-related protein 2) und NEFL (neurofilament light polypeptide gene).* Punktmutationen in *PMP22,* Mutationen in *MPZ* und *EGR2* sind die häufigsten Gene, die zuerst in dieser Reihenfolge untersucht werden sollten. Die Vererbung ist autosomal-rezessiv oder autosomal-dominant mit Neumutationen. Bei negativem Befund ist es sinnvoll mit dem darauf spezialisierten Labor das weitere Vorgehen zu besprechen. Weitere Methoden des »next generation sequencing«, z. B. »Exom sequencing« sind möglich, bleiben aber den speziellen Fragestellungen vorbehalten.

Die Nervenbiopsie ist für die Diagnosestellung einer DSS nicht indiziert. Sie ist aber wichtig in der Differentaldiagnostik, insbesondere in der Abgrenzung zur kongenitalen Hypomyelinisierungsneuropathie. Im Gegensatz zur letzteren zeigt sie bei DSS Demyelinisierungen und als Zeichen der defekten Regeneration Zwiebelschalenformationen (◘ Abb. 13.3).

Wie kann die Diagnose gesichert werden?
Der Goldstandard ist die Kombination von Klinik, Neurophysiologie und genetischer Analyse.

- **Welche Differentialdiagnosen sind zu berücksichtigen?**
- Dies sind im Wesentlichen die eines »floppy infants«
- Kongenitale Hypomyelinisierungsneuropathie
- SMA bei zu Beginn bestehender generalisierter Schwäche und Hypo- bis Areflexie
- SMA mit respiratorischen Störungen (SMARD1) bei distal betonter Schwäche
- Kongenitale Myopathien
- Kongenitale myasthene Syndrome
- Neoplasien des Spinalmarks
- Erkrankungen des ZNS (hier eher wechselnder Muskeltonus, besonders der Extremitäten, die Säuglinge sind i. d. R. nicht so wach)

- **Welche therapeutischen Maßnahmen sind sinnvoll?**
- Multidisziplinäre Betreuung, die besonders die neuromuskulären und orthopädischen Probleme berücksichtigt
- Physiotherapie, Orthesen- und Hilfsmittelversorgung sind immer wieder an die Bedürfnisse des Kindes anzupassen. Operative Korrekturen müssen individuell in einem multidisziplinären Team besprochen werden.
- Logopädie und Ergotherapie sind bei entsprechenden Defiziten indiziert, der Therapieplan mit den einzelnen Therapieformen sollte für das Kind nicht belastend und immer mit sinn-

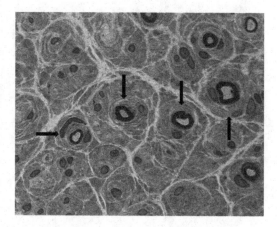

◘ Abb. 13.3 Nervenbiopsie mit Zwiebelschalenformationen (Pfeile) bei CMT1A. (Mit freundlicher Genehmigung von Herr Prof. Weis, Neuropathologie RTWH Aachen)

vollen Therapieschwerpunkten an die individuellen Bedürfnisse angepasst sein.

— Derzeit gibt es keine medikamentöse Therapie, die gesichert zu einer Verbesserung des Krankheitsverlaufes führt.

> Die Betreuung muss in einem multidisziplinären Team erfolgen. Wichtig sind die neuropädiatrischen und orthopädischen Komponenten einschließlich der Orthesen- und Hilfsmittelversorgung.

- Welche Aspekte soll die Beratung der Familie beinhalten?
— Mit der Familie ist eine frühe intensive Beratung, auch stetig begleitend, anzustreben.
— **Fakten zur Prognose:** Die Prognose ist eingeschränkt, der Verlauf ist häufiger rasch progredient. Es bleibt immer eine deutliche körperliche Behinderung. Bei Manifestation < fünf Jahren und autosomal-rezessivem Erbgang kommt es zur raschen Progredienz in der 2. Lebensdekade.
— Bei der Komplexität der Situation empfiehlt sich die Betreuung in einem neuromuskulären Zentrum.
— **Fakten zur Genetik:** In Zusammenarbeit mit der Humangenetik müssen Wiederholungsri-

siko, Erbgang und die Möglichkeiten der Pränataldiagnostik besprochen werden.

13.4.3 Kongenitale Hypomyelinisierungsneuropathie

Die kongenitale Hypomyelinisierungsneuropathie unterscheidet sich **klinisch** nicht von einem schweren DSS. Die Manifestation ist regelhaft im ersten Lebensjahr mit dem Bild eines »floppy infants« mit Areflexie; respiratorische Komplikationen bis zur Beatmung kommen vor, mental sind die Kinder nicht beeinträchtigt. Die motorische Entwicklung ist deutlich verzögert, das Erreichen des freien Sitzens ist möglich, das des freien Laufens i. d. R. nicht.

Die **Messung der motorischen NLGs** erbringt deutlicher erniedrigte Werte als bei einem DSS, oft um 6 m/s.

Für die **genetische Analyse** gelten die Aussagen wie bei DSS.

Eine **Nervenbiopsie** zeigt im Gegensatz zum DSS eine primär deutlich verminderte Myelinisierung, besonders der großen Nervenfasern. Als Ausdruck der fehlenden Regeneration finden sich keine Zwiebelschalenformationen (◘ Abb. 13.3).

Zur **Diagnosesicherung, Differentialdiagnostik und Therapie** siehe die Ausführungen bei DSS.

Zur **Prognose** gilt im Wesentlichen das Gleiche wie bei DSS, aber bei neonatalem Beginn und schwerem Verlauf kann die Prognose noch eingeschränkter sein. Die Kinder können auch in der ersten Lebensdekade versterben.

Literatur

Bucci C, Bakke O, Progida C. Charcot-Marie-Tooth disease and intracellular trafficking. Progress in Neurobiology 2012;99:191–225

D´Ydewalle C, Benoy V, Van den Bosch L. Charcot-Marie-Tooth disease: Emerging mechanisms and therapies. The International Journal of Biochemistry & Cell Biology 2012;44:1299–1304

Murphy SM, Laura M, Fawcett K, et al. Charcot-Marie-Tooth disease: frequency of genetic subtypes and guidelines for genetic testing. J Neurol Neurosurg Psychiatry 2012;83:706–710

Rance G, Ryan MM, Bayliss K, et al. Auditory function in children with Charcot-Marie-Tooth disease. Brain 2012;135:1412–1422

Siskind CE, Panchal S, Smith CO, et al. A Review of Genetic Counseling for Charcot Marie Tooth Disease (CMT). J Genet Counsel, published online April 2013-05–22

Yagerman SE, Cross MB, Green DW, Scher DM. Pediatric orthopaedic conditions in Charcot-Marie-Tooth disease: a literature review. Curr Opin Pediatr 2012;24:50–56

13

Myasthenia gravis

A. Della Marina, U. Schara, C. Schneider-Gold

14.1 Hintergrund

Die autoimmune Myasthenia gravis ist eine der am besten untersuchten und behandelbaren Autoimmunerkrankungen mit Nachweis von Auto-Antikörpern gegen postsynaptische Acetylcholinrezeptoren (mit Nachweis bei 80% der Patienten mit generalisierter Myasthenie am häufigsten), muskuläre Tyrosinkinase (MuSK), oder *low density lipoprotein receptor related protein* 4 (LRP4), die auf verschiedene Weise die neuromuskuläre Übertragung beeinträchtigen können. Das klinische Bild der Erkrankung variiert – insbesondere zu Beginn der Erkrankung können die Beschwerden unspezifisch sein. Aus diesem Grund sind Fehldiagnosen vor allem zu Beginn der Erkrankung nicht selten. Dazu zählen auch psychiatrische Krankheitsbilder, z. B eine depressive Störung. Die Erkrankung zeigt zwei Häufigkeitsgipfel, einen in der 3. Lebensdekade mit Überwiegen der weiblichen Patienten und in der sechsten bis achten Lebensdekade mit Überwiegen der männlichen Betroffenen. Bei etwa 10% der Patienten manifestiert sich die Erkrankung bereits im Kindesalter.

14.2 Ätiologie und Pathogenese

Der Thymus spielt eine wesentliche Rolle beim Priming autoreaktiver T-Zellen und B-Zellen, die die AChR- Antikörperbildung in Thymus und lymphatischem System induzieren. In der Medulla des Thymus finden sich sog. myoide Zellen, die Oberflächenstrukturen ähnlich dem nikotinergen Acetylcholinrezeptor ausbilden. Diese AChR-Antikörper führen zusammen mit Komplementfaktoren zum Rezeptorverlust und Destruktion der Fältelung der postsynaptischen Membran. Blockierende Antikörper binden direkt an oder nah der Acetylcholinbindungsstellen. MuSK- wie auch LRP4-Antikörper inhibieren das Agrin-vermittelte Clustering von Acetylcholinrezeptoren. Die Thymuspathologie ist bei MuSK-positiver Myasthenie im Gegensatz zur AChR-AK positiven Myasthenie nur gering ausgeprägt, sodass bei MuSK-AK assoziierter Myasthenie eine Thymektomie allgemein nicht empfohlen wird. Die Rolle des Thymus bei LRP4-assoziierter Myasthenie ist noch unklar. Zu-

letzt konnten bei seronegativen Patienten auch die Agrin-Antikörper nachgewiesen werden, hier ist der Pathomechanismus ebenfalls noch unklar.

14.3 Therapie

Die Behandlung der Myasthenie richtet sich im Wesentlichen nach klinischer Ausprägung der Symptomatik, Alter, Antikörper-Status, Thymusbefund und anderen Begleiterkrankungen.

14.3.1 Thymektomie/Thymomektomie

Eine Thymektomie kann aufgrund einer vergleichbaren Thymuspathologie bei generalisierter AChR-AK-positiver und ggf. bei schwerer seronegetiver Myasthenie (d. h. weder Nachweis von AChR- noch MusK-AK) und einem Alter bis 45 bis 60 Jahren durchgeführt werden. Eine Analyse retrospektiver Studien ergab Hinweise darauf, dass v. a. junge weibliche Patienten von der Operation profitieren. Bei Verdacht auf das Vorliegen eines Thymoms muss unabhängig vom Alter immer eine Operation zur Klärung der Dignität des Thymusprozesses vorgenommen werden. Nach der WHO-Klassifikation werden histologisch Typ A (benigne), B (semimaligne) und C (maligne, invasiv wachsend) unterschieden, wohingegen die Ausbreitung des Prozesses nach Masaoka klassifiziert wird.

14.3.2 Medikamentöse Basistherapie (◘ Tab. 14.1)

Prinzipiell wird bei der generalisierten Myasthenie als Basistherapie eine Kombinationstherapie mit einem **Acetylcholinesterasehemmer** (vorzugsweise Pyridostigmin) und vor allem initial **Glukokortikosteroiden** und dann **Azathioprin** durchgeführt. Bei der rein **okulären** Myasthenie wird soweit möglich nur mit Pyridostigmin in Kombination mit intermittierenden oralen oder intravenösen Steroidgaben behandelt. Nur bei schwer verlaufender okulärer Myasthenie wird die Therapie um Azathioprin oder andere Immunsuppressiva erweitert. In seltenen Fällen ist darüber hinaus

◘ Tab. 14.1 Stufenschema der medikamentösen Behandlung der Myasthenia gravis (MG) in verschiedenen Altersstufen (Kinder/Jugendliche und Erwachsene)

Stufe I	Acetylcholinesterasehemmer (Pyridostigmin)	60 mg alle 4 Stunden und 90–180 mg ret. z. N., oder Pyridostigmin ret. 4 × 90 mg über den Tag verteilt **Kinder:** Beginn mit 0.5-1 mg/kgKG/Tag, max. 60 mg, Steigerung bis auf 7 mg /kgKG/Tag in 4-6 ED (alle 4h), maximale Tagesdosis 300 mg bei Jugendlichen
	Glukokortikoide (Prednison, Prednisolon)	Okuläre MG: 10–40 mg oral Generalisierte MG: 20–80 mg oral; Einschleichen vor allem bei bulbärer Symptomatik, Ausschleichen über Wochen in z. B. 10 mg Schritten **Kinder:** Startdosis mit 0.5 mg/kgKG/Tag, max. 30 mg/Tag, langsam steigern bis max. 2 mg/kgKG / täglich oder alle 2 Tage. Maximale Dosis 60–80 mg/ täglich oder alle 2 Tage
	Azathioprin	1,5–3 mg/kgKG (2-4 × 50 mg), Zielparameter. Abs. Lymphozytenzahl zwischen 400 und 900/μl, Therapiedauer mind. 3 Jahre **Kinder:** 1–3 mg/kgKG/Tag, max.150–200 mg/Tag; Möglichst Beginn zusammen mit Steroiden, da Wirkungseintritt erst nach 3–6 Monaten. Steigerung um 0.5–1 mg/kgKG/Tag alle 4 Wochen
Stufe II	Alternative Dauerimmunsuppressiva	– Cyclosporin A 2 × 50 – 2 × 100 mg – Mycophenolatmofetil 2 × 500 – 2 × 1000 mg – Tacrolimus 2–5 mg/die – MTX 7,5 mg bis 15 mg/Woche **Kinder:** – Cyclosporin A 2,5 mg/kgKG/Tag in 2 ED, Steigerung um 0,5 mg/kgKG/Tag alle 2–3 Monate bis maximum 4 mg/kgKG/Tag – Mycophenolatmofetil 2 × 250–500 mg
Stufe III	Intermittierende Blutaustauschverfahren	Plasmapherese/Immunadsorption pro Zyklus 3–5 Behandlungen
Stufe III	Intermittierende Gabe von IVIG s. c. Immunglobulinapplikation	20–80g alle 4–6 Wochen **Erwachsene:** z. B. 3 × 8 g/pro Woche s. c. **Kinder:** 2 g/kgKG/Tag intravenös, aufgeteilt über 2 bis 5 Tage, maximale Gesamtdosis 150 g. Als Erhaltungstherapie alle 4–8 Wochen, wenn andere Therapieoptionen nicht helfen.
Stufe IV	Rituximab	375 mg/m²KO/Woche über 4 Wochen oder 750 mg/m²KO/Woche im Abstand von 2 Wochen **ca. 1 x jährlich**

auch die Durchführung einer Plasmapheresebehandlung und einer Thymektomie notwendig. Die Behandlung mit Acetylcholinersterasehemmern ist rein symptomatisch. Glukokortikosteroide (Prednison oder Prednisolon) werden bei der generalisierten Myasthenie häufig nach Diagnosestellung in oraler Form verabreicht, bis die Wirkung der Azathioprintherapie nach 3–6 Monaten einsetzt. Die Wirksamkeit der Glukokortikoide als alleiniges Immunsuppressivum oder in Kombination mit Azathioprin wurde für die Myasthenia gravis durch eine Metaanalyse untermauert. Azathioprin ist ein Purinanalogon und hemmt in seiner biologisch ak-

tiven Form (6-Mercaptopurin) die T- und B-Lymphozytensynthese, kann aber auch die Erythropoese und die Leukopoese beeinträchtigen. Es wird in einer Dosierung von 2-4x 50 mg (1,5- 3 mg/kgKG) verabreicht. Die Wirkung tritt nach 3–6 Monaten ein. Hauptzielparameter ist eine Reduktion der absoluten Lymphozytenzahl auf 500 – 900/μl, wobei die Gesamtleukozytenzahl nicht unter 4000/μl und unter Steroidtherapie nicht unter 6000/μl absinken sollte. Bei einer Gesamtleukozytenzahl von <3.500/μl muss die Azathioprintherapie vorübergehend abgesetzt und nach Normalisierung der Leukozytenzahl in reduzierter Dosis fortgesetzt werden

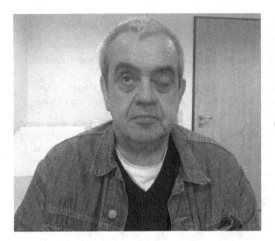

Abb. 14.1   Erwachsener Patient. Ausgeprägte Ptose links

Die γGT (Gamma-Glutamyl-Transferase) sollte nicht über 100 U/l ansteigen. Darüber hinaus tritt bei regelmäßiger ausreichender Einnahme auch eine Vergrößerung des MCV auf. Das Absetzen von Azathioprin sollte erst nach einer Therapiedauer von mindestens 3 Jahren in kleinen Schritten (maximal 25 mg alle 3 Monate) unter regelmäßigen klinischen Kontrollen erfolgen. Nach der ersten Azathioprineinnahme kommt es gelegentlich zu einer akuten Unverträglichkeit (idiosynkratische Reaktion mit Übelkeit und deutlichen gastrointestinalen Beschwerden), woraufhin die Medikation sofort beendet werden muss. Aber auch mittel- bis langfristig können Nebenwirkungen wie chronische Übelkeit, Knochenmarkssuppression, schwerer Haarausfall, Hautveränderungen etc. der Fortsetzung der Therapie entgegenstehen.

Als Alternative zu Azathioprin kann bei Unverträglichkeit bzw. unzureichender klinischer Stabilisierung Cyclosporin A eingesetzt werden. Etwa 5% der Patienten sprechen jedoch weder auf Azathioprin noch auf Cyclosporin A ausreichend an. In diesen Fällen können Tacrolimus, Mycophenolatmofetil und Methotrexat (MTX) zum Einsatz kommen. Cyclophosphamid wurde in sehr seltenen therapierefraktären Fällen in einer Dosierung von 500 mg/m² KO in 4–6 wöchentlichen Abständen für eine begrenzte Zeit gegeben. In diesen Fällen steht jetzt nach Rituximab, ein monoklonaler Antikörper gegen B-Zellvorstufen, zur Verfügung. Die Applikation muss aufgrund der Kosten und der fehlenden Zulassung mit der jeweiligen Kran-

kenkasse abgesprochen werden. Mit Ausnahme von Mycophenolatmofetil, für das inzwischen die Voraussetzungen für eine offizielle Anwendung vorliegen, sind alle medikamentösen Behandlungsmöglichkeiten der Stufe II und III insbesondere im ambulanten Bereich »off-label«.

> **Die Indikationsstellung für die jeweilige Therapie bzw. für eine Therapieeskalation ergibt sich aus dem klinischen Befund und Verlauf der Myasthenie und systematischer Erprobung der verschiedenen Therapiestufen mit ausreichender Therapiedauer, um den Effekt beurteilen zu können. Ausgenommen davon sind sehr schwere Krankheitsverläufe, die zu schnellen Therapieentscheidungen zwingen.**

14.4   Spezielle Krankheitsbilder

14.4.1 Myasthenia gravis

- **Was ist bei der klinischen Untersuchung zu sehen? Wonach ist zu schauen?**

Klinisch ist eine fluktuierende okuläre oder generalisierte Muskelschwäche, die bei Belastung und im Tagesverlauf zunimmt, charakteristisch. Typisch für die okuläre Myasthenie sind unsystematische, d. h. nicht Hirnnerven zuzuordnende Doppelbilder, eine wechselnd ausgeprägte einseitige oder beidseitige Ptose (◘ Abb. 14.1), ein positives Cogan-Zeichen, d. h. eine überschießende Lidöffnung und rasches Absenken des Lides in der klinischen Untersuchung. Selten kommt es auch zu fluktuierenden Akkommodationsstörungen.

Die generalisierte Muskelschwäche manifestiert sich meist im Bereich proximaler rumpfnaher Extremitätenmuskeln, kann aber auch die mimischen Muskeln und die Zungen-, Kau- und Schlundmuskulatur und seltener auch distale Muskeln betreffen. Bei schwerer MuSK-AK assoziierte Myasthenie kann im Verlauf eine Zungenatrophie auftreten.

Es kann zu einer Exazerbation der generalisierten Schwäche im Rahmen einer sog. myasthenen Krise kommen. Klinisch stehen dann neben einer generalisierten Schwäche der Extremitäten und Rumpfmuskeln meist Schluckstörungen und eine Schwäche der Atemmuskulatur im Vordergrund,

Klasse	Klinische Form	Symptomatik
MGFA I	Okuläre Form	Ptose, Doppelbilder
MGFA II	Leichte generalisierte Form	Leichte generalisierte Myasthenie (Skelettmuskel)
MGFA IIb	Faziopharyngeale Form	Myasthenie IIa mit leichter faziopharyngealer Symptomatik
MGFA III	Mäßiggradige generalisierte Form	Mäßiggradig generalisierte Form + faziopharyngeale Symptomatik
MGFA IIIa		Schwäche der Extremitäten- und Rumpfmuskulatur ausgeprägter als die faziopharyngeale Schwäche
MGFA IIIb		Faziopharyngeal betonte MGFA III
MGFA Iva	Schwere generalisierte Form	Schwere generalisierte Myasthenie (Extremitäten-, Hals- und Rumpfmuskulatur) mit geringer faziopharyngealer Beteiligung
MGFA IVb		Schwere generalisierte Myasthenie mit deutlicher faziopharyngealer Beteiligung
MGFA V	Intubationspflichtige schwere Myasthenia gravis	Schwere generalisierte Myasthenie mit respiratorischer Insuffizienz

◘ Tab. 14.2 MGFA-Klassifikation der Myasthenie

sodass eine intensivmedizinische Behandlung mit Aspirationsprophylaxe und Beatmung mit ggf. Tracheotomie erfolgen muss. Die verschiedenen Manifestationsformen und Schweregrade der autoimmunen Myasthenia gravis wurden früher nach Osserman und Genkins klassifiziert. Aktuell wird die Einteilung der MGFA (◘ Tab. 14.2) favorisiert.

Wann ist besonders an die Diagnose einer Myasthenie zu denken?

Die Kombination von fluktuierender generalisierter Skelettmuskelschwäche und neuromuskulärer Erschöpfbarkeit mit fluktuierenden Schluck-/Sprech- und Kaustörungen, gelegentlicher (Belastungs-) Dyspnoe sowie Doppelbildern und Ptose sind typisch für eine generalisierte Myasthenia gravis. Okuläre und bulbäre Symptome können auch isoliert auftreten.

- **Welche diagnostischen Schritte sind einzuleiten?**

Der Nachweis von **Acetylcholinrezeptor-AK** ist bei ca. 50% der Patienten mit einer okulären und bei 80% der Patienten mit einer generalisierten Myasthenie positiv. Etwa 10% der verbleibenden Patienten mit generalisierter Myasthenie haben Antikörper gegen MuSK.

- Die **CK** ist normal bis leicht erhöht und kommt im Wesentlichen in der Differentialdiagnose zum Einsatz.
- Die **NLG** ist normal.
- Bei der repetitiven **3 Hz Stimulation** zeigt sich ein typisches Flächen- (>10%) und Amplitudendekrement (>15%).
- Auf ein Elektromyogramm (EMG) kann i. .d. R. verzichtet werden.
- Eine Muskelbiopsie ist nicht indiziert.

> Bei myasthener Krise mit respiratorischer Beeinträchtigung ist eine Blutgasanalyse durchzuführen und die die FEV$_1$ zu bestimmen!

Die Diagnostik der autoimmunen Myasthenia gravis umfasst eine ausführliche klinische Untersuchung, zu der die Durchführung des sog. **Simpsontestes** (Lid-und Okulomotorik Ermüdungstest bei Blick nach oben über eine Minute), des Doppelbildbelastungstestes (Seitblick über mindestens 1 Minute), eines Rotglastestes zur Differenzierung der Position der Doppelbilder, die Prüfung des Cogan-Zeichens (transiente überschießende Lidöffnung) sowie die Testung der Kraft der periokulären und der Gesichtsmuskulatur gehören. Die Ermüdbarkeit der Extremitätenmuskulatur wird durch die Bestimmung von

◻ Tab. 14.3   Modifizierter Myasthenie-Score nach Besinger und Toyka

	Normal (0)	Leichte Schwäche (1)	Moderate Schwäche (2)	Ausgeprägte Schwäche (3)
Armhaltezeit	> 180 Sek.	60–180 Sek.	10–60 Sek.	< 10 Sek.
Beinhaltezeit	> 45 Sek.	30–45 Sek.	5–30 Sek.	< 5 Sek.
Kopfhaltezeit	> 90 Sek.	30–90 Sek.	5–30 Sek.	< 5 Sek.
Vitalkapazität	> 4,0 l (m) > 3,0 l (w)	2,5–4 l (m) 2,0–3,0 l (w)	1,5–2,5 l (m) 1,2–2 l (w)	< 1,5 l (m) < 1,2 l (w)
FEV_1	> 90 %	60–90 %	40–60 %	< 40 % Beatmungspflichtig
Kauen/Schlucken	Normal	Ermüdung (feste Speisen)	Nur weiche Nahrung	PEG
Mimik	Normal	Lidschluss schwach	Lidschluss inkomplett	Keine Mimik
Doppelbilder	> 60 Sek.	10–60 Sek.	> 0–10 Sek.	Spontane Doppelbilder
Ptose	> 60 Sek.	10–60 Sek.	> 0–10 Sek.	Spontane Ptose

Haltezeiten z. B. entsprechend dem modifizierten Myasthenie-Score nach Besinger und Toyka erfasst (◻ Tab. 14.3). Ergänzend kann ein Test mit Edrophoniumchlorid, einem kurzwirksamen Acetylcholinesterasehemmer, durchgeführt werden. Edrophoniumchlorid wird nach entsprechender Vorbereitung (Legen eines venösen Zugangs, Bereitstellung von Atropinsulfat zur Antagonisierung evtl. auftretender muskarinerger Nebenwirkungen wie Asthmaanfall oder Bradykardie) i.v. appliziert und bewirkt eine kurzzeitige Verbesserung der myasthenen Symptomatik, die i. .d. R. nur wenige Minuten anhält.

Laborchemisch sollte im ersten Schritt ein Screening auf AChR-Antikörper erfolgen, welches bei negativem Befund um die Analyse auf MuSK- und ggf. auch LRP4-Antikörper ergänzt werden sollte. Die Rolle der zuletzt gefundenen Anti-Agrin-Antikörper bei seronegativen Patienten bleibt noch unklar und diese werden derzeit nicht in Routine-Laboren bestimmt.

Elektrophysiologische Untersuchungen umfassen die Durchführung einer Serienreizung mit einer Stimulationsfrequenz von 3 Hz zur Erfassung der Erschöpfbarkeit der neuromuskulären Übertragung infolge der verminderten Anzahl funktionsfähiger Acetylcholinrezeptoren. Die Nervenstimulation kann entsprechend dem klinischen Befund am N. facialis, N. accessorius, N. axillaris oder N. pero-

neus erfolgen und kann auch mit dem Edrophoniumchloridtest kombiniert werden. Aus differentialdiagnostischen Überlegungen heraus kann es sinnvoll sein, ein EMG paretischer Muskeln durchzuführen. Eine *Single-fibre*-EMG-Untersuchung mit Bestimmung des sog. »Jitters«, der die Instabilität und Erschöpfbarkeit der neuromuskulären Übertragung widerspiegelt, bleibt diagnostisch schwierigen Fällen vorbehalten. Die bildgebende Diagnostik umfasst die Durchführung eines Thorax-MRTs oder -CTs zum Ausschluss eines Thymoms sowie bei rein okulärer Myasthenie die Durchführung eines kranialen MRTs zum Ausschluss eines zerebralen oder intraorbitalen Prozesses.

Wie kann die Diagnose gesichert werden?
Der Goldstandard ist die ausführliche Anamnese, die klinische Untersuchung inklusive Belastungstests in Kombination mit einem Edrophoniumchloridtest, Antikörpernachweis und Ableitung eines Dekrementes bei 3 Hz-Stimulation.

▪ Welche Differentialdiagnosen sind zu berücksichtigen?
Von der autoimmunen Myasthenie ist vor allem ein Lambert-Eaton-myasthenes Syndrom (LEMS),

bei dem eine beckengürtelbetonte Muskelschwäche mit typischem Watschelgang, ein Reflexinkrement, autonome Störungen (Mundtrockenheit und Impotenz) sowie der Nachweis von VGCC-(*voltage gated calcium channel*)Antikörper typisch sind, zu differenzieren. Kongenitale myasthene Syndrome sind anamnestisch, klinisch, elektrophysiologisch und dann gezielt molekulargenetisch abzugrenzen. Weitere Differentialdiagnosen sind Poly- und Dermatomyositis, Motoneuronerkrankungen, ein Botulismus, eine proximale myotone Myopathie/DM 2. Bei rein okulärer oder bulbärer Manifestationsform müssen differentialdiagnostisch auch Hirnnerven- und Hirnstammläsionen berücksichtigt werden

- Lambert-Eaton myasthenes Syndrom
- Poly- und Dermatomyositis
- Botulismus
- Kongenitale myasthene Syndrome
- Polyneuritis cranialis

- **Welche therapeutischen Maßnahmen sind sinnvoll?**

Die Behandlung der Myasthenie richtet sich wie oben ausgeführt nach klinischer Ausprägung der Symptomatik, Alter, Antikörper-Status, Thymusbefund und anderen Begleiterkrankungen. Die autoimmune Myasthenie ist in unseren Breiten – im Gegensatz z. B. zu China – bei Kindern deutlich seltener als bei Erwachsenen. Daher werden in der Behandlung gerade schwer verlaufender kindlicher Myasthenien viele therapeutische Prinzipien aus der Erwachsenenneurologie in die Neuropädiatrie übertragen, (s. ◘ Tab. 14.1).

> Die Betreuung insbesondere schwerer und komplizierter Verläufe sowie von schwangeren Patientinnen sollte im Verbund Spezialambulanz, niedergelassene Neurologen/Neuropädiater und Hausärzten erfolgen.

Fallbeispiel
Acetylcholinrezeptor-AK positive Myasthenia gravis im jungen Erwachsenenalter
Anamnese: 42-jährige Patientin, Beginn der generalisierten Myasthenie im Alter von

25 Jahren. **Klinische Symptome:** Beginn mit fluktuierenden, belastungsabhängig zunehmenden Doppelbildern, proximale Extremitätenschwäche, Schluck- und Sprechstörungen sowie reduzierten Haltezeiten im Myasthenie-Score, aktuell pharmakologische Remission. Familienanamnese leer für neuromuskuläre und Autoimmunerkrankungen.

Therapie und Verlauf: Thymektomie im Jahr der ED, Einstellung auf Pyridostigmin und Azathioprin. Nach 5-jähriger Therapiedauer Entwicklung einer toxischen Pankreatitis und krisenhafte Verschlechterung der Myasthenie mit 2-monatiger Beatmungspflicht. Allmähliche Besserung unter Plasmapheresetherapie und Immunglobulinen sowie Steroiden und Cyclosporin A. Unter Cyclosporin A und Steroiden 6 Jahre später Schwangerschaft und Geburt eines gesunden Kindes. Unter fortgesetzter Cyclosporin A Therapie Entwicklung einer Niereninsuffizienz III. Grades und bei fehlender dauerhafter Stabilisierung Therapie mit 2 Zyklen Rituximab mit je 1500 mg. Seitdem Stabilisierung bis hin zu einer entsprechend pharmakologischen Remission unter Mestinon 2 × 60 mg.

14.4.2 Juvenile Myasthenia gravis

Die autoimmune kindliche und juvenile Myasthenia gravis (JMG) ist definiert mit dem Auftreten der ersten Symptome vor dem 19. Lebensjahr und macht ca. 10–15% der Myasthenien aus. Auch sehr kleine Kinder (ab dem ersten Lebensjahr) können betroffen sein. Die klinischen Symptome können variabel sein, von den milden und fluktuierenden okulären Symptomen (Ptosis, Ophthalmoplegie) bis zu generalisierten muskulären Schwäche und respiratorischen Insuffizienz. Im Kleinkindesalter korreliert der Antikörper-Titer (Acetylcholin-Rezeptor-Antikörper, muskelspezifische Kinase-Antikörper) nicht mit der Schwere der Erkrankung, diese können auch bei generalisierter Manifestation nur minimal erhöht sein.

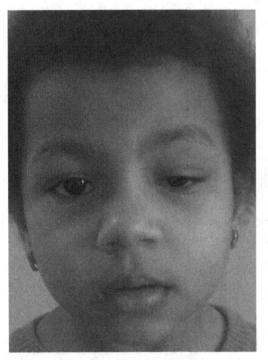

◘ Abb. 14.2 5-jährige Patientin mit einseitiger Ptosis links im Rahmen der kindlichen Myasthenie

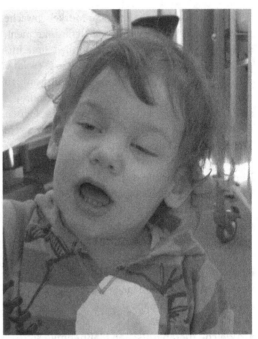

◘ Abb. 14.3 18 Monaten alte Patientin mit einer deutlichen fazialen Hypomimie und beidseitiger Ptosis, Opthalmoplegie (hier nicht zu sehen) im Rahmen einer generalisierten Manifestation der Myasthenie

Insgesamt zeigen Kinder eine höhere Rate an Spontanremission (bis zu 34,7%) im Vergleich zu Erwachsenen. Kleinere Kinder zeigen häufig nur okuläre Symptome (einseitige oder beidseitige Ptosis, Wechseln der Seite möglich); im Verlauf, auch nach einem symptomfreien Intervall, kann sich eine generalisierte Schwäche entwicklen.

Eine Geschlechts-Prädominanz ist bei präpubertären Kinder nicht vorhanden, 50–86% an JMG erkrankten Patienten sind weiblich.

■ **Was ist bei der klinischen Untersuchung zu sehen? Wonach ist zu schauen?**

— Ein- und beidseitige Ptosis (kann die Seite wechseln), externe Ophthalmoplegie, Doppelbilder – Kinder sind z. B. unsicher beim Treppensteigen (◘ Abb. 14.2)
— Faziale Schwäche mit Hypomimie (◘ Abb. 14.3)
— Bulbäre Symptome
— Belastungsintoleranz
— Respiratorische Beteiligung, Husteninsuffizienz, Ateminsuffizienz möglich

— Tageszeitliche Schwankungen der Symptome, Provokation der Schwäche nach Belastung (Treppensteigen, Fahrradfahren)
— Besserung der Symptome nach der körperlichen Ruhe (z. B. Schlafen)
— Infektions-/belastungsinduzierte Verschlechterung der Symptome
— Temperaturabhängige Symptomverschlechterung (bei Wärme)

> **Wann ist besonders an die Diagnose einer JMG zu denken?**
> Bei der Kombination von tagezeitlichen Schwankungen der Symptome (muskuläre Schwäche, okuläre Symptome) und Verschlechterung dieser unter der körperlichen Belastung oder im Laufe des Tages bei davor altersentsprechend entwickelten Kindern/Jugendlichen ist an das Vorliegen einer JMG zu denken.

- **Welche diagnostischen Schritte sind einzuleiten?**
- Kinder und Jugendliche sollen wiederholt im Laufe des Tages untersucht werden; auch eine Untersuchung nach der körperlichen Belastung ist hilfreich. Als Standarduntersuchung ist die Verwendung des **Besinger Scores** anzustreben (s. o.), dieser ist bei Kindern unter 6 Jahren aufgrund der fehlenden Mitarbeit allerdings nur eingeschränkt anwendbar und sollte entsprechend angepasst werden.
- **Pharmakologische Tests:** Bei Kindern soll Edrophoniumchlorid i.v.-Gabe nur unter intensivmedizinischen Bedingungen erfolgen; eine einmalige orale Testdosis von Pyridostigmin oder eine langsame orale Eindosierung in einer gewichtsadaptierten Dosis stellt eine gute Alternative für kleinere Kinder dar. Diese soll ebenfalls nur unter Monitoring der Vitalparameter und unter stationären Bedingungen erfolgen.
- Die **CK** ist i. d. R. normal. Sie ist nicht zur Diagnosestellung wichtig, kann aber in der differentialdiagnostischen Abklärung (z. B. Myopathien, Dermatomyositis) hilfreich sein.
- Antikörperbestimmungen (AChR-, MuSK- und Anti-Titin-Antikörper). Derzeit ist die Bedeutung von LRP4-Antikörper bei der JMG unbekannt. Auch ein minimal erhöhter Antikörper-Titer ist bei entsprechender Klinik als pathologisch zu werten.
- Bei der repetitiven **3 Hz-Stimulation** zeigt sich ein typisches Amplitudendekrement (>10%), bei unauffälligem Befund Wiederholung nach körperlichen Belastung
- Auf ein Elektromyogramm (EMG) kann i. d. R. verzichtet werden.
- Eine Muskelbiopsie ist nicht indiziert.
- Zum Ausschluss/Beleg von Thymushyperplasie, Thymom oder maligner Entartung ist die Magnetresonanztomographie bei Kindern/Jugendlichen zu bevorzugen (Vermeidung von Strahlenbelastung durch Computertomographie).

Wie kann die Diagnose gesichert werden?
Die Kombination von Klinik, Neurophysiologie und meist der Nachweis von spezifischen Antikörpern bestätigt die Diagnose.

- **Welche Differentialdiagnosen sind zu berücksichtigen?**
- Kongenitale myasthene Syndrome (hier häufig Präsenz der Symptome seit der Neonatalzeit oder früh in der Kleinkindesalter, negative spezifische Antikörper, keine Besserung unter Immunsuppression)
- Guillain-Barré-Syndrom
- Dermatomyositis (hier entsprechend entzündliche Veränderungen im Muskel-MRT)
- Mitochondriopathie (Verschlechterung der Symptome im Rahmen der Infekte, häufig mehrere Organsysteme betroffen)
- progressive Bulbärparalyse im Kindesalter (Fazio-Londe-Syndrom)
- Botulismus
- chronische progressive externe Ophthalmoplegie (CPEO)
- Fazioscapulohumerale Muskeldystrophie (FSHD), hier keine Verschlechterung der Symptome im Tagesverlauf

> In der Differentialdiagnostik ist insbesondere im Kleinkinderalter die Abgrenzung zu den kongenitalen myasthenen Syndromen schwierig.

- **Welche therapeutischen Maßnahmen sind sinnvoll?**
Die medikamentöse Therapie orientiert sich an den Empfehlungen im Erwachsenenalter s. ◘ Tab. 14.1; bei den Kindern muss bei der Auswahl der Medikation an die entsprechende gewichtsadaptierte Dosis geachtet und an die Langzeitnebenwirkungen der Immunsuppression auf das Wachstum und physiologische Entwicklung sowie die Fertilität gedacht werden.

> Bei der Behandlung der JMG ist die Therapie abhängig von der Ausprägung der klinischen Symptome. Eine Anbindung an ein spezialisiertes (Myasthenie)-Zentrum ist zu empfehlen.

Cyclosphosphamid wurde nur bei schweren Verläufen bei adulter Mysthenia gravis eingesetzt und ist aufgrund der bekannten Nephrotoxizität bei Kindern nicht zu empfehlen. Mycophenolatmofe-

▣ Tab. 14.4 Mögliche Therapieoptionen bei JMG abhängig von der klinischen Ausprägung (modifiziert nach Della Marina et. al. 2014)

Klinische Präsentation	Therapie	Thymektomie?
Isolierte okuläre Symptome	Pyridostigmin +Steroide (ev. intermittierende Gaben)	Zu diskutieren bei Notwendigkeit einer Lang-zeit-Immunsuppression; indiziert bei Thymus-pathologie (Hyperplasie, Thymom)
Generalisierte muskuläre Schwäche	Pyridostigmin +Steroide+Azathioprin	Thymektomie
Moderate bis schwere bulbäre Symptome oder respiratorische Insuffizienz	Pyridostigmine +Steroide +IVIG / Plasmapherese +Azathioprin	Thymektomie

til, Tacrolimus und Rituximab haben sich in einzelnen Studien bei erwachsenen Patienten als wirkungsvoll erwiesen, die Daten für JMG fehlen.

Die Daten über die Effektivität und den Zeitpunkt der **Thymektomie** im Kindes- und Jugendalter sind nicht eindeutig; sie ist insbesondere bei generalisierten Formen indiziert und zeigt positive Effekte auf den Krankheitsverlauf. Sie sollte immer frühzeitig und bei möglichst stabilem Krankheitsniveau des Patienten erfolgen, da sonst schwere Komplikationen (z. B. Provokation einer myasthenen Krise) intra- und postoperativ auftreten können. Bei sehr jungen Kindern muss die Thymektomie individuell diskutiert und gegenüber einer Langzeit-Immunsuppression mit ihren Nebenwirkungen abgewogen werden.

● **Welche Aspekte soll die Beratung der Familie beinhalten?**

— Je nach Schwere der Erkrankung ist auch mit einem länger dauernden Krankheitsverlauf zu rechnen. Häufig ist eine multidisziplinäre Betreuung notwendig.

— **Fakten zur Prognose:** Die Prognose ist bei frühen Therapie gut. Die frühe adäquate Therapie führt bei den meisten Kindern und Jugendlichen zur deutlichen Besserung der klinischen Symptome. Bei einer späten Diagnosestellung und Therapie können eine Muskelschwäche und Belastungsintoleranz dauerhaft persistieren.

Fallbeispiel: Juvenile schwerste MG
Anamnese: Beginn der myasthenen Symptomatik im Alter von 14 Jahren mit intermittierenden Doppelbildern und Schluckstörungen. Dann Entwicklung einer generalisierten Schwäche, die in einer myasthenen Krise mit über 3-monatiger intensivmedizinischer Behandlung mit dauerhafter Teilbeatmungspflichtigkeit trotz Thymektomie und multimodaler Therapie mit Azathioprin, Steroiden, MMF, Cyclosporin A und wiederholten IVIG und Plasmapherese-Behandlungen mündete. Im Alter von 20 Jahren war die Patientin noch 12 Stunden pro Tag beatmungspflichtig. Unter immunsuppressiver Behandlung rez. Pilzinfektionen der Haut und MRSA-Befall der Lunge. Nach erfolgreicher Behandlung dieser Komplikationen und zweimaliger Verabreichung von Rituximab (2009 und 2011) unter fortgesetzter Immunsuppression mit nieddrigdosierten Steroiden, Cyclosporin A 2 × 100 mg und Azathioprin 50 mg langsame Stabilisierung der Symptomatik, einschließlich der Atemstörungen, sodass die Patientin nach dem Abitur 2011 ein Studium aufnehmen konnte.

Aktuelle klinische Symptomatik: Mäßige generalisierte Muskelschwäche mit reduzierten Haltezeiten im Myasthenie-Score, leichte mimische Schwäche, Schluck- und Atemstörungen. Versorgung mit Tracheostoma, nur noch nächtliche Beatmung

Fallbeispiel: kleinkindliche MG

Anamnese: Die Patientin entwickelte im Alter von 18 Monaten, zwei Wochen nach einem fieberhaften Infekt, zuerst eine Ptosis beidseits sowie eine Augenmotilitätsstörung (Ophthalmoplegie). Aufgrund ihres jungen Alters wurde zuerst der Verdacht auf ein kongenitales myasthenes Syndrom gestellt, die erste Untersuchung der AChR-Ak war unauffällig. Unter Therapie mit Pyridostigminbromid kam es zuerst zu einer Besserung der Ptosis. Nach einem erneuten Infekt entwickelte sie zusätzlich bulbäre Symptome mit vermehrtem Speichelfluss, Schluckbeschwerden und fazialer Hypomimie sowie eine generalisierte, belastungsabhängige Muskelschwäche mit Verschlechterung am Abend oder nach Tagen mit viel körperlicher Aktivität (■ Abb. 14.3).

Therapie und Verlauf: Die Pyridostigmin-Dosis wurde daraufhin gesteigert (4 mg/kgKG/Tag) ohne eine eindeutige Besserung der Muskelkraft, zusätzlich kam es zu den cholinergen Nebenwirkungen in Form von vermehrtem Speichelfluss und Durchfall. Bei nun minimal erhöhten AChR-Ak (0,6mmol/l, Norm bis 0,4 mmol/l) Annahme einer autoimmunen frühkindlichen Myasthenia gravis, deshalb Beginn einer Immunsuppression mit Prednison, darauf langsame Besserung der Symptome in den ersten 3 Wochen. Gleichzeitig Beginn einer Steroid-sparenden Medikation mit Azathioprin und Absetzen der Glukokortikoide 11 Monate nach Therapiebeginn. Im Verlauf entwickelte sie im Alter von 3 Jahren eine erneute Belastungsintoleranz, begleitend von der wechselnden Ptosis und deutlichen Schluckbeschwerden im Rahmen der fieberhaften Infekte. Daraufhin wurden die Steroide erneut begonnen (Prednison), die Azathioprin-Dosis an das Gewicht angepasst und es konnte erneut eine medikamentöse Remission erreicht werden. Im Alter von 4 Jahren erfolgte eine Thymektomie, die Steroid-Therapie wurde beendet, Azathioprin noch beibehalten. Sie

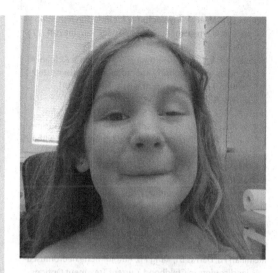

■ **Abb. 14.4** Die gleiche Patientin im Alter von 5 Jahren nach Thymektomie. Linksseitige Ptosis nach Belastung, sonst keine weiteren Symptome

zeigt einen stabilen Verlauf, gelegentlich ist derzeit eine einseitige Ptosis nach einer starken körperlichen Belastung zu beobachten (■ Abb. 14.4).

Literatur

Besinger UA, Toyka KV, Hömberg M, Heininger K, Hohlfeld R, Fateh-Moghadam A. Myasthenia gravis: Long term correlation of binding and bungarotoxin blocking antibodies against acetylcholine receptors with changes in disease severity. Neurology 1983;33:1316–1321

Chiang LM, Darras BT, Kang PB. Juvenile myasthenia gravis. Muscle Nerv 2009; 39: 423–431

Della Marina A, Trippe H, Lutz S, Schara U. Juvenile Myasthenia Gravis: Recommendations for Diagnostic Approaches and Treatment. Neuropaediatrics 2014; 45: 75–83

Gajdos P, Chevret S, Clair B, Tranchant C, Chastang C. Clinical trial of plasma exchange and high dose immunoglobulins in myasthenia gravis. Ann Neurology 1997;41:789–796

Gold R, Schneider-Gold C. Current and future standards in treatment of myasthenia gravis. Neurotherapeutics 2008;5:535–541

Hehir MK, Burns TM. Alpers J, Conaway R, Sawa M, Sanders DB. Mycophenolate mofetil in AChR-antibody myasthenia gravis: outcomes in 102 patients. Muscle Nerve 2010; 41:593–598

Hennesey IAM, et al. Thymectomie for inducing remission in juvenile myasthenia gravis. Pediatr Surg Int 2011 ; 27 : 591–594

Higuchi O, Hamuro J, Motomura M, Yamanashi Y. Autoantibodies to low-densitiy lipoproteion receptor related protein 4 in myasthenia gravis. Ann Neurol 2011. 69:418–422

Hoch W, Mc Conville J, Helms S, Newsom-Davis J, Melms A, Vincent A. Auto-antibodies to the receptor tyrosine kinase MuSK in patients with myasthenia gravis without acetylcholine receptor antibodies, Nat Med 2001; 7:365–368

Ionita CM, Ascadi G. Management of juvenile myasthenia gravis. Pediatric Neurology 2013;38:95–104

Lindstrom JM, Seybold ME, Lennon VA, Wittingham S, Duane DD. Antibody to acetylcholine receptor antibody in myasthenia gravis: Prevalence, clinical correlates, and diagnostic value. Neurology 1976;26:1054–1059

McMillan HJ, Darras BT, Kang PB. Autoimmune neuromuscular disorders in Childhood. Current Treatment Options in Neurology 2011; 13 : 590–607

Pevzner A, Schoser B, Peters K, Cosma N-C, Karakatsani A, Schalke B, Melms A, Kröger S. Anti-LRP4 autoantibodies in AChR- and MuSK-antibody negative myasthenia gravis patients. J Neurol 2012;259:427–435

Schneider-Gold C, Gajdos P, Toyka KV, Hohlfeld R. Corticosteroids for myasthenia gravis. Cochrane Database Syst. Rev. 2005 Apr18;(2): CD002828

Schneider-Gold C, Melms A, Hohlfeld R. Myasthenia gravis und myasthene Syndrome. In: Brandt T, Dichgans J, Diener, HC (Hrsg.) Therapie und Verlauf neurologischer Erkrankungen, 6. Auflage, Verlag W. Kohlhammer, 2012, 1320–1341

Tindall RS, Phillips JT, Rollins JA, Wells L, Hall K. A clinical therapeutic trial of cyclosporine in myasthenia gravis. Ann N Y Acad Sci 1993;682:539–551

Ware TL, Ryan MM, Kornberg AJ. Autoimmune myasthenia gravis, immunotherapy and thymectomy in children. Neuromuscul Disord 2012;22:118–121

Zhang B, Shen C, Bealmear B, Ragheb S, Xiong WC, Lewis RA, Lisak RP, Mei L. Autoantibodies to agrin in myasthenia gravis patients. PLoS One. 2014 Mar 14;9(3):e91816

Yosikawa, H, Kiuchi T, Saida T, Takamori M. Randomised, double-blind placebo-controllled study of tacrolimus in myasthenia gravis J Neurol Neurosurg Psychiatry 2011;82:970–977

14

Kongenitale myasthene Syndrome

A. Della Marina, U. Schara, C. Schneider-Gold

15.1   Definition und Epidemiologie

Im Gegensatz zu der Antikörper vermittelten auto-immunen juvenilen Myasthenia gravis (JMG), handelt sich bei den kongenitalen myasthenen Syndromen (CMS) um eine genetisch bedingte und klinisch heterogene Gruppe von Erkrankungen, die als Folge eine Störung in der Struktur und der Funktion der neuromuskulären Endplatte haben. Abhängig von der Lokalisation des genetisch determinierten Defektes werden präsynaptische Störungen am Nervenende, Störungen der muskulären Basallamina–assoziierten Acetylcholinesterase (AChE) und postsynaptische Störungen der Muskelmembranproteine unterschieden – diese führen zu einer abnormen muskulären Ermüdung und Schwäche sowie zu einer Verschlechterung der klinischen Symptome nach körperlicher Belastung. Das klinische Spektrum und der Verlauf der Erkrankung sind sehr unterschiedlich. Schwer betroffene Neugeborene zeigen eine generalisierte Muskelschwäche (»floppy infant«), in Einzelfällen multiple Gelenkkontrakturen mit bulbären Symptomen und respiratorischer Insuffizienz oder rezidivierenden Apnoen. Bei weniger betroffenen Patienten ist eine milde muskuläre Schwäche mit oder ohne Augenmuskelbeteiligung (Ptosis, Ophthalmoplegie) zu finden. Die Daten zur Prävalenz der CMS sind nicht bekannt – man schätzt, dass sie ca. 10% der Myasthenien ausmachen (vermutete Prävalenz von 25–125:10^6).

15.2   Ätiologie und Pathogenese

Derzeit sind bei CMS 19 genetisch determinierte Defekte bekannt und bei Nutzung aller modernen Möglichkeiten in ca. 50% der Betroffenen nachweisbar. Im Bereich der präsynaptischen Störung ist das der Defekt im *CHAT* (präsynaptisches Cholin-Acetyltransferase-Gen). Im Bereich der Synapse sind dies Defekte in *COLQ* (synaptische Basalllamina: Verankerungsprotein der Acetylcholinesterase) und des β2-Laminin (*LAMB2*). Postsynaptische Defekte beinhalten Gene, die die verschiedenen Untereinheiten des postsynaptischen Acetylcholin-Rezeptors (AChR) kodieren (*CHRNA1, CHRNB1, CHRND, CHRNE*), Gene für

die postsynaptischen Proteine Rapsyn (*RAPSN*), Plectin (*PLEC*) sowie den spannungsabhängigen Natrium-Kanal (*SCNA4*). Defekte an den Vorgängen, die die Entwicklung und Aufrechterhaltung der Endplatte regeln, sind bedingt durch die Mutationen der Downstream-of-tyrosine-kinase 7 (*DOK7*), der muskelspezifischen Tyrosinkinase (*MUSK*), des Agrins (*AGRN*), der Glutamin-Fruktose-6-Phospat-Transaminase 1 (*GFPT1*), der N-Acetyl-Glukosamino-Phosphat-Transferase   1 (*DPAGT1*), der Alpha-1,3-Mannosyl-Transferase (*ALG2*), des Multiglycosyl-Transferase-Komplexes (*ALG14*), und des low-density lipoprotein receptor assoziierten Proteins (*LRP4*). Der Erbgang ist autosomal-rezessiv mit Ausnahme der autosomal-dominant vererbten»Slow-channel« Gruppe (SSCMS - Mutationen, die eine gain-of-function und damit eine längere Kanalöffnungszeit des Acetylcholinrezeptors bedingen). Gewisse Mutationen kommen in bestimmten ethnischen Gruppen besonders häufig vor, z. B. *CHRNE*-Mutation (c.1267delG) bei Patienten aus Südosteuropa und der Romapopulation, *RAPSN*-Mutation (p.N88K) in Mitteleuropa.

Die Erkrankung manifestiert sich überwiegend in den ersten zwei Lebensjahren, ein Auftreten der ersten Symptome im späteren Kindes- und Jugendalter, seltener erst im Erwachsenenalter, ist auch möglich (Mutationen in *GFPT1*-, *RAPSN*-, *DOK7*-, *CHRNA1*- und *CHRNE*-Gen). Bei Patienten mit SSCMS-Mutationen können die ersten Symptome erst in der zweiten und dritten Dekade auftreten.

Die betroffene Säuglingen zeigen okuläre (Ptosis, Ophthalmoplegie), bulbäre (Schluck, Saugschwierigkeiten) oder respiratorische Symptome (Apnoen, Ateminsuffizienz), die sich durch Weinen, Saugen oder körperliche Aktivität verschlechtern, oder eine isolierte muskuläre Belastungsintoleranz bei normalen oder verzögerten motorischen Entwicklungsmeilensteinen. Bei bestimmten CMS-Formen zeigen Patienten Episoden mit respiratorischer Insuffizienz und bulbärer Schwäche bis zum möglichen Atemstillstand (*CHAT*-, *COLQ*-, *RAPSN*-Mutationen); diese können durch Infektionen, Fieber oder Aufregung getriggert werden. Sie können in der Neugeborenzeit als epileptische Anfälle falsch interpretiert werden und bei einer zu späten Diagnose und Therapie die Gefahr einer hypoxischen Hirnschädigung erhöhen. Gelegentlich ist der Erkrankungsverlauf erst während der Adoleszenz oder im Erwachsenenalter progredient. Aufgrund der Gemeinsamkeit in der klinischen Präsentation, ist eine Abgrenzung zu einer autoimmunen Myasthenia gravis häufig schwierig.

15.3 Therapie

Die Auswahl und der Erfolg der medikamentösen Therapie sind abhängig vom zugrunde liegenden genetischen Defekt; allerdings kann es auch darunter zur einen Progredienz der Symptome im Verlauf kommen (Skoliose, Gelenkkontrakturen, verminderte Belastung und Rollstuhlpflichtigkeit). Die Medikamente mit positivem Effekt bei einer Form der CMS können einen negativen Effekt oder sogar eine Verschlechterung der Symptome bei einer anderen Form der CMS hervorrufen. Aus diesem Grund sollte vor der Pyridostigminbromid-Gabe (positive Wirkung auf den Defekt der Cholinacetyltransferase, strukturelle Defekte der AChR Untereinheit, »Fast-channel«-Syndrom, Rapsyn-Defizienz) die Möglichkeit einer AChE Defizienz ausgeschlossen sein (Mutationssuche). Als weitere Medikamente werden 3,4-Diaminopyridin (»Fast-channel«-Syndrom, Rapsyn-Defizienz, strukturelle Defekte der AChR-Untereinheit), Ephedrin (DOK7-, COLQ-Mutationen), Acetazolamid (in Kombination mit AChE-Hemmern bei SCN4A-Mutationen), Fluoxetin und Chinidinsulfat (»Slow-channel«-CMS), Salbutamol (DOK7, COLQ, MUSK) eingesetzt.

- Episodische Apnoen, häufig infektgetriggert; respiratorische Beteiligung unterschiedlicher Intensität bis zur Abhängigkeit vom Respirator

Kindes- und Jugendalter
- Verzögertes Erreichen der motorischen Meilensteine
- Ptosis, Ophthalmoplegie, verzögerte Pupillenreaktion, faziale Schwäche (◘ Abb. 15.2)
- Hoher Gaumen, nasale Sprache
- Unterschiedlich betonte Muskelschwäche, Gliedergürtelschwäche, schmächtiges Muskelrelief
- Tageszeitliche, selten wochenweise, Schwankungen der Symptome, Provokation der Schwäche nach Belastung (Treppensteigen, Fahrradfahren)
- Infektions-/belastungsinduzierte Verschlechterung der Symptome
- Besserung der Symptome nach der körperlichen Ruhe (z. B. Schlafen, Ausruhen)
- Gelenkkontrakturen (◘ Abb. 15.1), Skoliose
- Respiratorische Beteiligung, restriktive Ventilationsstörung, nächtliche Hypoventilationen
- Kardiale Beteiligung primär nicht vorhanden
- Mentale Entwicklung i. d. R. nicht beeinträchtigt, hypoxische Schädigung als Folge der wiederholten Apnoen möglich. Die einzelnen CMS mit mentaler Behinderung sind klinisch bekannt, konnten bisher aber noch nicht genetisch zugeordnet werden

---

Was ist bei der klinischen Untersuchung zu sehen? Wonach ist zu schauen?
Neugeboren- und Säuglingsalter
- Gelenkkontrakturen, Arthrogryposis multiplex congenita
- Muskuläre Hypotonie (»floppy infant«) – Symptomatik häufig mit Schwankungen im Laufe des Tages
- Hoher Gaumen
- Ptosis, Ophthalmoplegie, faziale Schwäche mit Hypomimie
- Bulbäre Symptome mit Notwendigkeit einer Sondenernährung

Wann ist besonders an die Diagnose eines CMS zu denken?
Bei der Kombination von tageszeitlichen oder wöchentlichen Schwankungen der Symptome (muskuläre Schwäche, okuläre oder bulbäre Symptome) und deren Verschlechterung bei Infekten, frühem Beginn der Symptome (im Säuglingsalter und Kleinkindesalter), familiärer Häufung und negativen Antikörpern für eine autoimmun bedingte JMG, ist an das Vorliegen eines CMS zu denken.

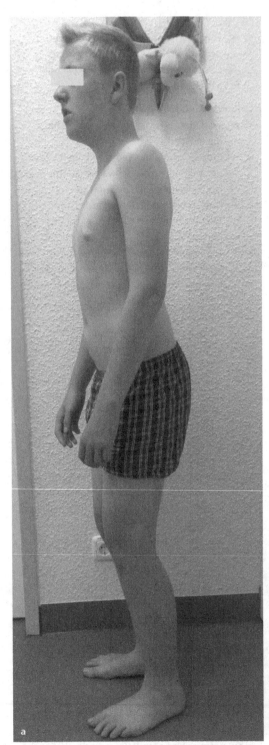

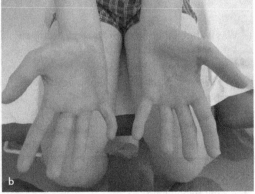

15

□ Abb. 15.1 a, b   a Gelenkkontrakturen im Bereich der großen Gelenke (Elle, Knie) **b** wie auch der Finger (insbesondere kleine Finger) beim Patienten mit Mutation im *CHRND*-Gen

- **Welche diagnostischen Schritte sind einzuleiten?**
- Kinder und Jugendliche sollen wiederholt im Laufe des Tages untersucht werden; auch eine Untersuchung nach körperlicher Belastung ist hilfreich. Als Standarduntersuchung ist die Verwendung des **Besinger Scores** anzustreben, dieser ist bei Kindern unter 6 Jahren aufgrund der fehlenden Mitarbeit allerdings nur eingeschränkt anwendbar und sollte entsprechend angepasst werden.
- Wegen der möglichen Komplikationen, insbesondere bei Mutationen im *COLQ*- und *DOK7*-Gen, raten wir von einer Edrophoniumchlorid i.v.-Gabe (sog. »Tensilon«-Test) ab. Eine **einmalige orale Testdosis von Pyridostigminbromid** oder eine langsame orale Eindosierung in einer gewichtsadaptierten Dosis stellt eine gute Alternative dar. Diese soll ebenfalls nur unter Monitoring der Vitalparameter zwei Stunden nach der Medikamenten-Einnahme und unter stationären Bedingungen mit der Möglichkeit einer intensivmedizinischen Behandlung erfolgen.
- Bei der **repetitiven 3 Hz-Stimulation** zeigt sich ein typisches Amplitudendekrement (>10%); bei unauffälligem Befund Wiederholung nach körperlichen Belastung oder mit 10 Hz-Stimulation. Ein doppeltes Aktionspotential ist hinweisend auf die Mutation im *COLQ*-Gen. Ein normaler Befund spricht nicht gegen das Vorliegen eines CMS.
- **Antikörperbestimmungen** (AChR-, MuSK-, LRP4- und Anti-Titin-Antikörper) zum Ausschluss einer autoimmun bedingten JMG. Agrin-Antikörper sind in Einzelfällen beschrieben, aber noch nicht in der Routine verfügbar.
- Die **CK** ist normal oder leicht erhöht. Sie ist nicht zur Diagnosestellung wichtig, kann in der differentialdiagnostischen Abklärung (z. B. Myopathien) hilfreich sein.
- Auf ein Elektromyogramm (EMG) kann i. d. R. verzichtet werden.
- Eine Muskelbiopsie ist grundsächlich nicht indiziert. Sie kann zur differentialdiagnostischen Abgrenzung gegenüber anderen Muskelerkrankungen sinnvoll sein. Bei Gliedergürtel-CMS (Mutationen in *GFPT1* und *DPAGT1*) zeigen sich tubuläre Aggregate in Muskelfasern.

Wie kann die Diagnose gesichert werden?
Die Kombination von Klinik, Neurophysiologie und Genetik bestätigt die Diagnose. Bei Patienten mit fehlendem genetischem Nachweis ist ein gutes Ansprechen auf die medikamentöse Therapie als Hinweis auf die Erkrankung zu werten.

- **Welche Differentialdiagnosen sind zu berücksichtigen?**
- Mitochondriopathie/CPEO (Verschlechterung der Symptome im Rahmen der Infekte, häufig mehrere Organsysteme betroffen)
- Kongenitale Myopathie (Beachte: auch bei einer zentronukleären Myopathie werden positive Effekte unter Pyridostigminbromid beobachtet)
- Juvenile Myasthenia gravis
- Lambert-Eaton myasthenes Syndrom
- Kongenitale Muskeldystrophie
- Kongenitale Neuropathie

- **Welche therapeutischen Maßnahmen sind sinnvoll?**
- Die medikamentöse Therapie ist, mit Ausnahme des Pyridostigminbromids, außerhalb der Zulassung (off-label) für alle Patienten. Bei Kindern muss bei der Auswahl der Medikation auf die entsprechende gewichtsadaptierte Dosis geachtet werden.
- Die okulären Symptome, insbesondere die Ophthalmoplegie, können trotz adäquater Therapie persistieren.
- Für die detaillierte Beschreibung der Therapie verweisen wir auf die entsprechende Tabelle in Schara et al. 2012 und Schara und Lochmüller 2008.

> Bei der Behandlung der CMS ist die Therapie abhängig von dem zugrundeliegenden genetischen Defekt, sodass zuerst eine klinische, neurophysiologische und, soweit möglich, genetische Eingrenzung des möglichen Defektes notwendig ist. Eine Anbindung an ein spezialisiertes neuromuskuläres/Myasthenie-Zentrum ist zu empfehlen.

■ **Welche Aspekte soll die Beratung der Familie beinhalten?**

Mit der Familie ist eine begleitende Beratung anzustreben.

Prognose: Die Langzeitdaten sind für die Mutationen in einzelnen Genen vorhanden (*CHAT, COLQ, RAPSN*). Die Lebenserwartung kann durch die respiratorische Verschlechterung/hypoxische Komplikationen eingeschränkt sein. Abhängig von der zugrunde liegenden Mutation und der Schwere der Erkrankung ist auch mit einer dauernden Muskelschwäche trotz adäquater Therapie zu rechnen. Häufig ist eine multidisziplinäre Betreuung notwendig.

Fakten zur Genetik: In Zusammenarbeit mit der Humangenetik müssen Erbgang, Wiederholungsrisiko und die Möglichkeiten der Pränataldiagnostik besprochen werden.

Fakten zur Prognose: Heute geht man davon aus, dass durch eine frühe Therapie die Prognose günstig zu beeinflussen ist.

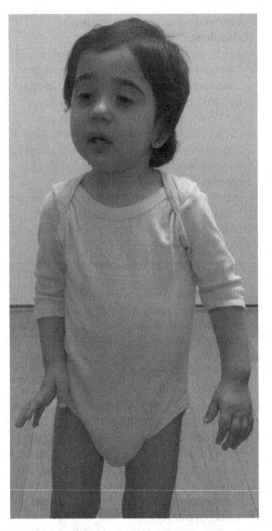

□ **Abb. 15.2**   Patientin mit Mutation im *CHRNE*-Gen mit beidseitiger Ptosis und Opthalmoplegie (hier nicht gut erkennbar) sowie fazialer Hypomimie, dabei gute Muskelkraft.

Fallbeispiel

Anamnese: Bei der Patientin handelte es sich um ein Frühgeborenes der 35. Schwangerschaftswoche, das sich zuerst unauffällig präsentierte. Im Verlauf der ersten Lebenswochen entwickelte sich eine Ptosis und externe Ophthalmoplegie sowie ein inspiratorischer Stridor. Zusätzlich kamen Schwierigkeiten beim Trinken dazu, sodass es im Alter von 3 Monaten zu einer Stagnation der Gewichtszunahme kam. Bronchoskopisch wurde eine Laryngomalazie festgestellt. Die Familie war kurdischer Abstammung und konsanguin.

Diagnostik: Klinisch zeigte sich eine Diskrepanz zwischen der fazialen Schwäche (□ Abb. 15.2) und Schluck- und Trinkschwierigkeiten, fehlender respiratorischen Insuffizienz und guter Muskelkraft im Bereich der Extremitäten, was für Mutationen in *CHRNE*-Gen beschrieben ist. Diese Mutation ist häufig bei den Patienten mit der Abstammung aus Südosteuropa/Mittelmeerraum. Aufgrund der älteren Schwester und einer Cousine, die beide an einem CMS erkrankt waren, erfolgte bei dieser Patientin früh die genetische Untersuchung im *CHRNE*-Gen, die eine homozygote Mutation (c.452_454delAGG; p.Glu151del) zeigte.

Therapie: Unter Therapie mit Pyridostigmin kam es bei der Dosis über 2 mg/kg/Tag zur Entwicklung von Nebenwirkungen (Durchfall, vermehrte Sekretproduktion, Verstärkung des inspiratorischen Stridors), gleichzeitig allerdings zu einer deutlichen Besserung der Ptosis. Nachdem auch die 3,4-Diaminopyridin-Therapie begonnen wurde, besserte sich das Trinkverhalten. Im weiteren Verlauf zeigte sie stabile Kraft im Bereich der Extremitäten und des Rumpfes mit wechselnder Ptosis. Die Ophthalmoplegie konnte durch die medikamentöse Therapie nicht gebessert werden.

Die ältere Schwester war schwerer betroffen und zeigte im Alter von nun 19 Jahren (Therapiebeginn im Alter von 3 Jahren) eine eingeschränkte Gehstrecke (ca. 300 m) und weiterhin zunehmende Belastungsintoleranz gegen Abend bei mäßiger Ptosis und weiterbestehender Ophthalmoplegie. Sie benötigte teilweise 2-stündliche Gaben der Medikation (im Wechsel Pyridostigmin und 3,4-Diaminopyridin).

15.4 Kongenitale myasthene Syndrome im Erwachsenenalter

15.4.1 Definition und Epidemiologie

Bei den kongenitalen myasthenen Syndromen im Erwachsenenalter handelt es sich um seltene Formen der CMS, die erst im Erwachsenenalter manifest werden oder erst dann diagnostiziert werden, wenngleich vorher meist schon eine latente Symptomatik bestand. Es können die Präsynapse, das ACh-Packaging oder die Postsynapse betroffen sein (▶ Abschn. 15.2). Die unterschiedlichen Mutationen haben jeweils unterschiedliche Effekte bezüglich der (elektrophysiologischen) Eigenschaften, z. B. des Rezeptorproteins und dessen Untereinheiten. Es gibt nur wenige mutationsspezifische Merkmale, die klinisch bereits eine genaue diagnostische Einordnung erlauben. Klinisch führend ist bei allen Formen eine abnorme und belastungsabhängig verstärkte muskuläre Ermüdbarkeit und Schwäche.

15.4.2 Ätiologie und Pathogenese

Die verschiedenen bisher identifizierten Mutationen sind im Abschnitt über die CMS im Kindes- und Jugendalter aufgelistet. Eine Manifestation im späteren Kindes- und Jugendalter kommt bei bestimmten Mutationen vor (Mutationen in *GFPT1*-, *RAPSN*-, *DOK7*-, *CHRNA1*- und *CHRNE*-Gen). Insbesondere Patienten mit SSCMS-Mutationen werden häufig erst im Erwachsenenalter diagnostiziert.

15.4.3 Therapie

Die verfügbaren Therapeutika müssen aufgrund der nicht immer vorhersehbaren Effekte (z. B. Verschlechterung unter ACh-Hemmern) immer niedrig dosiert begonnen werden. Pyridostigminbromid hat einen positiven Effekt bei einem Defekt der Cholinacetyltransferase, strukturellen Defekten der AChR Untereinheit, »Fast-channel«-Syndrom, Rapsyn-Defizienz, aber negative Effekte bei einem AChE-Mangel (*COLQ*-Mutationen). 3,4-Diaminopyridin kann bei »Fast-channel«-Syndrom, Rapsyn-Defizienz und strukturelle Defekte der AChR-Untereinheit einen positiven Effekt haben, Ephedrin bei *DOK7*- und *COLQ*-Mutationen, Acetazolamid in Kombination mit AChE-Hemmern bei *SCN4A*-Mutationen, Fluoxetin und Chinidinsulfat bei »Slow-channel«-Syndrom und Salbutamol bei *DOK7, COLQ, und MUSK*-Mutationen.

> **Was ist bei der klinischen Untersuchung zu sehen? Wonach ist zu schauen?**
> **Erwachsenealter**
> - Ptosis und Ophthalmoplegie, gelegentlich nur diskret ausgeprägt
> - verzögerte Pupillenreaktion
> - faziale Schwäche
> - Hoher Gaumen
> - Schluckstörungen
> - nasale Sprache
> - proximal betonte Muskelschwäche (Gliedergürtelschwäche)
> - schmächtiges Muskelrelief
> - + Fingerstreckerschwäche beim Slow-Channel-CMS

- Tageszeitliche, selten wochenweise, bei Frauen gelegentlich wie bei der autoimmunen Myasthenie auch perimenstruelle Schwankungen der Symptome
- Belastungsabhängige Zunahme der Symptome
- Verschlechterung der Symptome bei Infekten
- Besserung der Symptome nach Ruhe
- Gelenkkontrakturen
- Skoliose
- Schwäche der Atemmuskulatur, insbesondere im Rahmen von Infekten

Wann ist besonders an die Diagnose eines CMS im Erwachsenenalter zu denken?
Bei der Kombination einer sehr chronischen, tageszeitlich oder wöchentlich schwankenden muskulären Erschöpfbarkeit mit Ptose, fazialer Schwäche und proximal oder distal betonter permanenter Extremitätenschwäche und Verschlechterung bei Infekten sowie familiärer Häufung und negativem Antikörperscreening für eine autoimmune MG, ist an ein CMS zu denken.

- **Welche diagnostischen Schritte sind einzuleiten?**
- Wiederholte Untersuchungen im Laufe des Tages und Untersuchung vor und nach nach körperlicher Belastung. Dokumentation der neuromuskulären Ermüdbarkeit im **Besinger Score** (▶ Kap. 14)
- Edrophoniumchlorid-Test kontraindiziert wegen nicht vorhersehbarer Effekte bei z. B. *COLQ*-Mutationen oder SCCMS
- Eine **einmalige orale Testdosis von Pyridostigminbromid** oder eine langsame orale Eindosierung stellen eine gute Alternative dar.
- Bei der repetitiven **3 Hz-Stimulation** zeigt sich ein typisches Amplitudendekrement (>10%) mit ggf. Wiederholung nach körperlichen Belastung oder mit 10 Hz-Stimulation.
- Doppelte M-Antwort. **Neurographie** des N. peronaeus. Bei Nachweis eines doppelgipf-

ligen Summenaktionspotentials kommen DD ein Slow-Channel-Syndrom oder ein AChE-Defizienz (*COLQ*-Mutationen) in Betracht. Ein normaler Befund spricht nicht gegen das Vorliegen eines CMS.
- **Antikörperbestimmungen** (AChR -, MuSK -, LRP4-, Agrin- und Anti-Titin-Antikörper) zum Ausschluss einer autoimmun bedingten MG
- **Kreatinkinasebestimmung** (Werte normal oder leicht erhöht)
- **EMG** zum Ausschluss anderer Myopathien
- **Single-fibre-EMG** mit höherer Spezifität als die repetitive Stimulation, im Erwachsenenalter gut durchführbar
- Eine Muskelbiopsie nur zur differentialdiagnostischen Abgrenzung gegenüber anderen Muskelerkrankungen in schwierigen Fällen mit EMG-Auffälligkeiten. Tubuläre Aggregate in Typ II Muskelfasern können auf eine kongenitale Gliedergürtel-Myasthenie hinweisen, sind aber nicht spezifisch.

Wie kann die Diagnose gesichert werden?
Die Kombination von klinischer Symptomatik (im Erwachsenenalter nur wenige mutationsspezifische Merkmale), Neurophysiologie und Genetik bestätigt die Diagnose. Bei Patienten mit fehlendem genetischen Nachweis ist ein gutes Ansprechen auf die medikamentöse Therapie zwar als Hinweis auf die Erkrankung zu werten, jedoch ist DD eine seronegative Myasthenie letztendlich nicht auszuschließen und somit sind auch entsprechende Behandlungsmöglichkeiten auszuschöpfen.

- **Welche Differentialdiagnosen sind zu berücksichtigen?**
- Autoimmune Myasthenia gravis, insbesondere seronegative autoimmune Myasthenie
- Lambert-Eaton myasthenes Syndrom
- Mitochondriopathie/CPEO (häufig mehrere Organsysteme betroffen, Cave! Kardiale Beteiligung)
- Kongenitale Myopathien (positive Effekte unter Pyridostigminbromid auch bei zentronukleärer Myopathie)

■ **Welche therapeutischen Maßnahmen sind sinnvoll?**

– Die medikamentöse Therapie (s. o.) ist, mit Ausnahme des Pyridostigminbromids, außerhalb der Zulassung (off-label). Der therapeutische Effekt von Pyridostigminbromid kann im Verlauf abnehmen.

– Die okulären Symptome, insbesondere die Ophthalmoplegie, können persistieren trotz adäquater Therapie.

– Bei chronischer Verschlechterung sollten typische chronische Infekte wie Harnwegsinfekte, chronische Bronchitis und Nasennebenhöhleninfektionen ausgeschlossen und behandelt werden.

– Bei Narkosen sollten depolarisierende Muskelrelaxantien nicht gegeben werden.

– Bei Patienten mit permanenten Paresen sollte eine der Krankheitssituation entsprechende Physiotherapie mit Kontrakturprophylaxe erfolgen.

❯ **Bei der Behandlung der CMS ist die Therapie abhängig von dem zugrunde liegenden genetischen Defekt, sodass zuerst eine klinische, neurophysiologische und genetische Eingrenzung des möglichen Defektes erfolgen sollten. Eine Anbindung an ein spezialisiertes neuromuskuläres oder Myasthenie-Zentrum ist zu empfehlen. Vor Narkosen sollte eine neurologische Untersuchung und ggf. Ausschluss eines chronischen Infektes erfolgen. Insbesondere bei Patienten mit permanenten Paresen sollte auch eine Physiotherapie erfolgen.**

■ **Welche Aspekte soll die Beratung der Familie beinhalten?**

Mit der Familie ist eine begleitende Beratung und Betreuung anzustreben.

Prognose: Die Langzeitdaten sind für die Mutationen in einzelnen Genen vorhanden (*CHAT, COLQ, RAPSN*). Häufig ist eine multidisziplinäre Betreuung notwendig. Respiratorische Krisen und Infekte stellen ein großes Risiko dar.

Fakten zur Genetik: In Zusammenarbeit mit der Humangenetik müssen Erbgang, Wiederholungsrisiko und die Möglichkeiten der Pränataldiagnostik besprochen werden.

Fakten zur Prognose: Heute geht man davon aus, dass durch eine frühe Therapie die Prognose günstig zu beeinflussen ist, wenngleich sich bei einigen Subtypen trotz bestmöglicher Therapie progrediente Paresen entwickeln können.

Literatur

Finlayson S, Beeson D, Palace J. Congenital myasthenic syndromes : an update. Pract Neurol 2013;13:80–91

Gallenmüller C, Felber WM, Dusl M, Stucka R, Guergueltcheva V, Blaschek A, von der Hagen M, Huebner A, Müller JS, Lochmüller H, Abicht A. Salbutamol-responsive limbgirdle congenital myasthenic syndrome due to a novel missense mutation and heteroallelic deletion in MUSK. Neuromuscul Disord. 2014;24:31–5

Milone M, Shen XM, Selcen D, Ohno K, Brengman J, Iannaccone ST, Harper CM, Engel AG. Myasthenic syndrome due to defects in rapsyn: Clinical and molecular findings in 39 patients. Neurology 2009;73:228–35

Ohkawara B, Cabrera-Serrano M, Nakata T, Milone M, Asai N, Ito K, Ito M, Masuda A, Ito Y, Engel AG, Ohno K. LRP4 third β-propeller domain mutations cause novel congenital myasthenia by compromising agrin-mediated MuSK signaling in a position-specific manner. Hum Mol Genet. 2014;23:1856–68

Schara U, Christen HJ, Durmus H, Hietala M, Krabetz K, Rodolico C, Schreiber G, Topaloglu H, Talim B, Voss W, Pihko H, Abicht A, Müller JS, Lochmüller H. Long-term follow-up in patients with congenital myasthenic syndrome due to CHAT mutations. Eur J Paediatr Neurol 2010;14:326–33

Schara U, Della Marina A, Abicht A. Congenital myasthenic syndromes: current diagnostic and therapeutic approaches. Neuropediatrics. 2012;43:184–93

Schara U, Lochmüller H. Therapeutic strategies in congenital myasthenic syndromes. Neurotherapeutics 2008;5:542–547

Selcen D, Shen XM, Milone M, Brengman J, Ohno K, Deymeer F, Finkel R, Rowin J, Engel AG. GFPT1-myasthenia: clinical, structural, and electrophysiologic heterogeneity. Neurology 2013;81:370–8

Wargon I, Richard P, Kuntzer T, Sternberg D, Nafissi S, Gaudon K, Lebail A, Bauche S, Hantaï D, Fournier E, Eymard B, Stojkovic T. Long-term follow-up of patients with congenital myasthenic syndrome caused by COLQ mutations. Neuromuscul Disord 2012;22:318–24

Zhang B, Shen C, Bealmear B, Ragheb S, Xiong WC, Lewis RA, Lisak RP, Mei L. Autoantibodies to agrin in myasthenia gravis patients. PLos One 2014;9(3):e91816

Metabolische Myopathien

B. Schrank

16.1 Definition

Im Muskel wird Energie aus der Glykogenolyse, der Fettsäureoxidation und über die mitochondriale Atmungskette gewonnen. Der Muskel im Ruhezustand gewinnt die Energie vor allem durch Fettsäureoxidation. Bei kurzfristiger maximaler Anstrengung wird die Energie durch die anaerobe Glykolyse bereitgestellt. Bei submaximaler Anstrengung mit niedriger Intensität (weniger als 50% des maximalen Sauerstoffverbrauchs) werden nach kurzer Anlaufzeit Glukose und Fettsäuren aus dem Blutkreislauf verstoffwechselt. Abhängig von der Zeitdauer der Belastung steigt der Anteil der Fettsäureoxidation an und wird schließlich zum Hauptlieferanten für Energie. Bei steigender Intensität der Belastung steigt der Anteil der aeroben Glykolyse – Muskelglykogen wird zum wichtigsten Energielieferanten. Ab 70 – 80% des maximalen Sauerstoffverbrauchs deckt die aerobe Glykolyse den Hauptteil des Energiebedarfs. Der Muskel ermüdet, sobald das Glykogen bei dieser Belastung aufgebraucht ist. Defekte des zellulären Energiestoffwechsels sind die Ursache metabolischer Myopathien. Die klinische Präsentation umfasst episodisch auftretende Beschwerden wie leichte Myalgien und Belastungsintoleranz mit CK-Erhöhung bis hin zu schweren lebensgefährlichen Rhabdomyolysen mit Myoglobinurie und Nierenversagen, aber auch persistierende, meist proximale Paresen und z. T. schon im Kindesalter schwer verlaufenden Multisystemerkrankungen. Eine anamnestisch berichtete Myoglobinurie (Rot- oder Braunverfärbung des Urins nach körperlicher Anstrengung ist immer ein starker Hinweis auf eine metabolische Muskelerkrankung, wenn auch nicht pathognomonisch dafür. Myoglobinurische Episoden können bei Gykogenosen und Störungen des Fettsäureabbaus auftreten. Bei mitochondrialen Myopathien steht oft eine rasche Erschöpfbarkeit im Vordergrund.

Es gibt vier mögliche Präsentationstypen metabolischer Myopathien:

1. **Belastungsintoleranz bei kurzer heftiger Anstrengung** als Folge gestörten Glykogenabbaus bzw. gestörter Glykolyse. Der Myophosphorylasemangel (Glykogenose Typ V McArdle) ist die häufigste Form. Der Erkrankungsbeginn liegt bei 85% der Patienten vor dem 15. LJ. Die Beschwerden treten bei kurzer heftiger Belastung auf mit Schmerzen der belasteten Muskeln und Muskelsteife, oft mit einem second-wind-Phänomen (nur bei Typ McArdle). In schweren Fällen kann sich eine elektromyographisch stumme Kontraktur entwickeln. Myoglobinurische Episoden werden in 50% der Fälle beobachtet, ein Nierenversagen in ca. 27%. Persistierende proximale Paresen entwickeln sich in ca. 28% der Fälle.

2. **Belastungsintoleranz nach Ausdauerleistung oder im Fastenzustand** als Folge einer Fettsäureoxidationsstörung. Hier ist der Carnitin-Palmityl-Transferase-II-Mangel (CPT II) mit Abstand die häufigste Erkrankung. Diese Myopathien manifestieren sich vor allem mit Muskelschmerzen und myoglobinurischen Episoden nach Ausdauerbelastung, prolongierter Nahrungskarenz oder bei febrilen Episoden. Die damit assoziierte akute Muskelschwäche kann bis zur Beatmungspflicht führen. Im Intervall ist die CK meist normal.

3. **Proximale Muskelschwäche** z. B. als Folge gestörten lysosomalen Glykogenabbaus wie beim M. Pompe (α-Glucosidase-Mangel, Glykogenose Typ II) führt bei Beginn im Kleinkindesalter zu einer sehr rasch progredienten Muskelschwäche mit Ateminsuffizienz und einet letal verlaufenden hypertrophen Kardiomyopathie; bei späterem Beginn werden vor allem die rumpfnahe Extremitätenmuskulatur sowie die Rumpfhalte- und Atemmuskulatur zunehmend schwach. Die Diagnose ist durch die Aktivitätsbestimmung der sauren α-Glucosidase im Trockenbluttest einfach geworden und bedeutsam wegen der seit 2006 zugelassenen Enzymersatztherapie.

4. **Belastungsintoleranz mit Zeichen des Multiorganbefalls** ist ein Charakteristikum mitochondrialer Myopathien, die z. B. eine chronisch progrediente externe Ophthalmoplegie, Kleinwuchs, Diabetes mellitus umfassen und z. T. auch kombiniert sind mit ZNS-Beteiligung in Form von Schlaganfalls-artigen Episoden (MELAS) oder myoklonischer Epilepsie (MERRF).

Entsprechend den sehr unterschiedlichen klinischen Präsentationsformen wird sich das diagnostische Vorgehen immer am Fall und der Klinik orientieren.

16.2 Myophosphorylase-Mangel – Glykogenose Typ V (McArdle-Erkrankung)

- **Definition und Epidemiologie**
- Häufigste mit Belastungsintoleranz assoziierte Glykogenose, Prävalenz ca.1:100.000. Autosomal-rezessiv
- Manifestation in 85% der Patienten in der Kindheit, in 6% nach dem 30. Lebensjahr
- Belastungsinduzierte Muskelschmerzen mit Steife- bzw. Verkrampfungsgefühl innerhalb der ersten 5–8 min. kurzer heftiger Belastung des Muskels
- »second-wind-Phänomen« (s. u.)
- Myoglobinurische Episoden bei ca. 50% der Patienten, z. T. mit akutem Nierenversagen
- Bleibende proximale Muskelschwäche bei ca. 28% der Patienten im Erwachsenenalter

- **Ätiologie und Pathogenese**
Die Myophosphorylase (α-1,4-Glucan Orthophosphat Glycosyltransferase, EC 2.4.1.1) katalysiert den ersten Schritt der Zuckermobilisierung aus dem intramuskulären Glykogenspeicher bis zu den α-1,4-Verzweigungspunkten der Glykogenmoleküle und setzt Glukose-1-Phosphat frei, das in die anaerobe und aerobe Glykolyse eingeschleust werden kann. Der Verlust der Muskelisoform kann in anderen Körpergeweben (Leber, Herz, Gehirn) aufgrund weiterer gewebsspezifischer Isoenzyme kompensiert werden. Intramuskuläres Glykogen ist vor allem zu Beginn der Muskelarbeit ein wesentlicher Energielieferant, v. a. auch für die Na^+-K^+-Pumpe der Zellmembran, die für die Aufrechterhaltung des Membranpotentials wesentlich ist. Es entsteht ein Überschuss an ADP, das über AMP-Bildung durch die Myoadenylat-Deaminase unter NH_3-Freisetzung mit einer im Vergleich zu Gesunden gesteigerten NH_3-Produktion deaminiert wird. Gleichzeitig wird die oxidative Phosphorylierung in den Mitochondrien gestört, da zu wenig Acetyl-CoA für den Citratzyklus bereitgestellt wird und somit nicht ausreichend Reduktionsäquivalente (NADH und FADH) für die normale oxidative Phosphorylierung produziert werden.

Nach 7–10 min. bessert sich die Situation durch die zunehmende Bereitstellung von Glukose aus der Leber und freien Fettsäuren aus dem Blut, was die O_2-Utilisation der Muskeln um ca. 25% verbessert und die Grundlage für das second-wind-Phänomen darstellt, also der Zunahme der Belastbarkeit nach den ersten 10 min. Deshalb lässt sich die muskuläre Belastbarkeit auch durch Glukosezufuhr kurz vor muskulärer Belastung verbessern. Das gilt nicht für andere Glykolysedefekte wie den Phosphofruktokinase-Mangel, bei denen auch die aus dem Blut gelieferte Glukose wegen eines Blocks in der Glykolyse selbst nicht genutzt werden kann. Bei diesen Störungen hemmen erhöhte Glukosespiegel über vermehrte Insulinausschüttung die Lipolyse und damit die Freisetzung freier Fettsäuren, die das Hauptenergiesubstrat im Muskel sind.

- **Was ist bei der klinischen Untersuchung zu sehen? Wonach ist zu schauen?**
- Muskelschmerzen, rasche Ermüdbarkeit, Steife- oder Krampfgefühl nach kurzer heftiger Belastung z. B. nach schwerem Heben, beim Spurt oder beim Bergaufgehen mit rascher Besserung bei Belastungspause

> ⚠ **Muskuläre Überlastung kann zu schmerzhaften z. T. über Stunden anhaltenden Muskelkontrakturen führen (analog dem »Rigor mortis«), die im Gegensatz zu neurogenen Muskelkrämpfen nicht mit Muskeldehnung behandelt werden darf!**

- **second-wind-Phänomen**: Wenn die Belastung beim Auftreten der Schmerzen kurzzeitig reduziert wird, kann sich der Schmerz zurückbilden mit nachfolgend deutlich gebesserter Leistung und normalen Ausdauerleistungen auf moderatem Belastungsniveau.

> ⚠ **50% der Patienten entwickeln myoglobinurische Episoden nach Überlastung, ca. ¼ dieser Patienten bekommen ein akutes Nierenversagen nach einer Myoglobinurie.**

- **Welche diagnostischen Schritte sind einzuleiten?**

Eine CK-Erhöhung liegt in 93% der Patienten auch im symptomfreien Intervall um das 5–10-fache vor. Das EMG kann leicht myogen verändert sein, ist aber im Intervall meist normal.

Laktat-Ischämie-Test mit fehlendem Laktat-Anstieg (<1,5-faches des Ausgangswertes) mit einem ausgeprägten NH_3-Anstieg nach 1-minütigem repetitiven Faustschluss. Der ausgeprägte NH_3-Anstieg differenziert zwischen McArdle-Patienten und submaximaler Anstrengung. Der Test ist nicht spezifisch für die McArdle-Erkrankung, ähnliche Ergebnisse werden auch bei anderen Glykogenosen gesehen. Der Test ist nicht-ischämisch möglich, um Komplikationen wie Kontrakturen und Schmerzen bzw. Muskelnekrosen zu vermeiden – alternativ kann eine Reduktion der Belastung auf ca. 60% der maximalen Faustschlusskraft während des Tests vorgenommen werden. Eine Blutentnahme für Laktat und NH_3 erfolgt ungestaut vor dem Test sowie nach 1, 3, 5, 7 und 9 min. aus einer Kubitalvene des Testarms; die Proben sollten auf Eis transportier und möglichst rasch verarbeitet werden. Ein normaler Laktatanstieg liegt bei 4–5 mmol/l über dem Ausgangswert, der NH_3-Anstieg beträgt 0,7–3% des Laktatanstiegs (jeweils in mmol/l).

> **❗ Da bis zu 2% der Normalbevölkerung einen Myoadenylatdeaminase-Mangel haben, ist eine Doppelmutation grundsätzlich möglich und lässt einen schwereren Phänotyp erwarten!**

Molekulargenetik: In der europäischen Bevölkerung gibt es eine **häufige Mutation im *PGYM*-Gen (R50X)**, das für die Myophosphorylase kodiert. Sie kann in 50–80% der Patienten nachgewiesen werden. Bei typischer Klinik und Nachweis einer doppelt heterozygoten Mutation kann auf die Muskelbiopsie zur Diagnosesicherung verzichtet werden.

Die **Muskelbiopsie** kann, muss aber nicht vermehrte Glykogenablagerungen in den Routine-PAS-Färbungen zeigen. Glykogenpartikel sind besser in Semidünnschnitten subsarkolemmal oder im EM zu sehen. Es gibt eine enzymhistochemische Methode, die bei McArdle-Patienten eine fehlende Anfärbung zeigt – um die korrekte Durchführung zu belegen, ist das Mitführen einer Positiv-Kontrolle bei der Färbung sinnvoll.

> **❯ Nach positivem Laktat-Test (fehlender Laktat- bei überschießendem NH_3-Anstieg) ist bei europäischer Herkunft eine molekulargenetische Testung der R50X-Mutation des *PGYM*-Gens sinnvoll.**
>
> **Bei fehlendem Mutationsnachweis weitere Abklärung durch Muskelbiopsie und Nachweis fehlender Phosphorylase-Aktivität im Muskel.**

- **Welche Differentialdiagnosen sind zu berücksichtigen?**
- Phosphofruktokinase-Mangel (Tarui-Erkrankung, Glykogenose Typ VII)
  - Belastungsintoleranz und Myalgien nach kurzer Belastung, oft assoziiert mit Übelkeit und Erbrechen
  - Begleitend erhöhtes Bilirubin und Retikulozytose als Folge einer leichten Hämolyseneigung
- Carnitin-Palmityl-Transferase-II-Mangel
- VLCAD-Mangel (Very long chain Acyl-Dehydrogenase deficiency)
- MTF-Mangel (Mangel an mitochondrialem trifunktionalen Protein)
  - s. u.
- Mitochondriale Myopathien
  - s.u.
- Andere Glykogenosen (sehr viel seltener)
  - Phosphoglyceratmutase (Glykogenose Typ X, autosomal rezessiv)
  - Phosphoglyceratkinase (Glykogenose Typ IX, X-gebunden)
  - Phosphorylase-b-Kinase-Mangel (Glykogenose Typ VIII, autosomal rezessiv)
  - Laktat-Dehydrogenase-Mangel (Glykogenose Typ XI)

- **Welche therapeutischen Maßnahmen sind sinnvoll?**
- Aufklärung des Patienten
  - Vermeidung plötzlicher intensiver Belastung
  - Aerobes Ausdauertraining (Herzfrequenz <70% der Maximalfrequenz)
  - Beim Auftreten von Myoglobinurie Notfallaufnahme

- Keine Angst vor Kohlenhydraten (gilt nicht für andere Glykogenosen, s. o. PFK-Mangel)
  - Eine Kohlenhydratreiche Kost ist besser für die Belastbarkeit von McArdle-Patienten als eine proteinreiche Kost, wahrscheinlich wegen besser gefüllter hepatischer Glykogenspeicher.
  - Kohlenhydrate (37,5–75 g Saccharose) 15–30 min. vor einer körperlichen Belastung verbessern die anfängliche Belastungsintoleranz durch frühes Bereitstellen von Glukose, dies sollte wegen der möglichen Gewichtszunahme jedoch nur bei besonderen Anlässen eingesetzt werden.
- Medikamente
  - Evtl. Niedrigdosierte Kreatinsupplementation (60 mg/kg/d in 2 Einzeldosen)
  - Evtl. Ramipril 2,5 mg/d in Patienten mit dem ACE (Angiotensin converting enzyme) D/D Genotyp
- Myoglobinurische Episode
  - Stationäre Aufnahme, ausreichende Hydrierung, forcierte Diurese, Monitoring von Nierenfunktion und Elektrolyten

16.3 Lipidstoffwechselstörungen (Beta-Oxidationsdefekte)

Bei Störungen der Fettsäureoxidation können die betroffenen Gewebe erhöhtem Energiebedarf nicht nachkommen. In die Muskelzelle werden freie Fettsäuren aus dem Blut über fazilitierten Transport aufgenommen und aktiviert zu Acyl-CoA-Estern. Da die innere Mitochondrienmembran undurchlässig ist für Acyl-CoA, wird die Acylgruppe an Carnitin gebunden und nach dem Transport in die Mitochondrienmatrix durch die Carnitin-Palmityltransferase II (*CPT2*-Gen) wieder zu Acyl-CoA konvertiert. Jetzt erst kann der Fettsäurerest über die ß-Oxidation unter Gewinnung von Reduktionsäquivalenten zum Endprodukt Acetyl-CoA abgebaut und in den Citratzyklus zur Energiegewinnung eingeschleust werden. Die den Störungen gemeinsame biochemische Endstrecke ist eine unzureichende Acetyl-CoA-Produktion. Dies führt in der Leber zu verringerter Ketogenese und unzureichender Energieversorgung in Herz und Muskel.

Oft kommt es zu Hypoglykämien wegen erhöhten peripheren Glukoseverbrauchs bei gleichzeitiger Hemmung hepatischer Glukoneogenese, da Acetyl-CoA als allosterischer Aktivator für das Glukoneogese-Enzym Pyruvat-Carboxylase fehlt.

Klinisch treten bei den schweren Formen bereits im Kindesalter symptomatische Hypoglykämien auf, Leberversagen mit Reye-ähnlichem klinischen Bild (Hyperammonämie, hepatische Enzephalopathie, u. U. letal verlaufend). Metabolische Azidose und Laktatazidämie sind häufige Begleiter. Energiedefizite in Herz und Muskel können zu einer (meist hypertrophen) Kardiomyopathie führen. Der Skelettmuskel kann eine chronische Lipidspeichermyopathie entwickeln oder es kann zu paroxysmalen Myoglobinurien kommen – häufig bei LCAD, selten bei MCAD oder SCAD-Mangel. Bei Patienten mit LCHAD- oder MTP-Mangel entwickelt sich häufiger eine sensomotorische Polyneuropathie, z. T. auch eine Retinitis pigmentosa. Langkettige Acylcarnitine (wie bei CPT-II-Mangel vermehrt gebildet), hemmen den Transport freien Carnitins, das vermehrt renal ausgeschieden wird und damit zu einem sekundären Carnitinmangel führen kann.

Ca. 40% der Patienten mit Beta-Oxidationsdefekten (Ausnahme CPT-I- und MCAD-Mangel) zeigen eine relevante Muskelbeteiligung – davon ca. 2/3 mit akuten Funktionsstörungen mit Myalgien, Rhabdomyolyse, Myoglobinurie, postexertionalen Paresen und 1/3 in Form einer chronischen proximalen Myopathie mit histologisch nachweisbarer abnormer Lipidablagerung in Muskelzellen.

> **Lididablagerungen**
>
> **Caveat 1** – die häufigste muskuläre Lipidstoffwechselmyopathie, der CPT-II-Mangel, zeigt i. .d. R. keine vermehrte Lipidspeicherung!
>
> **Caveat 2** – Vermehrte Lipidablagerung in Muskeln kann auch bei anderen metabolischen Myopathien nachgewiesen werden, wie z. B. bei Atmungskettendefekten.
>
> **Caveat 3** – Die Muskelbiopsie direkt nach eine myoglobinurischen Episode ist bei Lipidmyopathien oft nicht informativ und zeigt eine nicht spezifische »nekrotisierende Myopathie«.

Daher sind als erster diagnostischer Schritt biochemische Untersuchungen in Blut und Urin sinnvoller – Carnitin, Acylcarnitin-Profil, freie Fettsäuren im Plasma, organische Säuren im Urin.

16.4   Carnitin-Palmityl-Transferase-II-Mangel (CPT-II-Mangel)

■ **Definition und Epidemiologie**
━ Häufigster Fettsäuren-Beta-Oxidationsdefekt (23% der Patienten mit unklarer Myoglobinurie). Autosomal-rezessiver Erbgang
━ Rhabdomyolysen mit myoglobinurischen Episoden nach Ausdauerbelastung, Fasten und bei Infekten, erste Episode meist in der 2. Lebensdekade
━ Myalgien oft erst nach einer Belastung, häufig begleitet von reversibler Muskelschwäche
━ Im Intervall normale CK und normale Belastbarkeit
━ In Europa **häufigste Punktmutation p.S113L** (heterozygot bei 96% und homozygot bei >50%), daher bei klinischem Verdacht frühe Screening-Untersuchung!
━ Milderer Phänotyp bei Frauen mit belastungs- oder fieberinduzierte Myalgien und CK-Erhöhungen ohne Myoglobinurie (Myoglobinurie bei Männern 5 x häufiger!).
━ Seltener, schwerer Erkrankung bei infantilem Beginn (3.–23. Lebensmonat) mit hypoketotischer Hypoglykämie, Lethargie, epileptischen Anfällen, Arrhythmien und Hepato-Kardiomegalie. Fasten oder virale Infekte als Trigger

■ **Ätiologie und Pathogenese**
Die Carnitin-Palmityl-Transferase II ist an der Innenseite der inneren Mitochondrienmembran lokalisiert und katalysiert die Konversion von Acylcarnitin zu Acyl-CoA unter Carnitin-Freisetzung. Limitierend auf die Energieversorgung wirkt der CPT-II-Mangel vor allem in Situationen, in denen die muskulären und hepatischen Glykogenvorräte aufgebraucht sind und in denen die Beta-Oxidation zum Hauptenergielieferanten wird – also bei ausgeprägter Ausdauerbelastung oder beim Fasten. Die muskuläre Verlaufsform der Erkrankung hat im Gegensatz zu den schweren frühkindlichen

Multisystemerkrankungen eine Enzymrestaktivität von ca. 15–20%.

■ **Was ist bei der klinischen Untersuchung zu sehen? Wonach ist zu schauen?**
━ **Erste myoglobinurische Episode** bei 80% zwischen dem 6. und 20. Lebensjahr, bei 50% zwischen dem 11. und 15. Lebensjahr, wenn zunehmend körperliche Ausdauerleistungen erbracht werden. Bis zu 2/3 der Patienten haben belastungsinduzierte Myalgien bereits vor dem 12. Lebensjahr.
━ **Trigger**: Körperliche Langzeitbelastung, prolongiertes Fasten, z. T. auch Kälteexposition und fieberhafte Infekte, in 20% auch unprovozierte Episoden. Myoglobinurien im Kindesalter (<10. LJ) sind meist Infekt-getriggert.
━ **Muskelschwäche** erleben ca. 60% der Patienten im Rahmen der Episoden, 5–10% werden vorübergehend beatmungspflichtig.
━ **CK-Anstieg** bis >100.000 U/l (≥500-fach der oberen Normgrenze) mit **Myoglobinurie**
━ **Komplikation**: Akutes Nierenversagen bei bis zu 25% der Patienten
━ **Intervall**: Muskelkraft und CK i. d. R. normal

■ **Welche diagnostischen Schritte sind einzuleiten?**
━ Bei rein muskulärem Phänotyp ist ein Genscreen für die häufigste Mutation (S113L), nach Identifikation einer heterozygoten S113L-Mutation ggfls Sequenzierung des *CPT2*-Gens, um zweite pathogene Mutation zu identifizieren.
━ Acylcarnitin-Screening durch Tandemmassenspektrometrie (Trockenblutkarte) – erhöhte Konzentration von C16, C18:1, C18 Fettsäuren.

🛆 Beim Acyldarnitin-Screening kann es zu falsch negativen Ergebnissen bei nicht fastendem Patienten kommen.

━ Eine Muskelbiopsie kann diagnostisch nichts beitragen, da keine diagnostisch verwertbaren Veränderungen zu erwarten sind.
━ Ggfs. Bestimmung der CPT-II-Aktivität in Lymphozyten oder Fibroblasten

16

- **Therapie**
- Patientenberatung
  - Vermeidung ungewohnter Ausdauerbelastung
  - Vermeidung längeren Fastens
  - Vermeidung von körperlicher Belastung und Fasten bei Infekten
  - Notfallversorgung bei Myoglobinurie mit Einleitung forcierter Diurese, Urinalkalisierung und ausreichender Glukosezufuhr
- KH-reiche Diät, aber kein Glukoseload vor Aktivität
- Triheptanoin (Glyceryl-Triheptanoat) 1–2 g/kg KG (ca. 30% der Kalorienzufuhr in 4 Mahlzeiten als Supplement)
  - Verbesserte Belastungstoleranz, verringerte Anzahl myoglobinurischer Episoden
- Medikamentös
  - Evtl. Bezafibrat-Therapie
    - Therapie 6 Monate 400 mg TD, F/u 3 Jahre (n=6)
    - Klinisch Besserung belastungsindizierter Myalgien (Intensität, Dauer) in 5/6 Patienten

- **Differentialdiagnose**
- VLCAD-Mangel (Very long chain acyl-CoA dehydrogenase)
  - Seltener als der CPT2-Mangel, klinisch ganz ähnlich, Mutationen im *ACADVL*-Gen
  - Diagnose durch Erhöhung des Tetradecenoyl-Carnitin (C14:1) im Acylcarnitin-Screen
  - Dicarboxyl-Azidurie während einer myoglobinurischen Episode
- Mitochondrialer Trifunktionaler Protein-Mangel (MTP)
  - Klinik: Infekt-, Belastungs- oder Fasten-getriggerte rezidivierende myoglobinurische Episoden in der Kindheit (Beginn 1.–6. LJ), in 45% mit schwerer akuter Ateminsuffizienz
    - Zusätzlich progrediente distale sensomotorische axonale Polyneuropathie
    - Retinitis pigmentosa möglich
  - Dx-Acylcarnitinscreen kann im Intervall normal sein, während Episode erhöh-

tes langkettiges Hydroxy-Acyl-Carnitin, LCHAD und LKAT (Acyl-Thiolase)-Aktivität in Fibroblasten erniedrigt, Molekulargenetische Identifikation von Mutationen im *HDHA*- oder im *HDHB*-Gen (α- bzw. β-Untereinheit der LCHAD). Autosomal rezessiv
- Lipin-1-Mangel
  - Lipin 1: (Phosphatidsäure-Phosphatase beteiligt an der Diacylglycerol- und Phospholipidsynthese im Zytoplasma, im Nucleus Ko-Aktivator von Transkriptionsfaktoren für Gene des Energiestoffwechsels). Rein muskulärer Phänotyp wegen gewebsspezifischer Expression anderer Lipine
    - Schwere Infekt-getriggerte Rhabdomyolysen überwiegend im Kindesalter
    - Keine nachweisbaren abnormalen Stoffwechselprodukte in Plasma oder Urin
    - Im Muskel vermehrte Lipideinlagerung in 50%.
- Ryanodinrezeptor-Mutationen
  - Myalgien und Rhabdomyolysen
  - Trigger: intensive körperliche Belastung v. a. in heißer Umgebung
  - Autosomal dominante Vererbung
- Glykogenosen – z. B. McArdle Erkrankung
  - s. o.
- Mitochondriale Erkrankungen
  - Isolierte Belastungsintoleranz mit Myalgien, z. T. mit belastungsinduzierten Laktatazidosen und myoglobinurischen Episoden
  - Im Intervall normal CK-Werte, kein extramuskulärer Befall
  - Muskelbiopsie typisch für mitochondrialen Myopathien mit ragged-red-Faser und COX-negativen Fasern
  - Ursache – Mutationen mitochondrial kodierter Atmungskettenkomponenten, am häufigsten Komplex III *Cytochrom b*-Gen, auch in Komplex IV- und I-Untereinheiten
- Muskeldystrophien mit Myoglobinurie
  - Dystrophinopathie (v. a. Becker-Kiener), Sarkoglykanopathien, LGMD2I – kurze Myoglobinurien nach besonderer Muskelbelastung, bei der Becker-Dystrophie oft auch begleitende Belastungsintoleranz

durch Oberschenkelkrämpfe, bisher keine Patienten mit akutem Nierenversagen
— Anoctaminopathie, Dysferlinopathie z. T ausgeprägte CK-Erhöhungen bis >20.000 U/l

■ **Exogene Faktoren (s. ▶ Tab. 3.1 Rhabdomyolyse)**

❯❯ Der Carnitin-Palmityltransferase-II-Mangel ist die häufigste muskuläre Lipidstoffwechselstörung. Er verursacht Rhabdomyolysen und Myoglobinurie, vor allem nach Ausdauerleistungen, nach längerem Fasten und nach Infekten, meist ab der 2. Lebensdekade.

Die Symptome beginnen oft erst nach der Belastung mit Muskelschmerzen, Myoglobinurie und Schwäche. Die Episoden sind reversibel, im Intervall ist die CK i. d. R. normal.

Bei klinischen Verdachtsfällen ist der Mutationsscreen auf die S113L-Mutation eine sinnvolle Initialdiagnostik. Die Muskelbiopsie ist zur Diagnose nicht geeignet. Der Acylcarnitin-Screen kann Hinweise auf die Erkrankung geben, wenn er in einer Nüchternblutprobe bestimmt wird.

16.5 Metabolische Myopathien mit permanenter proximaler Muskelschwäche

Sowohl Störungen des Kohlenhydrat- als auch des Lipidstoffwechsels können zu permanenter proximaler Muskelschwäche führen. Die bei weitem häufigste Erkrankung in dieser Gruppe ist der M. Pompe (▶ Abschn. 16.6, Mangel an saurer alpha-Glucosidase) mit einer Inzidenz von bis zu 1:40.000. Bei diesen Erkrankungen ist die pathologische Ansammlung von Speichermaterial in den Muskelzellen häufiger als bei den Erkrankungen mit episodischen Symptomen.

16.6 Morbus Pompe (Glykogenose Typ II)

■ **Definition und Epidemiologie**

Der M. Pompe ist sowohl eine Glykogenspeichererkrankung als auch eine lysosomale Speichererkrankung. Der Mangel an saurer α-Glukosidase (GAA) führt beim M. Pompe zu einer lysosomalen Glykogenakkumulation in vielen Zelltypen und zu einem progredienten Muskelfunktionsverlust. Am stärksten betroffen ist die Skelettmuskulatur einschließlich der Atemmuskeln, bei der infantilen Verlaufsform auch das Herz. Nachweisbar ist die krankhafte Glykogenspeicherung auch in anderen Organen (u. a. glatte Muskulatur, Leber, Nieren, spinale Motoneurone). Bei frühkindlichem Beginn verläuft der Morbus Pompe rasch progredient und bei >80% dieser Patienten innerhalb der ersten 12 Lebensmonate tödlich. Ein späterer Beginn bedeutet einen langsameren Verlauf. Die Erkrankung wird autosomal-rezessiv vererbt.

■ **Ätiologie und Pathogenese**

Die u. a. für den Abbau zellulärer Bestandteile zuständigen Lysosomen sind Organellen der Zelle mit einem vom Zytoplasma getrennten Glykogenabbauweg. Glykogen gelangt über sog. Autophagosomen in das lysosomale Zellkompartiment und kann nur nach GAA-vermittelter Hydrolyse als Glukose das Lysosom wieder verlassen. Eine lysosomale Glykogenakkumulation findet statt, wenn die durchschnittliche Enzymaktivität unter 40% der Norm liegt. Zunächst führt dies zu einer Volumenzunahme der Lysosomen, normale Autophagieprozesse werden gestört. In späteren Stadien kommt es zu einer Ruptur der Lysosomen. Die verschiedenen, ins Zytoplasma freigesetzten lysosomalen Abbauenzyme führen zu einer zusätzlichen Zellschädigung und damit zu einem zunehmenden Verlust an Muskelzellen.

Der M. Pompe wird verursacht durch Mutationen im *GAA*-Gen für die saure α-Glukosidase auf Chromosom 17q25.3. Die klassische infantile Verlaufsform hat keine messbare saure α-Glukosidase-Aktivität mehr, es handelt sich also biologisch um »Nullmutationen«, während die leichter Erkrankten eine unterschiedlich starke Enzym-Restaktivität zeigen, die eine klinisch relevante Herzbetei-

16

ligung verhindert. Eine Besonderheit gilt für die adulten europäischen Pompe-Patienten – hier kann in mehr als 50% der Fälle die Splice-site-Mutation IVS 1 (–13T>G) identifiziert werden, die wegen einer geringen Restexpression intakter GAA die Erkrankung milder verlaufen lässt und auch die molekulargenetische Diagnostik erheblich erleichtert. Die Häufigkeit dieser Mutation führt dazu, dass in Europa im Gegensatz zu anderen geographischen Regionen die Mehrzahl der betroffenen Patienten einen nicht-infantilen milderen Verlauf zeigen.

- **Was ist bei der klinischen Untersuchung zu sehen? Wonach ist zu schauen?**
- **Klassische infantile Verlaufsform**
  - Leitsymptome: ausgeprägte Muskelhypotonie (»floppy infant«), progrediente Muskelschwäche, Bewegungsarmut, Trinkschwäche und Gedeihstörung kombiniert mit einer hypertrophen Kardiomyopathie
  - Untersuchungsbefund: Zeltförmig offenstehender Mund, große Zunge, Tachypnoe, leichte Zyanose, Hypotonie
  - Hepatomegalie
  - Die hypertrophe Kardiomyopathie ist das zur Abgrenzung von anderen Erkrankungen mit frühkindlicher Hypotonie wichtigste Merkmal.
  - Im Verlauf rasche Progredienz mit zunehmender Schwäche, Gedeihstörung, respiratorischen Infekten, Aspiration und Beatmungspflicht.
  - Tod im ersten Lebensjahr bei 75% der Kinder ohne spezifische Therapie
  - Mildere infantile Variante möglich mit Beginn zwischen dem 4. und 11. Lebensmonat und weniger schwerer Kardiomyopathie

> **Wann ist besonders an die Diagnose eines infantilen M. Pompe zu denken?**
> Die Kombination aus schwerer Hypotonie (floppy infant), Trinkschwäche, Hepato- und Kardiomegalie ist charakteristisch für die infantile Verlaufsform des M. Pompe.

- **Welche diagnostischen Schritte sind einzuleiten?**
  - Die rasche Diagnosestellung ist essentiell, am schnellsten durch eine **Enzymaktivitäts-**

bestimmung der sauren α-Glukosidase auf Trockenblutkarten
- Auch der Nachweis PAS-positiver Einschlüsse in Lymphozyten eines **peripheren Blutausstrichs** kann die Diagnose unterstützen.
- Diagnosesicherung durch eine zweite Methode: i. d. R. die molekulargenetische Untersuchung des *GAA*-Gens oder Aktivitätsbestimmung in einem zweiten Gewebe (Muskel, Fibroblasten).
- CK-Erhöhung i. d. R. bis zum 10-fachen der Normgrenze
- Hypertrophe Kardiomyopathie – Nachweis in der Echokardiographie oder im Röntgenbild
- Muskelbiopsie vakuoläre Myopathie, mit saure Phosphatase-positiven Vakuolen (d. h. lysosomaler Ursprung). Erhöhtes Muskel-Glykogen

- **Welche Differentialdiagnosen sind zu berücksichtigen?**
  - ZNS-Störungen mit Hypotonie
    - Asphyxie
    - Metabolische Enzephalopathien (Leigh-Syndrom, Fettsäureoxidationsstörungen)
    - Trisomie 21, Prader-Willi-Syndrom u. a.
  - Kongenitale myotone Dystrophie (DM1)
  - Spinale Muskelatrophie Typ Werdnig-Hoffmann
  - Kongenitale Muskeldystrophien
  - Kongenitale Myopathien (Nemaline, Myotubuläre Myopathie etc.)
  - Glykogenose III debranching enzyme deficiency
  - Glykogenose IV branching enzyme deficiency
  - Mitochondrialer Komplex IV (COX)-Mangel
  - Danon-Erkrankung
  - Kongenitale infantile Kardiomyopathien
  - Systemischer Carnitinmangel
  - Barth-Syndrom

- **Welche therapeutischen Maßnahmen sind sinnvoll?**
  - Enzymersatztherapie (EET): Rekombinantes Enzym (rh-GAA) 20 mg/kg Körpergewicht über 4 Stunden intravenös alle 2 Wochen. Bei frühem Therapiebeginn (Alter von ≤6 Monaten) Verlängerung der Lebensdauer und des beatmungsfreien Überlebens, signifikante Besserung der Kardiomyopathie, motorischer

Leistungen und des Gewicht. Anzustreben ist ein möglichst früher Therapiebeginn.

— Anaphylaktische Reaktionen vor allem bei den Patienten ohne nachweisbares GAA-Enzym im Muskel (bzw. keine immunoreaktive GAA im Muskel – CRIM-negativ), daher u. U. infusionsbegleitende Maßnahmen mit Steroiden und Antihistaminika bis zur gleichzeitigen Gabe monoklonaler CD20- oder IgE-Antikörper. Einleitung einer EET in einem mit der Gabe des Medikaments erfahrenen Zentrum.

— In Verlaufsuntersuchungen haben die Patienten mit CRIM-negativem Status eine deutlich schlechtere Prognose als Patienten mit CRIM-positivem Muskelstatus. Unter Langzeittherapie ist ein beatmungsfreies Überleben möglich, allerdings auch begleitet von proximaler Muskelschwäche, Schwerhörigkeit, Sprech- und Schluckstörungen.

— Allgemeine Maßnahmen wie eine intensivmedizinische Betreuung können notwendig werden, um die kardiorespiratorische Funktion zu stabilisieren, bei ventilatorischer Insuffizienz auch Intubation und Beatmung.

— Bei ausgeprägter Trinkschwäche ist eine Sondenernährung indiziert, um Aspirationen vermeiden zu helfen.

— Impfungen gemäß den Empfehlungen der STIKO, insbesondere gegen invasive Pneumokokken, Keuchusten und die saisonale Influenza

● **Welche Aspekte soll die Beratung der Familie beinhalten?**

Die infantile Form des M. Pompe ist eine kausal durch die Enzymersatztherapie behandelbare Erkrankung. Auch bei gutem Ansprechen auf die Therapie muss mit einer wechselnd stark ausgeprägten Behinderung gerechnet werden.

Das Wiederholungsrisiko bei weiteren Schwangerschaften liegt bei 25% entsprechend dem autosomal-rezessiven Erbgang. Im Rahmen einer pränatalen Diagnostik kann die GAA-Aktivität auch in kultivierten amniotischen Zellen oder über eine Chorionzottenbiopsie bestimmt werden.

■ ■ **Juveniler/adulter M. Pompe**

Die Erkrankung beginnt nach dem 1. Lebensjahr, es kommt zu einer zunehmenden Muskelschwä-che, nicht jedoch zu einer hypertrophen Kardiomyopathie. Die Erkrankung verläuft milder als der M. Pompe mit infantilem Beginn und betrifft in erster Linie die Skelettmuskulatur einschließlich Rumpfhalte- und Atemmuskeln. Eine Dysphagie ist möglich, erfordert aber eher selten eine Magensonde (PEG-Anlage). Die Lebenserwartung ist deutlich besser als bei der infantilen Form.

Was ist bei der klinischen Untersuchung zu sehen? Wonach ist zu schauen?

Beginn im Kindes- bis Jugendalter:

— Beginn mit proximaler Muskelschwäche – verzögertes Aufrichten, Trendelenburg-Zeichen mit wiegendem oder Watschelgang. Geringere Armhebeschwäche, leichte Scapulae alatae

— Verschmächtigung der Extremitätenmuskeln, z. T. auch mit Kontrakturen der Hüft-, Knie- und Sprunggelenke

— Skoliose, seltener auch Rigid-Spine-Syndrom

— Atemmuskelschwäche und ventilatorische Insuffizienz sind auch bei noch gehfähigen Patienten möglich, z. T. Jahre vor Verlust der Gehfähigkeit.

— Keine hypertrophe Kardiomyopathie, kardiale Rhythmusstörungen bei bis zu 1/3 der Patienten

M. Pompe mit adultem Beginn:

— Proximale Muskelschwäche mit Schwäche auch der Rumpfhaltemuskulatur, nur langsam progredient

— In der Regel keine Skoliose und keine Kontrakturen an Extremitäten, kein Rigid-Spine-Syndrom

— Im Verlauf ist eine Atemmuskelbeteiligung in Form einer Diaphragmaschwäche typisch und kann dem Verlust der Gehfähigkeit um Jahre vorausgehen.

  – In der Untersuchung kommt es bei Zwerchfellschwäche im Liegen zu einer paradoxen inspiratorischen Einziehung der Bauchwand mit subjektiver Dyspnoe, der Hustenstoß kann dadurch im Liegen schwächer sein als im Sitzen.

- Gehfähige Patienten beklagen häufig eine Belastungsdyspnoe bei geringer Anstrengung.
- Zunahme der Atmungsstörung führt zu einer nächtlichen Atmungsstörung mit nächtlicher Hyperkapnie und REM-assoziierten O_2-Entsättigungen, die einen nicht erholsamen Schlaf oft mit Morgenkopfschmerzen und Tages-müdigkeit bis zu Sekundenschlaf und hypnagogen Halluzinationen führen können.
- Seltener sind Dysphagie und Makroglossie.
- Belastungsinduzierte Muskelschmerzen v. a. der Oberschenkelmuskeln in bis zu 50% der Patienten bei gezielter Befragung, diese stehen aber nicht im Vordergrund.

❯ Beim M. Pompe mit adultem Beginn steht eine langsam progrediente proximale Extremitäten- und Rumpfhalteschwäche im Vordergrund, oft kombiniert mit einer frühen Diaphragmaschwäche und den klinischen Symptomen der Belastungsdys-pnoe und Orthopnoe.

Beim M. Pompe mit Beginn im Kindes-alter sind zusätzlich Skoliose und Kontrak-turen bis zu einem partiellen Rigid-Spine-Syndrom zu erwarten.

- Welche diagnostischen Schritte sind einzuleiten?
- Bestimmung der Muskelenzyme – Erhöhung der CK bis auf das 15-fache der Normgrenze, meist deutlich geringer, i. d. R. auch mit deut-lich erhöhten LDH-, GPT- und GOT-Werten
- EMG – Spontanaktivität häufig in Form myo-toner oder auch komplex repetitiver Serien-entladungen, vor allem auch in der paraverteb-ralen Muskulatur, ohne klinisch nachweisbare Myotonie. Myopathisch veränderte motorische Einheiten.
- Bildgebung der Muskulatur (MRT) – fettiger Umbau v. a. auch der Paravertebralmuskulatur und des M. iliopsoas. Im Oberschenkel Be-ginn dystrophen Umbaus in den Kniebeugern

(Biceps femoris, Semimembranosus) und im Adductor magnus. In partiell fettig umgebau-ten Muskeln auch flächige Flüssigkeitseinlage-rungen.

- Enzymaktivität in Trockenblut/ Lymphozy-ten/ Fibroblasten – aktueller diagnostischer Goldstandard ist die Bestimmung der GAA-Restaktivität. Für alle Verlaufsformen eignet sich zur schnellen Abklärung die Bestimmung mittels einer Trockenblutkarte in einem spe-zialisierten Labor. Die Aktivitätsbestimmung in Lymphozyten ist gleichwertig, erfordert aber eine rasche Isolierung der Lymphozyten aus der Blutprobe.
- Bei Nachweis verringerter GAA-Aktivität ist die molekulargenetische Untersuchung zur Erfassung der Mutationen und finalen Diagnosebestätigung angezeigt. Bei Patienten nordeuropäischer und mediterraner Herkunft ist die Untersuchung der häufigen Splice-site-Mutation IVS1 (–13T>G) eine diagnostische Hilfe, da mehr als 50% der Pompe-Patienten mit nicht-infantilem Beginn dieses pathogene Allel haben.
- Muskelbiopsie – in der Regel vakuoläre Myopathie mit saure Phosphatase-positiven Vakuolen und vermehrtem Glykogengehalt, die typischen Veränderungen können aber bei adultem Beginn fehlen, sodass eine negative Biopsie die Erkrankung nicht ausschließt! Die Messung der α-Glucosidase-Aktivität im Mus-kel kann die Diagnose bestätigen. Einfacher ist die Bestimmung der α-Glucosidase-Aktivität im Trockenbluttest, die auch für adulte Patien-ten reproduzierbar niedrige Werte liefert.
- Lungenfunktion – Vitalkapazität im Sitzen und Liegen (ein Abfall von > 15% in Rücken-lage zeigt eine Zwerchfellschwäche an)
- Kapilläre Blutgase zeigen u. U. eine begin-nende Hyperkapnie (pCO_2 >45 mmHg) bei normaler Oxygenierung.
- Bei Hinweisen auf eine relevante Diaphragma-beteiligung oder bei Symptomen einer schlaf-bezogenen Atmungsstörung Polysomnogra-phie, wenn möglich mit Kapnographie oder nächtlicher Blutgasanalyse.

> Der aktuelle diagnostische Goldstandard ist die Bestimmung der GAA-Restaktivität und kann nichtinvasiv mit einer Trockenblutkarte durchgeführt werden.

Die Bestimmung der GAA-Aktivität ist indiziert bei jeder nicht anders erklärten Gliedergürtel-, Rumpfhalte- oder Atemmuskelschwäche wegen der Verfügbarkeit eines kausalen Therapieansatzes, der Enzymersatztherapie.

■ **Welche Differentialdiagnosen sind zu berücksichtigen?**
— Becker-Kiener-Muskeldystrophie
— Gliedergürtel-Muskeldystrophien
— Rigid-Spine-Syndrom (Rigid Spine Muscular Dystrophy 1/Multiminicore-Myopathie)
— Proximale myotone Myopathie
— Proximale spinale Muskelatrophie
— Kongenitale Gliedergürtelmyasthenie
— Polymyositis
— Lipidspeichererkrankungen
— Glykogenose Typ III debranching enzyme deficiency

■ **Welche therapeutischen Maßnahmen sind sinnvoll?**
— Enzymersatztherapie (EET): Das rekombinante Enzym (rh-GAA) wird alle 2 Wochen in einer Dosis von 20 mg/kg Körpergewicht über 4 Stunden infundiert. Bei Patienten mit nichtinfantilem Beginn zeigen die kontrollierte Zulassungs-Studie und weitere Verlaufsbeobachtungen eine Stabilisierung der Erkrankung, wobei sich bis zu 1/3 der Patienten weiter verschlechtern. Die Therapie wird i. d. R. besser toleriert als bei der infantilen Form, allergische Nebenwirkungen sind seltener (▶ Kap. 29).
— Bei Nachweis einer schlafbezogenen Atmungsstörung Beginn einer nichtinvasiven Heimbeatmung mit BiLevel-Modus.

❶ **Bei Atemnot keine nächtliche O_2-Versorgung wegen der Gefahr der Induktion einer CO_2-Narkose!!**

— Übrige Behandlung wie bei anderen neuromuskulären Erkrankungen
— Hilfsmittelversorgung bei zunehmender Beeinträchtigung der Gehfähigkeit

— Physiotherapeutisch supervidiertes moderates aerobes Training
— bei Dysphagie logopädische Mitbehandlung.

> Der M. Pompe ist die erste monogenetische Muskelerkrankung, für die ein kausaler Therapieansatz in Form der Enzymersatztherapie (EET) zur Verfügung steht.

■ **Kasuistik M. Pompe mit adultem Beginn** (◘ Abb. 16.1, ◘ Abb. 16.2, ◘ Abb. 16.3)

Fallbeispiel
Anamnese
— 44-jähriger Patient
— ½ Jahr Tagesmüdigkeit mit Sekundenschlaf, Morgenkopfschmerz
— Seit 4 Jahren wegen Luftnot erschwertes Treppensteigen
— Vor 5 Jahren mehrfache Stürze beim Skilaufen wegen Auseinanderdriften der Skier
— Vor 12 Jahren Probleme beim Hochheben der neugeborenen Tochter aus der Wiege
— Im Schulsport der Langsamste
— Keine weiteren Betroffenen in der Familie (Eltern, 2 Töchter)

Befund
— Ausgeprägte proximale Schwäche der Beine (Hüftbeuger, -strecker und –adduktoren) bei erhaltener Kniestreckung
— Deutliche Rumpfhalteschwäche
— Belastungsdyspnoe, Orthopnoe

Labor
— CK 895 U/l (4,7 x), LDH 324 U/l (nl.< 225)
— Spirometrie FVC 60% im Sitzen, Abfall um 53% im Liegen
— Kapilläre Blutgasanalyse pCO_2, 45 mmHg, pO_2 76 mmHg
— SAS-Screen: Mittelgradige obstruktive Schlafapnoe mit RDI von 38/h (Hypopnoen, periodische Atmung), Zyklische Entsättigungen bis 82%

Diagnose
— α-Glucosidase in Lymphozyten reduziert auf 4,2 mU/mg (nl. >8,95) bei normaler

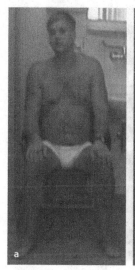
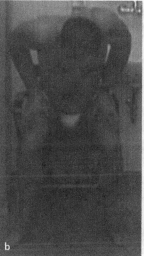
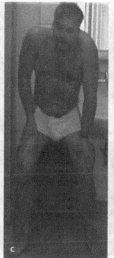
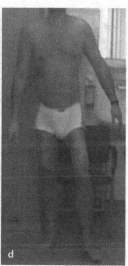

Abb. 16.1a-d   Gowers-Manöver beim Aufstehen vom Sitzen. Ausgeprägte Atrophie der proximalen Oberschenkelmuskulatur (Adduktoren, proximale Quadricepsanteile) bei eher kräftig entwickelten Arm- und Wadenmuskeln

Aktivität des Kontrollenzyms (ß-Galactosidase)
- Bestätigung durch Nachweis der häufigsten IVS1-Mutation c.-32-13T>G und einer zweiten Mutation c.1143delC, p.Thr381fsX10 im α-Glucosidase-Gen

Therapie
- Einleitung einer nichtinvasiven Heimbeatmung
- Enzymersatztherapie mit Alglucosidase alfa mit weitgehender Stabilisierung der Paresen und der Vitalkapazität

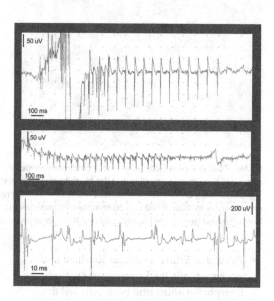

Abb. 16.2   EMG des M. adductor magnus: Vereinzelt werden kurze myotone Serien registriert (oben und Mitte), motorische Einheiten sind leicht myogen verändert (kurz, niedrigamplitudig)

16.7   Multipler Acyl-CoA-Dehydrogenasemangel (MADD), myopathische Form der Glutazidurie Typ II) – eine behandelbare Lipidspeichererkrankung

- **Definition und Epidemiologie**
- Subakute Myopathie mit proximaler und Nackenbeugeschwäche beginnend im Kindes- und Jugendalter

- Lipidspeicherung im Muskel
- Erhöhte Acylcarnitine mehrerer Klassen (C6-18:1-Kohlenstoffketten) im Blut, vermehrte Ausscheidung organischer Säuren im Urin (C5-10, Acylglycin)

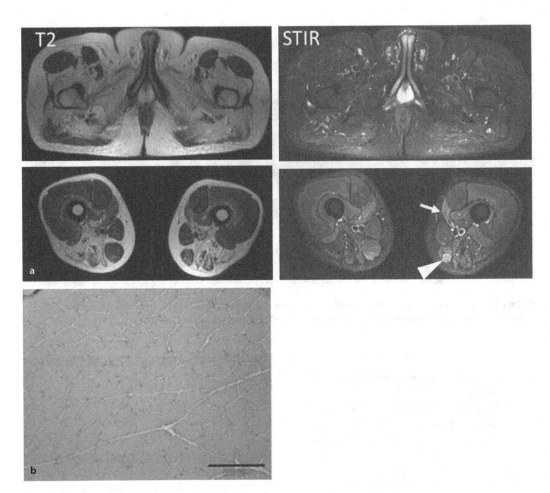

⬛ **Abb. 16.3a,b**   **a** MRT Oberschenkel: T2 Sequenzen zeigen rumpfnahe ausgeprägte fettige Transformation der Adduktoren, des M. vastus intermedius und des M. gluteus maximus, distal vor allem der Kniebeuger. In STIR-Sequenzen flächige Signalanhebung umschriebener Muskeln, die in T2 nicht oder nur partiell umgebaut erscheinen, z. B. M. gracilis (Dreieck) und M. vastus medialis (Pfeil) und ödematösen Veränderungen entsprechen. **b** Muskelbiopsie M. biceps brachii links: Normalbefund, auch saure Phosphatase und NADH sind unauffällig

— Zyklisches Erbrechen in der Kindheit und vorausgehende Infekt-getriggerte episodische Enzephalopathien sind bei einem Teil der Patienten beschrieben.
— Die Supplementation mit Riboflavin führt zu einer raschen Besserung der Paresen und CK-Erhöhungen.

■ **Ätiologie und Pathogenese**
— Mutationen im *ETFDH*-Gen (ETF:Coenzym Q-Oxidoreductase, ETF:QO) führen zu einer Störung der Fettsäureoxidation mit Anhäu-

fung der entsprechenden Vorstufen (Acylcarnitine) multipler Kettenlängen im Blut und Lipidspeicherung im Muskel.
— Über einen sekundären Coenzym Q-Mangel – Coenzym Q10 interagiert als Elektronenakzeptor direkt mit der membangebundenen ETF-QO – lässt sich die Störung der Atmungskettenfunktion erklären mit verringerter Aktivität der Komplexe I – III und COX.
— Die Erkrankung wird autosomal-rezessiv vererbt.

- **Was ist bei der klinischen Untersuchung zu sehen? Wonach ist zu schauen?**
- Subakut auftretende proximale Muskelschwäche mit ausgeprägter Nackenbeugeschwäche, überwiegend in der 2.–3. Lebensdekade, Evolution über Wochen – Monate
- Dysphagie und Atemmuskelschwäche sind möglich.
- Trigger können Infekte, Schwangerschaft chirurgische Eingriffe sein.
- Im Intervall z. T. Belastungsintoleranz durch belastungsinduzierte Myalgien
- In der Regel keine Myoglobinurie
- Vorausgehende enzephalopathische Episoden möglich

- **Welche diagnostischen Schritte sind einzuleiten?**
- CK-Erhöhung 5 – 20-fach, EMG normal oder myopathisch in proximalen Muskeln
- Acylcarnitine im Blut erhöht – kurz-, mittel- und langkettig (C4 – C18:1)
- Organische Azidurie mit vermehrter Ausscheidung von C5-10-Dicarboxylsäuren und Acylglycinen
- Muskelbiopsie - Vakuoläre Myopathie mit vermehrter Lipidspeicherung v. a. in Typ 1 Fasern, wenige COX-negative und Ragged-Red-Fasern
  - Biochemisch erniedrigte Aktivität der Atmungskettenkomplexe I, II+III und COX bei erhöhter Citratsynthase (Zeichen mitochondrialer Proliferation)
  - Erniedrigter Coenzym Q10-Gehalt im Muskel
- Molekulargenetisch Nachweis doppelt heterozygoter oder homozygoter Punktmutationen im *ETFDH*-Gen

- **Welche Differentialdiagnosen sind zu berücksichtigen?**
- Polymyositis, Dermatomyositis
- Gliedergürteldystrophien
- M. Pompe
- Myasthenie
- Neutralfett-Lipidspeichererkrankung
  - Progrediente Muskelschwäche mit Beginn im Erwachsenenalter (2.–3. Dekade)

- Schultergürtelbetont, kann auch initial distale Muskeln betreffen
- +/- Kardiomyopathie
- Jordans Anomalie in Leukozyten (fetthaltige Vakuolen, im Ausstrich optisch leer)

- **Welche therapeutischen Maßnahmen sind sinnvoll?**
- Supplementation mit Riboflavin 100–150 mg/d
- Evtl. Carnitin 1 g/d
- Coenzym Q10 200–500 mg/d bei fehlendem oder nur vorübergehendem Ansprechen auf Riboflavin

16.8 Mitochondriale Myopathien

- **Definition und Epidemiologie**
- Meist lebenslange Belastungsintoleranz bei oft nur geringer bis mäßiger Muskelschwäche, oft kombiniert mit einer chronisch progredienten externen Ophthalmoplegie (CPEO)
- Klinisch sehr variabler zusätzlicher Organbefall v. a. von Sinnesorganen (Augen, Innenohr), des ZNS, des Herzens und endokriner Organe (Diabetes, Kleinwuchs)
- Muskelbiopsie: Fasern mit vermehrtem Mitochondrienbesatz – Ragged-Red-Fasern (RRF) – und vermehrt COX-negativer Fasern. Biochemisch erniedrigte Atmungskettenaktivität im Muskel
- Bei infantilem Beginn meist prominente ZNS-Symptomatik (z. B. Leigh-Syndrom) mit Laktatazidosen
- Prävalenz mitochondrialer Erkrankungen ca. 1 in 10.000 Erwachsenen

- **Ätiologie und Pathogenese**
Mitochondrien sind die Hauptenergielieferanten der Zelle; der an der inneren Mitochondrienmembran lokalisierte Atmungskettenkomplex oxidiert aus dem Stoffwechsel gewonnene Wasserstoffmoleküle zu H_2O unter ATP-Gewinn über eine Elektronentransportkette (Atmungskettenkomplexe I – IV) und die abschließende oxidative Phosphorylierung in Komplex V. Die dazu notwendigen Reduktionsäquivalente werden im inneren Mitochondrienraum – der Matrix – bei der aeroben Glyko-

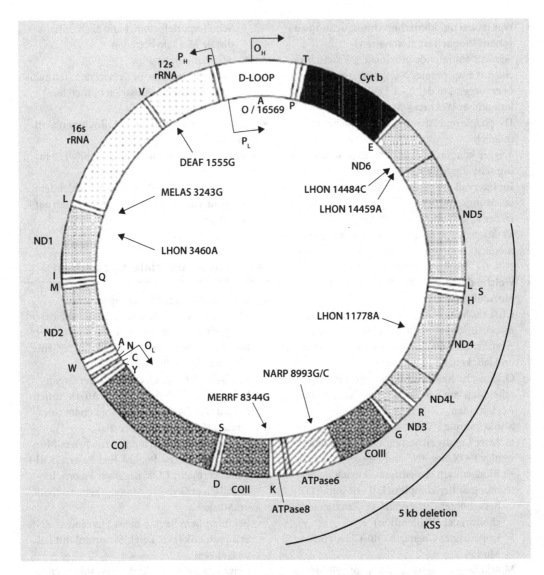

◻ Abb. 16.4   Mitochondriale DNA und mtDNA assoziierte Erkrankungen MELAS –Mitochondriale Myopathie mit Azidose und Apoplexähnlichen Episoden, MERRF – Myklonische Epilepsie mit Ragged-Red-Fasern, NARP – Neurogene Schwäche, Ataxie, Retinitis pigmentosa, LHON – Leber's hereditary optic neuropathy, KSS – Kearns-Sayre Syndrom – CPEO < 20. LJ, Retinitis pigmentosa und 1 der 3 folgenden – Ataxie, kardialer Leitungsblock, Liquorprotein > 100 mg%. Deaf – Mutation im mitochondrialen RNR1-Gen, Schwerhörigkeit. (Mit freundlicher Genehmigung von Mitoweb)

lyse über den Citratzyklus und bei der β-Oxidation der Fettsäuren produziert.

Mitochondrien sind besondere Organellen der Zelle, weil Sie eine eigene zirkuläre DNA (mtDNA, 16.569 Basenpaare, ◻ Abb. 16.4) haben, die die Information von 13 Proteinkomponenten der Atmungskette und die zur Proteinsynthese notwendi-

gen tRNA und rRNA-Moleküle besitzen. Der weitaus größere Teil der ca. 90 Atmungskettenkomponenten und der übrigen mitochondrialen Proteine wird aber nukleär kodiert, im Zytoplasma der Zelle synthetisiert und in die Mitochondrien importiert. Jedes Mitochondrium hat 2–10 eigene DNA-Moleküle, die Zahl der Mitochondrien pro Zelle ist sehr unterschiedlich, abhängig vom Energieverbrauch und reicht von ca. 10 in Hautzellen bis mehreren tausend in Muskelzellen. Das mitochondriale Genom wird ausschließlich über die maternale Eizelle vererbt. Daher wird ein Teil der mitochondrialen Erkrankungen rein maternal vererbt, andererseits ist ein autosomal-rezessiver oder -dominanter Erbgang zu erwarten bei Mutationen nukleär kodierter Komponenten. Da sich in den Ei- und Körperzellen sehr viele mtDNA-Kopien befinden, wird eine Mutation nur dann manifest, wenn der Anteil mutierter DNA-Moleküle in der Zelle einen bestimmten Schwellenwert überschreitet, der in unterschiedlichen Zelltypen unterschiedlich sein kann – das Nebeneinander von mutierter und nicht-mutierter mtDNA wird als Heteroplasmie bezeichnet. Wechselnde Heteroplasmiegrade und gewebsspezifisch unterschiedliche Schwellen können die ausgeprägte klinische Variabilität mitochondrialer Erkrankungen erklären – selbst bei identischen Mutationen.

– Bei mitochondrialen Myopathien sind 3 unterschiedliche Mutationsformen möglich:

1. Singuläre mitochondriale Deletionen – meist sporadisch auftretend (KSS, CPEO plus)
2. Punktmutationen mitochondrialer DNA – maternal vererbbar (MELAS, MERFF; LHON)
3. Mutationen in nukleär kodierten Genen – autosomal dominant oder rezessiv
4. die zu multiplen Deletionen der mtDNA führen (z. B. *POLG, Twinkle, ANT1, TK2 u. a.*)
5. die einzelne nukleär kodierte Atmungskettenkomponenten (z. B. *NDUFA2* u. a.) oder deren für die Aggregation in der Mitochondrienmembran notwendigen Hilfsproteine betreffen (z. B. *NDUFAF1, NDUFS1, SURF1 u. a.*)
6. die mitochondriale Translation beeinflussen (z. B: *PUS1, YARS2, Taco1*)
7. Syntheseenzyme für die Coenzym Q10-Biosynthese (*COQ2, PDSS1 u. a.*)
8. Syntheseenzyme für mitochondriale Membranlipide (*TAZ1*)

Daraus ergibt sich die Notwendigkeit einer sorgfältigen Familienanamnese und ggfs. auch Untersuchung von vielleicht leichter betroffenen Familienangehörigen.

- **Was ist bei der klinischen Untersuchung zu sehen? Wonach ist zu schauen?**
- Die Patienten leiden an einer z. T. lebenslangen, z. T. erworbenen Belastungsintoleranz, wobei die Kraftprüfung oft keine ausgeprägten Paresen zeigt.
- Belastungsinduzierte Myalgien sind möglich. Eine Minderzahl von Patienten haben episodische Rhabdomyolysen und Myoglobinurien, z. B. Infekt-assoziiert oder nach ungewöhnlicher Anstrengung.
- Häufig haben die Patienten eine partielle, nicht belastungsverstärkte Ptose und eine Einschränkung der Augenbewegungen, die zu einer nahezu kompletten externen Ophthalmoplegie (CPEO) führen kann. Trotz der hochgradigen Einschränkung der Augenbewegungen kommt es bei der Mehrzahl der Betroffenen nicht zu Doppelbildwahrnehmung.
- Dysarthrie und Dysphagie sind möglich.
- Wichtige, auf die Diagnose hinweisende Begleitsymptome sind:
  - **Auge:** Retinitis pigmentose, Optikusatrophie, CPEO
  - **Ohr:** Innenohrschwerhörigkeit, Taubheit
  - **ZNS:** Schlaganfallsähnliche Episoden, Ataxie, Dystonie, Hirnstammsymptoeme (Nystagmus, Atemunregelmäßigkeiten, Dysphagie, spastische Tetraparese), Epilepsie, geistige Behinderung, Demenz, Migräne
  - **PNS:** Periphere sensible oder sensomotorische Neuropathie
  - **Herz:** Reizleitungsstörungen, dilatative oder hypertrophe Kardiomyopathie
  - **Gastrointestinaltrakt:** Leberversagen mit Enzephalopathie, Gastrointestinale Motilitätsstörung (Pseudoobstruktion)
  - **Endokrinium:** Diabetes mellitus, Hypogonadismus, Kleinwuchs (STH-Mangel), Hypoparathyreoidismus
  - **Niere:** tubuläre Nephropathie, Fanconi-Syndrom
  - **Lunge:** Bei schweren Verläufen ventilatorische Insuffizienz

- ■ **Welche diagnostischen Schritte sind einzuleiten?**
- ▬ Die **CK** ist normal oder nur leicht erhöht (bis zum 5-fachen der Obergrenze) mit wenigen Ausnahmen.
- ▬ Wichtig ist vor allem bei Kindern die Dokumentation einer **Laktatazidose** (im Blut, bei ZNS-Befall z. T. isoliert im Liquor). Beim Kearns-Sayre-Syndrom ist auch das Liquorprotein erhöht. In manchen Fällen von Leigh-Syndrom kann das Ausscheidungsmuster organischer Säuren im Urin auf den Gendefekt hinweisen.
- ▬ Im **Fahrradbelastungstest** kann bei geringer aerober Belastung u. U. ein exzessiver Laktatanstieg nachgewiesen werden.
- ▬ Das **EMG** kann myogen, bei Neuropathien auch neurogen verändert sein. Bei klinischen Hinweisen auf eine Neuropathie Neurographie, ggfs. evozierte Potentiale.
- ▬ Bei kindlichen Verläufen und bei klinischer ZNS-Beteiligung ist ein **Kernspintomogramm** des Kopfes indiziert, um die für den M. Leigh charakteristischen hyperintensen Läsionen in den Basalganglien (v. a. Putamen) und im Hirnstamm nachzuweisen, bei schlaganfalls-ähnlichen Bildern auch die korrelierenden Marklager-und Rindenläsionen.
- ▬ Die **Muskelbiopsie** zeigt meist diagnostisch RRF- und COX-negative Fasern. Elektronenmikroskopisch sind die Mitochondrien vergrößert mit parakristallinen Einschlüssen.

> ❗ **In der Muskelbiopsie bei im Kindesalter beginnenden Erkrankungen v. a. bei überwiegendem ZNS-Befall können RRF- und COX-negative Fasern fehlen!!**

- ▬ Zusätzlich kann in Speziallabors die **Aktivität der Atmungskettenkomplexe** bestimmt werden (aus tiefgefrorenen, am besten aber aus frisch entnommenem Muskel). Die biochemische Analyse der Atmungskettenkomplexe bleibt trotz der Möglichkeit molekulargenetischer Diagnostik wichtig, da bei Aktivitätsminderung bestimmter Komplexe entweder Mutationen in nukleär kodierten Komponenten oder in spezifischen mitochondrial kodierten Komplexen wahrscheinlicher werden.

Auch kann ein kombinierter Komplex II+III-Mangel einen Coenzym Q10-Mangel anzeigen, der medikamentös behandelt werden kann.
- ▬ Die Diagnosebestätigung erfolgt durch Untersuchung der mtDNA am besten aus dem Muskel (peripheres Blut zeigt die Mutation in der mtDNA i. d. R. nicht, möglich ist alternativ der Mutationsscreen aus Harnwegsepithelzellen im Urin). Abhängig vom klinischen Bild wird die mtDNA zunächst auf Deletionen untersucht, wobei die Diagnose multipler mtDNA-Deletionen besser mit long range PCR-Verfahren als mit Southern Blot gelingt. Während die Mehrzahl der Patienten mit Kearns-Sayre-Syndrom, CPEOplus, MERRF und MELAS mitochondriale Mutationen tragen, werden die schweren kindlichen Mitochondriopathien wie das Leigh-Syndrom häufiger von Mutationen nukleär kodierter Gene verursacht. Neben vielen nukleär kodierten Komplex I-Untereinheiten sind das Assembly-Faktoren (»Komplexbildungshelfer«) v. a. für den Komplex I, II und IV, Coenzym Q10-Syntheseenzyme, Pyruvat-Dehydrogenase-Untereinheiten und andere mehr.
- ▬ Auch bei den CPEOplus Erkrankten gibt es dominante und rezessive Mutationen, die ein multiples Deletionssyndrom der mtDNA verursachen mit z. T. später Erstmanifestation im Erwachsenenalter. Bei den multiplen mtDNA-Deletionssyndromen kommen vor allem Mutationen in *POLG*, dem Gen für die einzige mtDNA-Polymerase, *PEO1*, (Twinkle, eine mitochondriale Helicase), *ANT1* (Adenin-Nucleotid-Translokator) in Frage.
- ▬ Aufgrund der Vielzahl möglicher Mutationen ist es sinnvoll, mit neuen Sequenziermethoden (Next Generation Sequencing) über eine Exom-Sequenzierung die krankheitsverursachende Mutation zu identifizieren.

- ■ **Welche klinischen Syndrome sind zu erwarten?**
- ▬ Die Kombination chronisch progredienter externer Ophthalmoplegie mit Ptose (❏ Abb. 16.5) und subnormaler muskulärer Belastbarkeit (Belastungsintoleranz) ist charakteristisch für mitochondriale Myopathien.

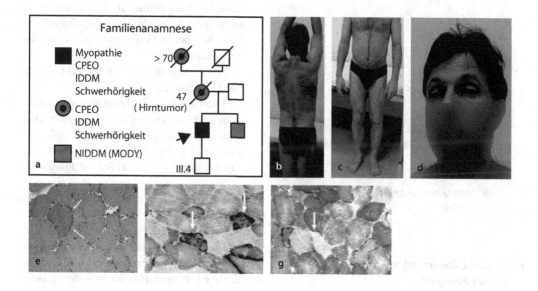

Abb. 16.5a-f **a** Familienanamnese. **b, c** Normal kräftiges Muskelrelief. **d** Partielle Ptose mit kompensatorischer Anspannung des M. frontalis. **e** ragged-red-Faser mit randständiger Mitochondrienproliferation (rot in Trichrom auf türkisfarbenem Zytoplasma). **f** SDH Färbung randständig verstärkt in ragged-red-Fasern. **g** COX-negative Faser (s. Pfeil)

— Wegen der langsamen Entwicklung der Ophthalmoplegie werden häufig keine Doppelbildwahrnehmungen geklagt.

— Mitochondriale Myopathien sind häufig Teil von Multisystemerkrankungen, sodass nach weiteren Organmanifestationen gesucht werden muss (Auge, ZNS, Herz etc.).

— Die diagnostische Signatur in der Muskelbiopsie sind Ragged-Red-Fasern (RRF) und COX-negative Fasern (■ Abb. 16.5).

— Die genetischen Defekte sind heterogen – große mitochondriale Deletionen treten meist sporadisch auf, mitochondriale Punktmutationen werden maternal vererbt, Syndrome mit progredienten mitochondrialen DNA-Deletionen autosomal-rezessiv oder -dominant.

— Bei frühkindlichem Beginn steht i. d. R. die kardiale oder die ZNS-Beteiligung im Vordergrund, z. B. in Form des Leigh-Syndroms – hier zeigt die Muskelbiopsie oft keine spezifischen Auffälligkeiten, sodass die biochemische Untersuchungen in Blut und Urin u. U. direkt auf den Defekt hinweisen können. Die Vererbung kann autosomal-rezessiv (Mehrzahl), X-chromosomal rezessiv oder maternal erfolgen.

▪ **Kasuistik mitochondriale Myopathie** (■ Abb. 16.5)

Fallbeispiel
Anamnese
— 43-jähriger Patient, seit 5–6 Jahren Myalgien der Beinmuskulatur, mit allmählicher Reduktion sportlicher Aktivitäten
— Schwerhörig, seit 23. LJ Hörgeräte
— Insulinabhängiger DM seit 31. LJ
— Seit 2 J. nachlassendes Gedächtnis

Befund
— Leichte Ptose, verlangsamte Sakkaden, eingeschränkte horizontale und vertikale Augenbewegungen ohne Diplopie
— Hörgeräteversorgt
— Normales Gangbild, athletisches Muskelrelief
— Keine Paresen, Reflexe leicht abgeschwächt

Labor
— CK 772 U/l (4x), LDH 276 U/l, HbA1c 6,6%
— Laktattest – Ruhelaktat 2,6 mmol/l, Maximalwert 6,9 mmol/l

EMG
- Normalbefund

Biopsie
- Nachweis von ragged-red-Fasern und COX-negativen Fasern

Molekulargenetik
- Nachweis der MELAS-assoziierten mitochondrialen A3243G Mutation (tRNA^{leu}) im Muskel
- Familienanamnese vereinbar mit maternaler Vererbung, ausgeprägte intrafamiliäre Variabilität

- **Welche Differentialdiagnosen sind zu berücksichtigen?**
- ■ **Beginn im Kindesalter mit ZNS-Beteiligung (M. Leigh)**
- Fettsäureoxidationsstörungen
- Biotinidase-Defekte mit Basalganglienläsionen
- Neurodegeneration mit Eisen-Ablagerung (NBID)
- M. Wilson
- Organische Azidurien
- Leukenzephalopathien

■ ■ **Beginn im Erwachsenenalter (CPEOplus)**
- Kongenitale Myopathie mit Ophthalmoparese (z. B. RYR1, zentronukleäre Myopathien)
- Okulopharyngeale Muskeldystrophie
- Glykogenosen mit Belastungsintoleranz
- Myasthenie

- **Welche therapeutischen Maßnahmen sind sinnvoll?**
- Es gibt bisher **keine kausale Therapie** für die große Mehrzahl der Mitochondriopathien mit wenigen Ausnahmen:
- Coenzym Q10-Synthesedefekte (verringerte Komplex II+III-Aktivität) – Coenzym Q10 10–30 mg/kd TD, bei Erwachsenen 1–3 g/d.
- ETFDH-Mutationen (multipler Acyl-CoA-Dehydrogenase-Mangel) Riboflavin 100–150 mg/d, evtl. kombiniert mit Coenzym Q10

- Mitochondriale neurogastrointestinale Enzephalomyopathie (Mutation der Thymidin-Phosphorylase) evtl allogene Knochenmarkstransplantation
- Komplex I Assembly Faktor-Mangel (*ACAD9*-Gen) Riboflavin 300 mg tgl.
- MELAS (Mitochondrial encephalomyopathy, lactic acidosis, Stroke-like episodes) zur Akutbehandlung L-Arginin-Infusion (0,5 g/kg KG einer 10% Lösung), evtl. im Intervall orale L-Arginin-Supplementation (0,15–0,3g/kg KG/d)

Bei Kindern sind gewichtsadaptierte Dosen zu überprüfen.

Wegen des multisystemischen Charakters der Erkrankung ist i. d. R. eine **interdisziplinäre symptomatische Behandlung** indiziert und kann wesentlich zur Lebensqualität der Betroffenen beitragen. Besonders geachtet werden sollte auf folgende Bereiche:

1. **Hörvermögen** – regelmäßige Audiometrie, ggfs. Versorgung mit Hörgeräten oder auch Cochlea-Implantate
2. **Augen** – chirurgische oder nichtchirurgische Korrektur der Ptose (z. B. Ptosisbrille), regelmäßige ophthalmologische Kontrollen, bei Opticusatrophie u./o. Retinopathie ggfs. vergrößernde Sehhilfen
3. **Epilepsie** – Cave bei Valproat, das die mitochondriale oxidative Phosphorylierung hemmt und vor allem beim Alpers-Syndrom ein fatales Leberversagen auslösen kann. Myoclonus bei MERRF-Patienten kann mit Levetiracetam oder Clonazepam behandelt werden.
4. **Diabetes mellitus** – Cave bei Metformin wegen des Risikos einer Laktatazidose, evtl. Coenzym Q10-Supplementation begleitend (150 mg/d)
5. **Dysphagie** – häufig v. a. bei KSS, Leigh und einigen CPEO-Patienten. Logopädische Mitbeurteilung, bei hohem Aspirationsrisiko PEG-Anlage. Bei Kachexie wegen intestinlaer Pseudoobstruktion der MNGIE ggfs. Umstellung auf parenterale Ernährung
6. **Herz** – regelmäßiges Monitoring wegen der Frage von Leitungsblocks, bei Kardiomyopathie entsprechende medikamentöse Behandlung

7. **Atmung** – ventilatorische Insuffizienz meist erst in fortgeschrittenen Erkrankungsstadien. Monitoring von FVC, kapillären Blutgasen, Ausschluss schlafbezogener Atmungsstörungen v. a. auch bei bulbärer Dysfunktion

8. Moderates **Ausdauer- oder Krafttraining** – Verbesserung von Ausdauer und Atmungskettenaktivität im Muskel ohne Reduktion des Muskelanteils an mutierter DNA

- **Genetische Beratung**
- Mutationen nukleärer Gene – abhängig vom Erbgang autosomal-dominant, -rezessiv oder X-gebunden. Nach Identifikation einer kausalen Mutation kann auch eine pränatale Diagnostik durchgeführt werden.
- Große mtDNA-Deletionen sind i. d. R. sporadisch, es besteht nur ein geringes Transmissionsrisiko.
- Die Transmission von mtDNA Punktmutationen ist schwer vorhersagbar, da es zu großen Verschiebungen des Anteils mutierter und nicht-mutierter mtDNA in der Eizelle kommen kann. Verhindert werden kann eine solche Transmission aktuell nur durch eine Eizellspende einer nicht betroffenen Frau.

> **Die symptomatische multidisziplinäre Behandlung bleibt die wichtigste Maßnahme für Patienten mit Mitochondriopathien.**
> **Kausale Therapieansätze gibt es nur für sehr wenige mitochondriale Erkrankungen, u. a. beim Coenzym Q10-Mangel, bei den Erkrankungen mit multiplem Acyl-CoA-Dehydrogenase-Mangel und bei der mitochondrialen neurogastrointestinalen Enzephalomyopathie.**

Literatur

Glykogenosen

Arenas J, Martin MA, Andreu AL. Glycogen Storage Disease Type V. In Pagon RA, Adam MP, Bird TD et al. (eds.) GeneReviews™, University of Washington. Seattle, 1993–2014

DiMauro S, Akman HO, Paradas C. Metabolic Myopathies. In Katirji B, Kaminski HJ, Ruff RL (eds.) Neuromuscular Disorders in Clinical Practice, Vol. II, Springer, New York, 2014, 1311–1334

Quinlivan R, Martinuzzi A, Schoser B. Pharmacological and nutritional treatment for McArdle disease (Glycogen Storage Disease type V). Cochrane Database Syst Rev. 2010 Dec 8;(12):CD003458

Lipidstoffwechselstörungen

Deschauer M, Wieser T, Zierz S. Muscle carnitine palmitoyltransferase II deficiency: clinical and molecular genetic features and diagnostic aspects. Arch Neurol. 2005 Jan;62(1):37–41

Laforêt P, Vianey-Saban C. Disorders of muscle lipid metabolism: diagnostic and therapeutic challenges. Neuromuscul Disord. 2010 Nov;20(11):693–700

M. Pompe

Hirschhorn R, Reuser AJJ. Glycogen Storage Disease Typ II: Acid α-Glucosidase (Acid Maltase) Deficiency. In: Scriver CR et al. (Hrsg.) The Metabolic and Molecular Bases of Inherited Disease. 8th ed. New York, NY, McGraw-Hill 2001; 3389–3420

Regnery C, Kornblum C, Hanisch F et al. 36 months observational clinical study of 38 adult Pompe disease patients under alglucosidase alfa enzyme replacement therapy. J Inherit Metab Dis. 2012;35:837–845

Schüller A, Kornblum C, Deschauer M, Vorgerd M, Schrank B, Mengel E, Lukacs Z, Gläser D, Young P, Plöckinger U, Schoser B. Diagnose und Therapie des Late-onset-Morbus-Pompe. Nervenarzt. 2013 Dec;84(12):1467–72

Multipler Acyl-CoA-Dehydrogenase-Mangel

Gempel K, Topaloglu H, Talim B, Schneiderat P, Schoser BG, Hans VH, Pálmafy B, Kale G, Tokatli A, Quinzii C, Hirano M, Naini A, DiMauro S, Prokisch H, Lochmüller H, Horvath R. The myopathic form of coenzyme Q10 deficiency is caused by mutations in the electron-transferring-flavoprotein dehydrogenase (ETFDH) gene. Brain. 2007 Aug; 130(Pt 8):2037–44

Liang WC, Ohkuma A, Hayashi YK, López LC, Hirano M, Nonaka I, Noguchi S, Chen LH, Jong YJ, Nishino I. ETFDH mutations, CoQ10 levels, and respiratory chain activities in patients with riboflavin-responsive multiple acyl-CoA dehydrogenase deficiency. Neuromuscul Disord. 2009 Mar;19(3):212–6

Mitochondriopathien

Baertling F, Rodenburg RJ, Schaper J, Smeitink JA, Koopman WJ, Mayatepek E, Morava E, Distelmaier F. A guide to diagnosis and treatment of Leigh syndrome. J Neurol Neurosurg Psychiatry. 2014 Mar;85(3):257–65

Berardo A, DiMauro S, Hirano M. A diagnostic algorithm for metabolic myopathies. Curr Neurol Neurosci Rep. 2010 Mar;10(2):118–26

Burr ML, Roos JC, Ostör AJ. Metabolic myopathies: a guide and update for clinicians. Curr Opin Rheumatol. 2008 Nov;20(6):639–47

Chinnery PF. Mitochondrial Disorders Overview. In: Pagon RA, Adam MP, Ardinger HH, Bird TD, Dolan CR, Fong CT,

Smith RJH, Stephens K, editors. GeneReviews® [Internet]. Seattle (WA): University of Washington, Seattle; 2000 Jun 08 [updated 2010 Sep 16], 1993–2014

DiMauro S, Nishino I, Hirano M. Mitochondrial Myopathies. In B. Katirji, H.J. Kaminski, R.L. Ruff (eds.) Neuromuscular Disorders in Clinical Practice, Vol. II, Springer, New York, 2014, 1335–1353

Pfeffer G, Majamaa K, Turnbull DM, Thorburn D, Chinnery PF. Treatment for mitochondrial disorders. Cochrane Database Syst Rev. 2012 Apr 18;4:CD004426. Treatment for mitochondrial disorders

Rahman S, Hanna MG. Diagnosis and therapy in neuromuscular disorders: diagnosis and new treatments in mitochondrial diseases. J Neurol Neurosurg Psychiatry. 2009 Sep;80(9):943–53

Sieb J P, Schrank B. Metabolische Myopathien in Neuromuskuläre Erkrankungen, 2009, Kohlhammer Verlag Stuttgart, S. 124–156

Vorgerd M, Deschauer M. Metabolische und mitochondriale Myopathien. Z Rheumatol. 2013 Apr;72(3):242–54

16

Dermatomyositis

U. Schara, B. Schrank

17.1   Definition und Epidemiologie

Die Dermatomyositis (DM) gehört neben der Polymyositis (PM), der sporadischen Einschlußkörpermyositis (sIBM) und der immun-vermittelten nekrotisierenden Myopathie (IMNM) zu der Gruppe der immun-vermittelten inflammatorischen Myopathien. DM und PM können sich von der frühen Kindheit bis ins hohe Erwachsenenalter manifestieren, wobei im Kindes- und Jugendalter häufiger die juvenile Dermatomyositis (JDM) vorkommt. In allen Altersklassen ist das weibliche Geschlecht häufiger betroffen. Die jährliche Inzidenz im Erwachsenenalter variiert in Abhängigkeit der geographischen Lage von 0.1 bis 1:100 000, ein Häufigkeitsgipfel liegt in der 5. und 6. Lebensdekade. Nicht selten werden DM/PM im Erwachsenenalter auch als paraneoplastisches Symptom diagnostiziert, möglicherweise auch vor der eigentlichen onkologischen Erkrankung. Die jDM ist zwar die häufigste immunvermittelte Myopathie im Kindes- und Jugendalter mit Manifestation vor dem 18. Geburtstag, aber insgesamt ein sehr seltenes Krankheitsbild mit einer jährlichen Inzidenz von 3–4:1 000 000. Hier liegt ein Erkrankungsgipfel zwischen 5 und 14 Jahren; ca. 25% der Betroffenen sind jünger als 4 Jahre. Typische klinische Symptome sind eine fortschreitende symmetrische proximal betonte Muskelschwäche, Müdigkeit, Traurigkeit, Arthralgien und seltener auch eine Dysphagie. Die Hauterscheinungen beinhalten ein Erythem im Gesicht und / oder Décolleté, Gottron-Zeichen und Teleangiektasien periungual und / oder an Lidern. Diese Hauterscheinungen können initial fehlen oder nur sehr flüchtig ausgeprägt sein; bei der jDM sind die Kinder i. d. R. vorher gesund und die Symptomatik ist rasch progredient.

> **Die Dermatomyositis ist ein seltenes Krankheitsbild mit Manifestation ab dem Kleinkindalter. Während im Erwachsenenalter immer eine primäre onkologische Erkrankung zu belegen oder auszuschließen ist, wird die JDM in der Regel nicht als paraneoplastisches Symptom diagnostiziert.**

17.2   Ätiologie und Pathogenese

Die Ätiologie der DM und JDM ist bisher noch nicht komplett geklärt und die Pathomechanismen noch nicht alle verstanden. Histologisch nachweisbar sind perifaszikuläre mehr als endomysiale Infiltrate. Aktuell wird ein Zusammenspiel von vier Komponenten angenommen:

1. Inflammation mit Nachweis von aktivierten T- und B-Zellen, dendritischen Zellen und Makrophagen in den Infiltraten.
2. Eine vaskuläre Beteiligung mit Einwanderung von Makrophagen in die Gefäßwände der Arteriolen, mit Gefäßverschlüssen durch Thrombosen und Infarkte sowie dadurch bedingt ein Kapillarverlust und unzureichende Sauerstoffversorgung in den entsprechenden Gewebearealen.
3. In der Muskulatur kommt es betont zur perifaszikulären Muskelfaseratrophie, zu Nekrosen und Regeneraten; immunhistologisch lässt sich eine Hochregulation von MHC-Klasse I und II sowie des neonatalen Myosins nachweisen.
4. Endo- und perimysial kommt es durch den Muskelumbau zur Fibrose.

Aktuelle Studien untersuchen Umweltauslöser, genetische Prädisposition und mütterlichen Mikrochimerismus. Es gibt weitere Fragen zur Immunantwort, insbesondere zur Rolle der Makrophagen; die Zeichen von Hypoxie sind in Zusammenschau mit den Infiltraten weiter zu untersuchen. Im Vergleich von DM und jDM können erste Untersuchungen zeigen, dass bei der jDM der Kapillarverlust, die Regenerationszeichen und die Hypoxieeffekte deutlicher ausgeprägt zu sein scheinen.

> **Die Ätiologie und die Pathomechanismen der DM und der JDM sind noch nicht vollständig verstanden. Aktuell angenommen wird ein Zusammenspiel von Inflammation, vaskulärer und myogener Komponente sowie Fibrose.**

17

17.3 Therapie

Unter Berücksichtigung der bisher verstandenen Pathomechanismen wird eine immunsuppressive Therapie empfohlen, die in Abhängigkeit des Schweregrades und der Komplikationen erfolgt. Dabei kommen in erster Linie Kortikosteroide oral und / oder intravenös als Stoßtherapie, i. d. R. in Kombination mit MTX, zum Einsatz.

Bei **milder Manifestation** kann Prednison oral mit 2 mg/KgKG/Tag in 2 Einzeldosen (ED) versucht werden. Nach Besserung der klinischen Symptomatik in den ersten 6–12 Wochen kann die Dosis langsam reduziert werden, z. B. alternierende Gabe alle 2 Tage, dann Tagesdosis reduzieren.

> ⓘ Wichtig ist nicht zu früh zu drastisch zu reduzieren, das kann zum Relapse führen!

Bei **mittelschwerer und schwerer Manifestation** (gilt für die überwiegende Zahl der Fälle) Start mit Methylprednisolon intravenös als Stoßtherapie 20–30 mg/KgKG (max. 1g) täglich für drei Tage als Infusion über 3–5 Stunden und in Abhängigkeit des Schweregrades intermittierend Prednison oral sowie MTX oral oder subcutan 15 mg/m² Körperoberfläche (KO)/Woche als Steroid-sparende Medikation.

Empfehlungen für die Stoßtherapie: 1. Stoß nach Diagnosestellung, dann nach 1,2,4,7 Wochen, dann alle 4 Wochen für 1 Jahr, im 2. Jahr alle 3 Monate. MTX sollte 2 Jahre gegeben werden. Nebenwirkungen sind regelmäßig zu überwachen; bei positivem Verlauf sollte die Muskel-MRT in größeren Abständen (6–12 Monate) wiederholt werden.

Bei unzureichender Besserung ist im nächsten Schritt die intravenöse Gabe von Immunglobulinen (IVIg) 2 g/KgKG/ED, bei Kindern 2g/KGKg aufgeteilt auf 2-5 Tage initial 5 × alle 2 Wochen, dann alle 4 Wochen abhängig vom Verlauf. Für die Therapieüberwachung gilt das zuvor Gesagte.

In der Eskalationstherapie sind Azathioprin, Cyclosporin A, Mycophenolat mofetil, Cyclophosphamid, Rituximab und andere Biologika sowie die Plasmapherese im individuellen Fall abzuwägen.

Zusätzlich zur medikamentösen Therapie ist nach der akuten Krankheitsphase eine an die Krankheitsaktivität anzupassende Physiotherapie indiziert, die zur Verbesserung der Muskelkraft und -funktion, der Krankheitsaktivität und der Lebensqualität führt. Weitere rehabilitative Maß-

nahmen sind im Einzelfall abhängig von der Symptomatik einzuleiten. Grundsätzlich gilt, dass eine frühe Diagnose und Therapie positive Faktoren für die Prognose darstellen.

Die Krankheitsbilder werden im Folgenden kasuistisch beschrieben.

> ❯ Die Therapie der DM und JDM ist symptomatisch, beinhaltet Immunsuppression und Physiotherapie, in schweren Fällen auch weitere rehabilitative Maßnahmen.

17.4 Spezielle Krankheitsbilder

17.4.1 Dermatomyositis im Erwachsenenalter

Fallbeispiel

Anamnese
- 38-jährige Verwaltungsangestellte
- 4 Wochen muskelkaterartige Schmerzen der Oberschenkel und Waden mit verringerter Ausdauer beim Treppensteigen
- Zupacken mit den Händen schmerzhaft
- 2 Wochen Rötung der Haut über den Fingergelenken ❏ Abb. 17.1

Befund
- Leichter Schongang, Kniebeuge durchführbar, aber unangenehm
- Geringe Schwäche der Hüftbeuger und Kniestrecker 4+
- Muskulatur leicht druckdolent
- Schuppendes Erythem der Knöchel der Fingergelenke, Schwellung der Finger

Labor
- CK 7.127 U/l (50 x Normwert), LDH 773 U/l (nl. < 247), BSG 27/55 mm n.W.

EMG
- M. deltoideus und vastus lateralis – mäßige Spontanaktivität, motorische Einheiten nicht wesentlich verändert

MRT der Oberschenkel [❏ Abb. 17.1]
- Ausgeprägte, z. T. faszienbetonte Flüssigkeitseinlagerungen fokal verteilt im M. quadriceps und geringer in den Adduktoren

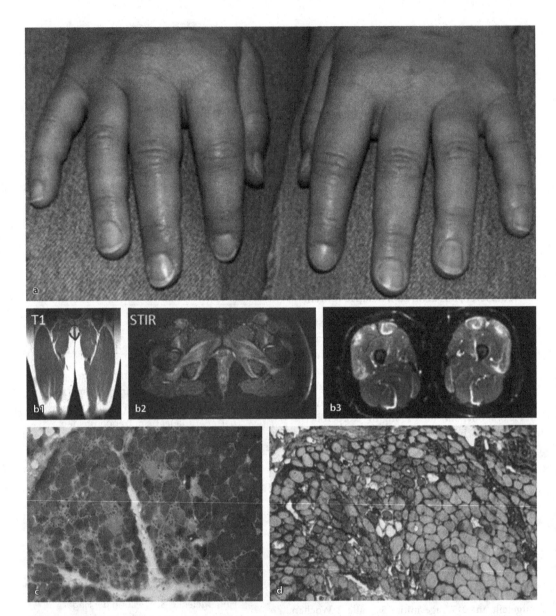

■ **Abb. 17.1 a-d   a** Einziges klinisches Zeichen der Hautbeteiligung sind Erytheme der Dorsalregion der Fingergelenke und eine Fingerschwellung. **b** Im MRT der Muskulatur sind T1 gewichtete Sequenzen (hier koronar dargestellt) unauffällig, dagegen zeigen STIR-Sequenzen ausgeprägte, z. T. faszienbetonte Flüssigkeitseinlagerungen im Quadriceps, Semitendinosus und den Beckenmuskeln. **c, d** Die Biopsie des M. vastus lateralis bestätigt den MRT-Verdacht – mit ausgedehnten Rundzellinfiltraten v. a. in der Faszikelperipherie in der Trichromfärbung und eine entsprechend hochregulierte MHC1-Expression ebenfalls perifaszikulär, sowie eine beginnende perifaszikuläre Atrophie der Muskelfasern.

17

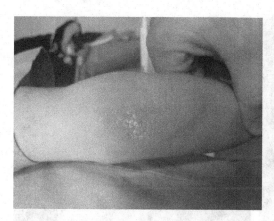

Abb. 17.2 Effloreszenzen im Bereich der Ellenbogen

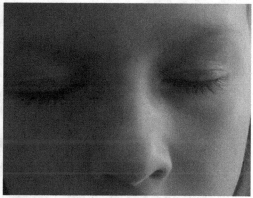

Abb. 17.3 Teleangiektasien im Bereich der Augenlider

Biopsie M. vastus lateralis
— Endomysiale Rundzellinfiltrate am Faszikel-
rand (B-Zellen, T4-Lymphozyten, Makrophagen), beginnende perifaszikuläre Atrophie

Diagnose
— Dermatomyositis

Therapie
— Kombinierte Steroid-/Azathioprin-Thera-
pie mit 60 mg Prednisolon TD und 150 mg
Azathioprin, das nach 5 Wochen abgesetzt
werden musste wegen hepatischer Unverträglichkeit. Dennoch weitgehende
Remission unter Prednisolon-Montherapie
danach.

17.4.2 Juvenile Dermatomyositis (JDM)

Kinder oder Jugendliche, die eine jDM entwickeln,
sind vorher typischerweise gesund. In der Anamnese wird häufig eine neu aufgetretene zunehmende Muskelschwäche berichtet, oft in den Beinen
beginnend, motorische Fähigkeiten oder sportliche
Aktivitäten sind nicht mehr so gut möglich, nicht
selten werden auch Schmerzen in der Muskulatur
und eine eingeschränkte Belastbarkeit angegeben.
Die Stimmung ist schlecht, die Kinder wirken un-
gewohnt traurig. In manchen Fällen werden Hautveränderungen wie Rötung des Gesichts und / oder
des Ausschnitts, silbrig weiße trockene Effloreszen-

zen an den Knien oder bläuliche Verfärbungen der
Nagelpfalze beobachtet. Im Wesentlichen führen
die motorischen Probleme und die Schmerzen zur
Vorstellung; vorausgehende Infekte mit und ohne
Fieber können vorkommen, sind aber nicht zwin-
gend vorhanden.

- **Was ist bei der klinischen Untersuchung zu
  sehen? Wonach ist zu schauen?**
- Progressive Muskelschwäche der proximalen
  Extremitäten, Beine häufig eher als Arme be-
  troffen, zusätzlich auch Schwäche der Hals-
  muskulatur, insbesondere der Halsbeuger, und
  der Rückenmuskulatur
- Muskelschmerzen
- Muskelschwellung und Druckschmerzhaftig-
  keit der Muskulatur
- Arthralgien, Gelenke müssen nicht überwärmt
  sein
- Dysphagie und Dysphonie bei Beteiligung der
  Larynx- und Pharynxmuskulatur
- Hautbeteiligung mit Erythem im Gesicht
  und / oder Décolleté, silbrig weiße trockene
  Hauteffloreszenzen über den Streckseiten der
  Knie-, Ellbogen-, Fingergrund- und Finger-
  mittelgelenken (Gottron-Zeichen) und Tele-
  angiektasien periungual und / oder an Lidern
  (**Abb. 17.2**, **Abb. 17.3**)
- Möglich Kontrakturen und Skoliose (bei schon
  lange bestehender Krankheitsaktivität)
- Unbeeinträchtigte mentale Entwicklung

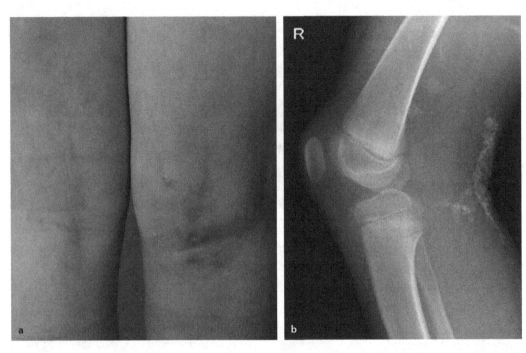

Abb. 17.4 a-b Kutane (a) und subkutane (b) Verkalkungen bei einem Patienten mit chronischer Dermatomyositis. (Röntgenbild mit freundlicher Genehmigung von Dr. Schweiger, Institut für Diagnostische und interventionelle Radiologie und Neuroradiologie, Universitätsklinikum Essen)

— Komplikationen bei schwerem oder lang verlaufendem unbehandelten Krankheitsprogress:
    ═ Kontrakturen und Skoliose
    ═ Kutane und subkutane Verkalkungen
      (☐ Abb. 17.4)
    ═ Pleuritis, interstitielle Pneumonie
    ═ Respiratorische Beeinträchtigung bei Betei-
      ligung der Atemmuskulatur
    ═ Perikarditis, Myokarditis
    ═ Nierenbeteiligung, initiales Symptom oft
      Proteinurie
    ═ Schwellung periorbital und des gesamten
      Gesichts
    ═ Heiserkeit bei Befall der Stimmbänder
    ═ Gastrointestinale Beteiligung
    ═ Selten: Ventrikuläre Tachykardie, Spontan-
      pneumothorax, nichtbakterielle Osteomyelitis

Wann ist besonders an die Diagnose einer JDM zu denken?
Die typische Anamnese mit zuvor gesundem Kind, relativ plötzlichem Beginn und die kli-nische Symptomatik mit Kombination von Muskelschwäche und Hautveränderungen sind wegweisend für die Verdachtsdiagnose einer jDM.

- **Welche diagnostischen Schritte sind einzuleiten?**
— Die **CK** ist in unterschiedlichem Ausmaß er-
  höht, kann aber auch normal sein.
— Bei normaler CK kann die **Aldolase** erhöht
  sein, hier handelt es sich noch um eine seltene
  Indikation diese zu bestimmen. Zusätzlich
  kann die BSG beschleunigt sein, ein Normalwert spricht aber auch nicht gegen eine jDM.
— Weitere Laborparameter: Blutbild, CRP, GOT,
  GPT, Kreatinin, Harnstoff, von Willebrand-
  Faktor (bei DM und jDM möglich erhöht)
— **Myositis-spezifische Antikörper**: Autoanti-
  körper finden sich in 40–50% der Patienten
  mit Dermatomyositis, diese sind im Erwachsenenalter mit bestimmten Organbeteiligungen,

17

Verläufen und Prognosen assoziiert, im Kindes- und Jugendalter trifft dies überwiegend nicht zu, z. B. p155, MJ (p140) bei juveniler Dermatomyositis, Anti-Jo1

— Weitere Antikörper zur Differenzierung gegenüber anderen rheumatischen Erkrankungen (z. B. Sharp Syndrom, systemischer Lupus erythematodes)

— **Urinstatus** mit der Frage nach Proteinurie bei möglicher Nierenbeteiligung

— Ein EMG ist zur Diagnose nicht indiziert, da die myogenen Veränderungen unspezifisch sind.

— Die **Myosonographie** zeigt eine Echogenitätserhöhung in den betroffenen Muskeln, kann also mit der klinischen Symptomatik die Verdachtsdiagnose erhärten. Allein ist sie nicht für eine DM beweisend.

— Die **MRT** der Muskulatur zeigt eine erhöhte Signalintensität in den T2-gewichteten fettunterdrückten Sequenzen und belegt damit den Nachweis von Ödemen in der betroffenen Muskulatur, ist aber nicht spezifisch allein für eine DM. Diese Untersuchungsmethode eignet sich zusammen mit der Klinik auch gut zur Verlaufskontrolle unter oder nach Therapie.

— Die **Muskelbiopsie** zeigt wegweisende Befunde für das Vorliegen einer DM; es finden sich eine perifaszikuläre Muskelfaseratrophie und Infiltrate, Nekrosen und regenerierende basophile Fasern sowie eine endo- und perimysiale Fibrose. Immunhistologisch lässt sich eine Hochregulation von MHC-Klasse I und II sowie des neonatalen Myosins und in den Infiltraten T-, B-Zellen, dendritische Zellen, Makrophagen nachweisen. (◘ Abb. 17.1, ◘ Abb. 17.5)

— Zur Überprüfung anderer **Organbeteiligungen**: EKG, Echokardiographie, Lungenfunktion, Nierensonographie

— Bei möglicher **infektiologischer Ursache**: Bakteriologische und virologische Untersuchungen

— Bei Erwachsenen Diagnostik für die **Tumorsuche**

— **Genetik**: Die Dermatomyositis zählt zu den sporadischen Erkrankungen, mögliche genetische Prädisposition (z. B. HLA-Typen wie B8,

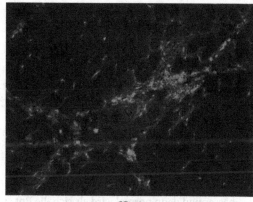

CD 68

◘ **Abb. 17.5** Muskelbiopsie. Hochregulation von CD68-Expression als Ausdruck der vermehrten Makrophagenaktivität bei Dermatomyositis. Weitere histologische Pathologien bei Kindern wie bei ◘ Abb. 17.1 beschrieben

DRB1 * 0301, DQA1 * 0501, DQA1 * 0301) werden diskutiert und kommen im Kollektiv der Betroffenen gehäuft vor. Sie dienen aber nicht zur Diagnosesicherung.

Wie kann die Diagnose gesichert werden?
Der Goldstandard ist die Kombination von Klinik, MRT und Muskelbiopsie.

● **Welche Differentialdiagnosen sind zu berücksichtigen?**
— Polymyositis
— Übergeordnete rheumatische Erkrankungen mit einer jDM als Symptom
— Bakterielle / virale Myositis
— Medikamentös oder toxisch bedingte Myopathie
— Degenerative Muskeldystrophien (Becker-MD, Gliedergürtel-MD)
— Bei Erwachsenen: sporadische Einschlusskörpermyositis, DM als paraneoplastisches Symptom

● **Welche therapeutischen Maßnahmen sind sinnvoll?**
Neben der immunsuppressiven Therapie (s. o.) sind Vitamin D3 und Calcium und bei Schmerzen eine

adäquate Schmerztherapie sinnvoll. Zur Physiotherapie und weiteren rehabilitativen Maßnahmen (▶ Abschn. 17.3).

- ■ **Welche Aspekte soll die Beratung der Familie beinhalten?**
- ▬ Mit der Familie ist eine begleitende Beratung anzustreben. Hier ist es wichtig darauf hinzuweisen, dass es gute Therapieoptionen gibt, aber eine Therapie 2 Jahre dauern kann und konsequent durchgeführt werden muss, auch wenn die klinische Symptomatik schneller besser und dann normal wird als sich die Entzündung im Muskel zurückbildet. Die häufigste Ursache für ein Rezidiv oder Relapse ist die inadäquate oder unzureichend lange immunsuppressive Therapie.
- ▬ **Fakten zur Prognose:** Die Lebenserwartung ist grundsätzlich bei Kindern nicht eingeschränkt. Eine lange Dauer vom Erstsymptom bis zur Diagnose und Therapiebeginn kann die Entwicklung von Komplikationen begünstigen und damit den Verlauf negativ beeinflussen. Gefürchtet sind hier besonders die Verkalkungen. In den meisten Fällen heilt die Erkrankung aus, selten kommt es zu Rezidiven im Kindes- und Jugendalter. Bei Ausheilung ist eine Überleitung in die Erwachsenen-Sprechstunde grundsätzlich nicht notwendig. Sollte es zu einem Rezidiv im Erwachsenenalter kommen, kann das individuell mit den betreuenden Kinderärzten / Neuropädiatern besprochen werden.

Fallbeispiel JDM

Es wird ein 5-jähriger Junge in der neuromuskulären Sprechstunde wegen seit 6 Wochen bestehender Muskelschmerzen in den Beinen vorgestellt. Zusätzlich falle eine verminderte Belastbarkeit auf, die Gehstrecke sei verkürzt, morgens müsse er sich umständlich im Bett drehen, um zum Sitzen und Aufstehen zu kommen. Ein Infekt sei nicht erinnerlich und der Junge sei vorher gesund gewesen. In den letzten Tagen war das Gesicht immer mal wieder flüchtig gerötet, die Kniegelenke erscheinen etwas dicker als sonst, aber nicht überwärmt, sonstige Hautveränderungen seien nicht erinnerlich.

Bei der Untersuchung: Muskeltonus und MER unauffällig, Muskelkraft an den unteren Extremitäten proximal betont reduziert, MRC 3–4/5. Treppensteigen und Aufstehen vom Boden deutlich erschwert, Angabe von Schmerzen, in Rückenlage kann der Kopf kaum von der Unterlage angehoben werden. Die Kniegelenke sind etwas geschwollen ohne Überwärmung. Flüchtige Rötung im Gesicht, über den Streckseiten der Knie-, Ellenbogen-, Fingergrund- und Mittelgelenken silbrigrötliche Effloreszenzen, vermehrte Kapillarzeichnung subungual und an den Oberlidern (◘ Abb. 17.3).

Diagnostik: CK milde erhöht, weitere Muskelenzyme normwertig, myosonographisch erhöhte Echogenität in den betroffenen Muskeln. Bei vorher völlig gesundem Kind mit jetzt relativ akuter Symptomatik V. a. entzündliche Genese, mit den Hautveränderungen V. a. juvenile Dermatomyositis. Die MRT der Muskulatur zeigt ausgeprägte Ödeme in den klinisch betroffenen Muskeln und darüber hinaus auch in Unterschenkeln und paraaxialer Muskulatur. Die Muskelbiopsie aus dem rechten M. vastus lateralis zeigt eine perifaszikuläre Muskelatrophie mit deutlicher Basophilie bei zentral nahezu unauffälliger Histologie. Immunhistologisch findet sich eine Hochregulation von MHC I und II sowie eine erhöhte Expression der Marker für Makrophagen, T- und B-Zellen, betont perifaszikulär und perivaskulär. In der Kombination von Anamnese, Klinik und weiterer Diagnostik kann die Diagnose einer juvenilen Dermatomyositis gesichert werden.

Es folgt unmittelbar eine **immunsuppressive Therapie** mit einer intravenösen Methylpredisolon-Stoßtherapie und Methotrexat (s. o. unter Therapie bei mittelschweren Verläufen).

Literatur

Engel AG, Hohlfeld R. The polymyositis and dermatomyosits syndromes. In: Engel AG, Armstrong CF (editors) Myology. The McGraw-Hill Companies, 3rd ed. 2004, Volume 2, pp 1321–1366

Khanna S, Reed AM. Immunpathogenesis of juvenile dermatomyositis. Muscle Nerve 2010; 41: 581–592

Schara U, Schoser B. Myositis. In: Heinen, Böhmer, Hufschmidt, Berweck, Christen, Fietzek, Kieslich, Krieg, Mall, Müller-Felber (Hrsg.) Pädiatrische Neurologie. Diagnose und Therapie mit Paediatric Clinical Scouts. Kohlhammer Verlag Stuttgart 2009; S. 593–599

Wedderburn LR, Varsani H, Li CKC, et al. International Consensus on a proposed score system for muscle biopsy in patients with juvenile Dermatomyositis: A tool for potential use in clinical trials. Arthritis & Rheumatism 2007;57:1192–1201

Chronische inflammatorische demyelinisierende Polyneuritis (CIDP)

U. Schara, C. Schneider-Gold

18.1 Definition und Epidemiologie

Zu den chronisch verlaufenden Immunneuropathien im Erwachsenenalter zählen die chronische inflammatorische demyelinisierende Polyneuritis (CIDP) einschließlich der paraproteinämischen Polyneuropathie, die multifokale motorische Neuropathie mit Leitungsblöcken (MMN) und die multifokale sensible und motorische Neuropathie mit Leitungsblöcken (Lewis-Sumner-Syndrom/MADSAM).

18.2 Ätiologie und Pathogenese

Bei der CIDP handelt es sich um eine gegen Myelinscheiden und ihre membranständigen Proteine und Ganglioside gerichtete, entzündliche, immunologisch bedingte Reaktion, die durch autoreaktive T-Zellen, die die Blutnervenschranke durchdrungen haben, vermittelt wird. Der initiale Auslöser ist nicht bekannt, es scheinen u. a Infekte, Impfungen und Operationen die immunologische Kaskade initiieren zu können. Die CIDP hat eine Prävalenz von ca. 1–2/100.000, wird aber möglicherweise auch in einigen Fällen nicht diagnostiziert.

Was ist bei der klinischen Untersuchung zu sehen? Wonach ist zu schauen?

Typische CIDP
- Länger als 2 Monate bestehende chronisch-progrediente Symptomatik
- Symmetrische distale und/oder proximale Paresen und ggf. Muskelatrophien
- Distal- und beinbetonten Sensibilitätsstörungen
- Abgeschwächte oder fehlende Muskeleigenreflexe

Atypische CIDP
- Überwiegend distale sensible Manifestation (distal aquired demyelinating symmetric, DADS), (Neuropathie, mit oder ohne Antikörper gegen Myelin-assoziiertes Glykoprotein [MAG]-AK)
- Formen mit rein motorischer oder rein sensibler Beteiligung, asymmetrischer Manifestation (u. a. Lewis-Sumner-Syndrom/

MADSAM (=multifocal acquired demyelinating sensory and motor) Polyneuropathie
- Fokale Präsentation (lumbosakrale CIDP)
- Formen mit zentralnervöser Beteiligung wie das CANOMAD-Syndrom

CANOMAD-Syndrom
- Chronisch ataktische Neuropathie mit Ophthalmoplegie
- M-Protein
- Kälte-Agglutininen und Disialogangliosid-AK (GD1b, GT1b, GQ1b,GD3) steht.

Paraproteinämische Polyneuropathie bei IgM-anti-MAG-AK (AK gegen Myelin-asoziiertes Glykoprotein vom Typ IgM)
- Klinisch meist wie eine chronische CIDP
- Länger als 6 Monate bestehend
- Sensibel betont
- Langsam progredient
- Mit Ataxie und Tremor
- Elektrophysiologisch disproportional stark verzögerten distalen motorischen Latenzen mit einem sog. »terminal lantency index« >0.25
- Proximale Muskelschwäche kann auftreten, insbesondere bei IgG- oder IgA-Paraproteinämie

POEMS-Syndrom
- Polyneuropathie
- Organomegalie
- Endokrine Störungen
- Monoklonale Gammopathie
- Hautveränderungen
- Elektrophysiologisch ausgeprägtere demyelinisierende Veränderungen als bei der typischen CIDP

Wann ist besonders an die Diagnose einer CIDP zu denken?

Die Entwicklung von distal und/oder proximal betonten Paresen sowie distal betonten Sensibilitätsstörungen über einen Zeitraum von mindestens 8 Wochen, Hinweise für demyelinisierende Veränderungen in der Elektrophysiologie,

18

ein erhöhtes Liquoreiweiß bei normaler Zellzahl sowie ggf. entzündliche und demyelinisierende Veränderungen in der Suralisbiopsie lassen an eine CIDP denken. Schwere Verläufe mit Entwicklung einer Tetraplegie und Beatmungspflichtigkeit sind selten. Autonome Störungen können vorkommen. Inproportional stark verlängerte distale motorische Latenzen lassen an eine paraproteinämische Polyneuropathie mit Anti-MAG-Antikörpern denken.

- **Welche diagnostischen Schritte sind einzuleiten?**
  - Die **CK** ist normal bis leicht erhöht (in Abhängigkeit vom Ausmaß der axonalen Schädigung bei schweren Verläufen).
  - **Neurographische Untersuchung** von mindestens 4 motorische Nerven mit F-Wellen, d. h. optimalerweise 1–2 motorische Nerven pro Extremität und 2 bis 4 sensible Nerven
  - **Fraktionierte Neurographie** mit möglichst proximaler Reizung (z. B. Reizung des N. ulnaris bzw. N. medianus über dem Erb'schen Punkt oder in der Axilla zur Identifikation von proximal gelegenen Leitungsblöcken)
    - Charakteristische neurographische Befunde sind: verlängerte distale motorische Latenzen (DML), verlangsamte Nervenleitgeschwindigkeiten (NLG), verzögerte F-Wellenlatenzen und verminderte F-Wellen Persistenz, Leitungsblöcke, eine Dispersion der Nervenaktionspotentiale sowie reduzierte Amplituden oder nicht auslösbare Reizantworten, die auch Ausdruck eines Leitungsblocks im Bereich der terminalen Nerven sein können.
    - Variables Ausmaß der Demyelinisierung im Bereich der verschiedenen Nervenabschnitte, d. h. die Verlängerung der DML muss nicht im Verhältnis stehen zu der Verzögerung der NLG oder der F-Wellen-Latenzen.
  - **EMG** zum Nachweis florider Spontanaktivität (bei akuter axonaler Schädigung) und chronisch neurogener Veränderungen
  - Eine **Nervenbiopsie** kann zur Sicherung der Diagnose indiziert sein.

- Bei respiratorischer Beeinträchtigung Röntgen Thorax, nicht-invasive oder invasive Beatmung.
- Bei möglicher autonomer Beteiligung Langzeit-RR Messung, Langzeit-EKG und Herzfrequenzanalyse

Wie kann die Diagnose gesichert werden?
Der Goldstandard ist die Kombination von klinischen und neurophysiologischen Kriterien, Liquordiagnostik und ggf. Nervenbiopsie gemäß den Kriterien der EFNS (European Federation Neuological Society).

- **Neurophysiologische Kriterien**
  - Verbreiterung des distalen CMAPs ($\geq$6.6 ms für den N. medianus, $\geq$6.7 ms für den N. ulnaris, $\geq$7.6 ms für den N. peroneus, $\geq$8.8 ms für den N. tibialis)
  - DML-Verlängerung $\geq$50%
  - NLG-Verlängerung $\geq$30%
  - F-Wellenverlängerung $\geq$30%
  - Partieller Leitungsblock $\geq$50%
  - F-Wellen-Verlust oder abnorme zeitliche Dispersion des CMAP $\geq$30% in 2 Nerven
  - Reduziertes CMAP in mindestens 3 Nerven
    - 1 a) **Sichere CIDP** bei Nachweis mindestens eines der Kriterien in mindestens zwei Nerven.
    - 1 b) **Wahrscheinliche CIDP**: Demyelinisierung und/oder partieller Leitungsblock $\geq$30% in mindestens 2 Nerven (bei distaler CMAP Amplitude $\geq$20% der unteren Norm) oder partieller Leitungsblock $\geq$30% in mindestens einem Nerv und ein anderes der o. g. Kriterien für Demyelinisierung).
    - 1 c) **Mögliche CIDP**: Nachweis eines der definitiven 1a) Kriterien in nur einem Nerven.

- **Supportive paraklinische und klinische Kriterien**
  - 2 a) Liquor-Eiweißerhöhung mit Zellzahl von <10/mm3 (zytoalbuminäre Dissoziation)
  - 2 b) MRT-KM mit Nervenwurzelanreicherungen (Cauda equina)

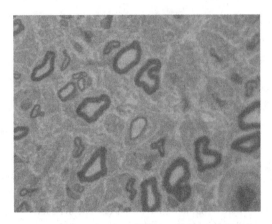

Abb. 18.1 Semidünnschnitt einer Suralisbiopsie Tolu-idin-Blaufärbung. Deutlich zu dünn myelinisiertes Axon in der Mitte des Bildausschnittes

— 2 c) De- und remyelinisierende Veränderun-gen in der Nervenbiopsie (☐ Abb. 18.1)
— 2 d) Besserung unter immunsuppressiver The-rapie

Anhand dieser Kriterien erfolgt eine Einteilung in:
— **Sichere CIDP**: Kriterien 1 a und b sowie 2 a treffen zu; oder wahrscheinliche CIDP + 1 sup-portives Kriterium oder mögliche CIDP + 2 supportive Kriterien.
— **Wahrscheinliche CIDP**: Kriterien 1a und b sowie 2 b treffen zu.
— **Mögliche CIDP**: Kriterien 1 a und b und 2 c treffen zu.

- **Differentialdiagnosen der CIDP**
— Hereditäre sensomotorische Polyneuropathien
— Ausschluss Polyneuropathien bei Vit. B12-Stoffwechselstörungen
— Adrenomyeloneuropathie
— diabetische Polyneuropathie

18.3 Therapie

Therapeutisch kommen Glukokortikosteroide bis 80 mg oral mit ausschleichender Dosierung oder als Pulstherapie mit bis zu 1 g an 5 aufeinander-folgenden Tagen, Dauerimmunsuppressiva wie Azathioprin (1,5–3,0 mg/kgKG), Cyclosporin A (2

× 50–100 mg), Tacrolimus (2–5 mg/d), Mycophe-nolatmofetil (2 × 250–2 × 1000 mg); Cyclophospha-mid und Immunglobuline in einer Dosierung von 1 g/kgKG über 2–3 Tage alle 4 bis 6 Wochen zum Einsatz, wobei nur bestimmte Immunglobulinprä-parate für die ambulante Behandlung der CIDP von Seiten der Kassen zugelassen sind. Alternativ kön-nen Immunglobuline vom Patienten selbst regel-mäßig s. c. 3 x wöchentlich über eine Pumpe, z. B. in einer Dosierung von 3 × 8 g verabreicht werden. In schweren Fällen kann eine Plasmapheresebe-handlung indiziert sein. Bei Anti-MAG-Antikör-per-assoziierter CIDP ist eine Rituximab-Therapie häufig die effizienteste Therapie, da bei dieser Form B-Zell-vermittelte Krankheitskomponente mit Bil-dung krankheitsspezifischer Antikörper vorliegt. Bei Verläufen mit ausgeprägten neuropathischen Schmerzen muss eine entsprechende zusätzliche Therapie mit Gabapentin, Pregabalin oder Lamictal und ggf. eine regelmäßige schmerztherapeutische Behandlung erfolgen.

❯ Die Therapie der CIDP besteht in einer immunmodulatorischen Therapie. Neu-ropatische Schmerzen können zusätzlich symptomatisch mit membranstabilisieren-den Substanzen wie Carbamazepin, Prega-balin, Gabapentin und Lamictal behandelt werden.

- **Welche therapeutischen Maßnahmen sind sinnvoll?**
— Abgesehen von einer immunmodulatorischen und einer symptomatischen medikamentösen Therapie sollte eine regelmäßige physiothera-peutische Behandlung und je nach Ausmaß der Paresen auch eine ergotherapeutische Be-handlung erfolgen.
— Ggf. muss bei schweren Verläufen mit sekun-dären Sehnenverkürzungen oder Veränderun-gen des Fußskeletts eine operative Behandlung und orthopädische Mitbetreuung erfolgen.
— Bei sehr ausgeprägten therapierefraktären Dysästhesien/Schmerzen sollte der Patient an eine Schmerzambulanz angebunden werden.
— Bei autonomen Störungen (z. B. Blutdruck? RR-Dysregulation?) sollte eine entsprechende internistische Mitbehandlung erfolgen.

18

❯ Die Betreuung sollte neben einer kontinuierlichen und ggf. zu eskalierenden immunmodulatorischen Therapie eine gezielte fachärztliche Mitbetreuung in Abhängigkeit von der Krankheitsproblematik umfassen.

- **Welche Aspekte soll die Beratung der Familie beinhalten?**
- – Fakten zur Prognose: Jeder Verlauf ist individuell. Eine frühzeitige Behandlung und ein gutes Ansprechen auf die Therapie sind prognostisch günstig.
- – Die Erkrankung ist nicht erblich.

18.4 Spezielle Krankheitsbilder

18.4.1 CIDP im Erwachsenenalter

Fallbeispiel
Ein 35-jähriger bisher gesunder Mann entwickelte über einen Zeitraum von 3 Monaten Missempfindungen im Bereich der Zehen, die auf die Füße und das untere Unterschenkeldrittel übergriffen. Dann traten belastungsabhängige Crampi und Schwierigkeiten, die Füße beim Gehen abzurollen, auf. Nach einem Zeitraum von 6 Monaten bemerkte der Patient eine vermehrte Stolperneigung aufgrund einer beidseitigen Fußheberschwäche. Eine neurologische Untersuchung ergab den Befund einer distal betonten symmetrischen Polyneuropathie mit Abschwächung des Achillessehnenreflexes beidseits. Elektrophysiologisch zeigten sich Zeichen einer sensomotorischen demyelinisierenden Polyneuropathie mit verzögerten distalen motorischen Latenzen, NLG und F-Wellen-Latenzen bei nur leichter Amplitudenreduktion des Peroneus CMAP und des Suralis SNAP. Das Liquoreiweiß war auf 85 mg/dl erhöht. Auf eine Suralisbiopsie wurde verzichtet. Es wurde eine Therapie mit Glukokortikosteroiden in die Wege geleitet, die keine Besserung der Beschwerden bewirkte, tendenziell sogar zu einer weiteren Verschlechterung führte. Daraufhin erfolgte eine Therapie mit Immunglobulinen i.v. in einer Dosierung von 80 g alle 6 Wochen, worunter der Patient eine deutliche Besserung zeigte. Zusätzlich wurde eine Therapie mit Azathioprin 3 × 50 mg zur Dauerimmunsuppression in die Wege geleitet, woraufhin sich die Symptomatik auf gebessertem Niveau stabilisierte.

18.4.2 CIDP im Kindes- und Jugendalter

Die CIDP tritt vor dem Erwachsenenalter deutlich seltener auf, muss aber in der Differentialdiagnostik der Neuropathien bei vorher gesunden Kindern und Jugendlichen berücksichtigt werden. Genaue Angaben zur Häufigkeit fehlen, die geschätzte Inzidenz variiert von 0,2 bis 0,5:100.000, Vorschulkinder sind seltener betroffen als ältere Kinder und eine kongenitale Form ist die Ausnahme. Betroffene berichten über eine zunehmende Muskelschwäche, die aus völliger Gesundheit relativ plötzlich auftritt und zuvor beherrschte motorische Fähigkeiten zunehmend unmöglich macht. Das Gangbild verändert sich, oft kommt es bei einer Schwäche der Fußheber zu einem Steppergang, in bis zu 30% der Fälle werden auch sensible Missempfindungen wie Kribbelgefühl oder Schmerzen berichtet. Die Symptomatik beginnt i. d. R. in den Füßen und den Unterschenkeln, ist meist symmetrisch, im Verlauf betrifft es auch die proximalen Muskeln sowie Hände und Arme. Hirnnervenstörungen können vorkommen. In 30 bis 50% werden vorausgegangene Infekte mit/ohne Fieber berichtet. Die neu aufgetretene Muskelschwäche und / oder die Sensibilitätsstörungen führen zur weiteren Abklärung.

- **Was ist bei der klinischen Untersuchung zu sehen? Wonach ist zu schauen?**
- – Unbeeinträchtigte mentale Entwicklung
- – Gangstörungen, z. B. Steppergang bei distaler Schwäche, erschwerter Hackengang
- – Eingeschränkte körperliche Belastbarkeit
- – Chronisch progrediente, oft symmetrische, distal betonte Muskelschwäche, meist beginnend in Unterschenkeln und Waden, später in Unterarmen und Händen, ein asymmetrisches Verteilungsmuster kann auch vorkommen

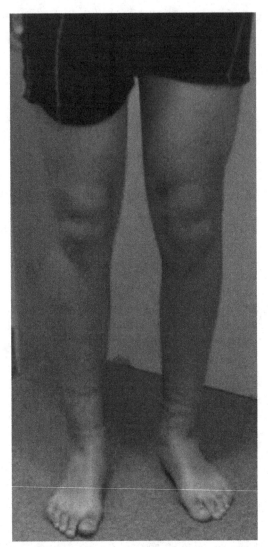

Abb. 18.2 Muskelatrophie der unteren Extremitäten im Rahmen der CIDP

- Distal betonte Muskelatrophie, auch meist beginnend in den unteren Extremitäten (Abb. 18.2)
- Fußdeformitäten, überwiegend Ballenhohlfuß und Zehenkrallen
- Sensibilitätsstörungen in bis zu 30% mit ähnlicher Verteilung
- Beteiligung der Hirnnerven in bis zu 30%, besonders die Okulomotorik und die mimische Muskulatur betreffend
- Selten initial nur Hirnnervenbefall

- Hypo- bis Areflexie
- Schmerzen bei Fehlbelastungen
- Kontrakturen und Skoliose
- Selten Atemstörungen bei Befall der Atemmuskulatur

> **Wann ist besonders an die Diagnose einer CIDP zu denken?**
> Bei der Kombination von klinischer Symptomatik (distale Muskelschwäche und Muskelatrophie, Gangauffälligkeiten, Fußdeformitäten, Hypo- bis Areflexie) und der Anamnese (vorher gesundes Kind, vorausgegangener Infekt, Progredienz über mindestens 8 Wochen, negative Familienanamnese) ist an eine CIDP zu denken.

- **Welche diagnostischen Schritte sind einzuleiten?**
- Die **CK** ist i. d. R. normal oder leicht erhöht. Sie ist nicht zur Diagnosestellung wichtig, kann in der differentialdiagnostischen Abklärung (z. B. Myopathien) hilfreich sein.
- **Antikörperbestimmungen** (z. B. Gangliosid-AK): Im Gegensatz zur Manifestation im Erwachsenenalter haben sie in dieser Altersgruppe keine Bedeutung; sie können sogar fehlen, lassen also keine wegweisende Interpretation zu.
- **Liquordiagnostik**: Es findet sich typischerweise eine zytoalbuminäre Dissoziation mit Liquoreiweißerhöhung bei fehlender Pleozytose. Bei Pleozytose muss differentialdiagnostisch an eine primär erregerbedingte Ursache gedacht werden, besonders an eine Neuroborreliose (wegen der Behandlungsoption!).Oligoklonale Banden sind i. d. R. nicht positiv.
- Messung der motorischen und sensiblen **NLG**: Bei den betroffenen Nerven finden sich als Zeichen der Demyelinisierung eine Verlangsamung der Leitgeschwindigkeit, eine Verzögerung der distalen Latenz und möglicherweise auch ein Leitungsblock. In seltenen Fällen ist die Erkrankung mit einem axonalen Schaden verbunden, dann finden sich normale Leitgeschwindigkeiten mit reduziertem Summenaktionspotential.

18

- **Bildgebung:** Die Durchführung einer MRT ist zur Diagnose einer CIDP nicht zwingend. Sollte sie aber in der differentialdiagnostischen Abklärung erfolgen, ist auf eine Verdickung der Nervenwurzeln und auf eine Kontrastmittelanreicherung der Wurzeln zu achten (Letzteres als Ausdruck einer Polyradikulitis, ☐ Abb. 18.3).
- Die Nervenbiopsie ist für die Diagnosestellung nicht indiziert.

> **Wie kann die Diagnose gesichert werden?**
> Der Goldstandard ist die Kombination von Klinik, Neurophysiologie und Liquordiagnostik.

- **Welche Differentialdiagnosen sind zu berücksichtigen?**
- Guillain-Barré-Syndrom (kürzere Anamnese, Progredienz bis zu 4 Wochen)
- Andere hereditäre Neuropathien (HMN, HSAN), positive Familienanamnese?
- Neurometabolische Neuropathien: Wichtig sind behandelbare Neuropathien auszuschließen, z. B. Vitamin E- oder Vitamin B_{12}-Mangel,
- Medikamenten-bedingte Neuropathie: Anamnese, Hinweis für Vincristin, Isonazid?
- Toxische Neuropathie: Anamnese, Hinweise für Arsen-, Blei-Exposition?
- Distale Myopathien: Selten, aber möglich ab dem Jugendalter, ähnliche Klinik, aber keine Sensibilitätsstörungen, normale Reflexe, normale Nervenleitgeschwindigkeiten

> ❯ In der Differentialdiagnostik sind andere primär behandelbare Neuropathien zu belegen oder auszuschließen.

- **Welche therapeutischen Maßnahmen sind sinnvoll?**
- **Medikamentöse Therapie:** Diese orientiert sich im Wesentlichen an den Empfehlungen im Erwachsenenalter. Mittel der ersten Wahl ist die intravenöse Gabe der IG in einer Gesamtdosis von 2 g/KgKG über 5 Tage ver-

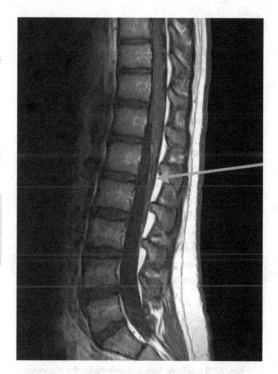

☐ **Abb. 18.3** Spinales MRT bei CIDP: Einzelne Caudafasern imponieren gering verdickt und es zeigen sich linienförmige KM-Anreicherungen entlang einzelner proximaler Caudafasern ventral in Höhe LWK1–LWK3 s. Pfeil. (Mit freundlicher Genehmigung von Dr. Schweiger, Institut für Diagnostische und interventionelle Radiologie und Neuroradiologie, Universitätsklinikum Essen)

teilt. Dies muss individuell angepasst alle 2 bis 6 Wochen wiederholt werden, positive Effekte der Therapie können auch rasch nachlassen. Eine Plasmapherese ist ebenso wirksam, aber für die Patienten mit mehr Belastung und potentiellen Nebenwirkungen verbunden. Die Gabe von Prednison/Prednisolon 1–2 mg/KgKG/Tag zeigt auch positive Effekte, auch hier sind die Nebenwirkungen zu kalkulieren. Das Ausschleichen ist in Abhängigkeit des klinischen Verlaufes durchzuführen.

- **Physiotherapie mit evtl. Orthesenversorgung:** Diese sind an die Bedürfnisse des Patienten anzupassen. Operative Korrekturen haben individuelle Indikationen, optimal in einem multidisziplinären Team gestellt.

❯ **Bei der Behandlung der CIDP ist die me-dikamentöse Therapie mit der Physio-therapie und der Orthesenversorgung bei Fußheberschwäche zu kombinieren.**

■ **Welche Aspekte soll die Beratung der Familie beinhalten?**

— Mit der Familie ist eine begleitende Beratung anzustreben.

— **Fakten zur Prognose:** Die Prognose ist besser als die im Erwachsenenalter. Die frühe adäquate Therapie führt bei den meisten Kindern und Jugendlichen zur Ausheilung der Erkrankung. In ca. 10% der Fälle ist mit bleibenden, überwiegend motorischen, Defiziten zu rechnen. Rezidive oder Relapse können bei Therapiereduktion oder erneuten Infekten auftreten.

Literatur

Ad Hoc Subcommittee of the American Academy of Neurology AIDS taskforce. Research criteria for the diagnosis of chronic inflammatory demyelinating polyradiculoneuropathy (CIDP). Neurology 1991;41:617–618

European Federation of Neurological Societies/Peripheral Nerve Society Guideline on management of chronic inflammatory demyelinating polyradiculoneuropathy: Report of a joint task force of the European Federation of Neurological Societies and the Peripheral Nerve Society-first revision. J Peripheral Nervous System 2010;15:1–9

European Federation of Neurological Societies/Peripheral Nerve Society Guideline on management of paraproteinemic demyelinating neuropathies. Report of a joint task force of the European Federation of Neurological Societies and the Peripheral Nerve Society-first revision. J Peripheral Nervous System 2010; 15: 185–195

Flachenecker P. Autonomic dysfunction in Guillain-Barré-Syndrome and multiple sclerosis. J Neurol 2007; 254 (Suppl. 2) II 96-II 101

Hughes R, Bensa S, Willison H, van den Bergh P, Comi G et al. Randomized Controlled Trial of intravenous immunoglobulin versus oral prednisolone in chronic inflammatory demyelinating polyradiculoneuropathy. Ann Neurol 2001;50:195–201

Korinthenberg R. Acute polyradiculoneuritis: Guillain-Barré syndrome. Handb Clin Neurol. 2013;112:1157–62

Köller HW, Kieseier BC, Jander S, Hartung HP. Chronisch inflammatorisch Polyneuropathie. Nervenarzt 2003;74:320–333

McMillan HJ, Kang PB, Jones HR, Darras BT. Childhood chronic inflammatory demyelinating polyradiculo-neuropathy: combined analysis of a large cohort and eleven published series. Neuromuscul Disord 2013 Feb;23(2):103-11

Stamboulis E, Katsaros N, Koutsis G, Iakovidou H, Giannakopouzlo A, Simintzi I. Clinical and subclinical autonomic dysfunction in chronic inflammatory demyelinating polyradiculoneuropathy. Muscle Nerve 2005;33: 78-84 LinksHandb Clin Neurol. 2013;112:1157–62

Vanasse M1, Rossignol E, Hadad E. Chronic inflammatory demyelinating polyneuropathy. Handb Clin Neurol. 2013;112:1163–9

X-chromosomal rezessive Muskeldystrophien vom Typ Duchenne und Typ Becker und der Konduktorinnenstatus

U. Schara

19.1 Definition und Epidemiologie

Bei den X-chromosomal rezessiven Dystrophin-opathien handelt es sich um zwei allelische Erkrankungen bedingt durch Fehlen oder Reduktion des Muskelproteins Dystrophin verursacht durch Mutationen im Dystrophin-Gen. Sie kommen weltweit vor, gehören zu den seltenen Erkrankungen und betreffen in der Regel Jungen bzw. Männer. Die schwerer verlaufende **Muskeldystrophie vom Typ Duchenne (DMD)** ist die häufigste vererbte Muskelerkrankung mit einer Prävalenz von 1:5000. Bei den Jungen ist Dystrophin deutlich reduziert (<5%) oder fehlend; sie ist gekennzeichnet durch einen Beginn vor dem 5. Lebensjahr mit unterschiedlich ausgeprägter motorischer Retardierung, häufigen Stürzen und Belastungseinschränkungen sowie häufig schon früh sichtbaren »kräftigen Waden« durch eine Pseudohypertrophie der Muskulatur. Unbehandelt verläuft die Erkrankung progredient mit zunehmender Muskelschwäche, Gehverlust um das 10. Lebensjahr und Kontrakturen; im 2. Lebensjahrzehnt nehmen orthopädische, respiratorische und kardiologische Komplikationen zu. Eine nicht progrediente kognitive Beeinträchtigung unterschiedlichen Ausmaßes ist in 30% der Fälle zu diagnostizieren. Die Lebenserwartung ist deutlich verkürzt, im Durchschnitt versterben die Betroffenen um das 19. / 20. Lebensjahr.

Die allelische **Becker-Muskeldystrophie (BMD)** ist seltener mit einer Prävalenz von 1: 20 000.

Hier ist die Reduktion des Dystrophins variabel, so auch Manifestationsalter, klinische Symptomatik und Progredienz. Bei schweren Verläufen ähneln die Symptome denen einer Muskeldystrophie vom Typ Duchenne, bei sehr milden Verläufen sind die Betroffenen allenfalls durch eine proximal betonte Schwäche der unteren Extremitäten leicht eingeschränkt und die Lebenserwartung ist nicht verkürzt. Bei der BMD können unterschiedlich ausgeprägte kardiale Symptome vorherrschend sein und auch vor einer Skelettmuskelschwäche auftreten. Die kardiale Symptomatik kann lebenslimitierend sein.

Bei X-chromosomalem Erbgang sind die Mütter in den meisten Fällen Konduktorinnen, Neumutationen sind selten. In 10 bis 15% sind klinische Symptome von Pseudohypertrophie der Waden bis zur proximal betonten Muskelschwäche zu beobachten; auch hier kommen nicht progrediente kognitive Störungen vor. Die betroffenen Mädchen und Frauen haben aber zu einem deutlich höheren Prozentsatz kardiale Probleme wie Herzrhythmusstörungen oder eine Kardiomyopathie ohne jemals muskelschwach zu sein. Dies ist in der Betreuung zu berücksichtigen. Liegen genetische Besonderheiten wie einseitige X-Inaktivierung oder eine große Gen-übergreifende Deletion auf dem X-Chromosom vor, dann kann die klinische Symptomatik bei nur einem funktionell verbleibenden X-Chromosom (mit Mutation im Dystrophin-Gen) wie bei den männlichen Betroffenen ausgeprägt sein.

19.2 Ätiologie und Pathogenese

Die Dystrophinopathien werden verursacht durch Mutationen im Dystrophin-Gen (DMD-Gen). Es besteht aus 79 Exons und kodiert das Protein Dystrophin, was unterhalb des Sarkolemms der Muskelfaser lokalisiert ist. Dystrophin kann in vier Hauptregionen eingeteilt werden, die funktionell wichtig sind.

Die N-terminale Domäne stellt die Verbindung zu Aktinfilamenten im kontraktilen Apparat der Muskelfaser her, die Stabregion verbindet das Dystrophin auch mit Aktinfilamenten, aber noch zusätzlich mit der neuronalen Nitritoxid-Synthase (nNOS). Letztere spielt eine Rolle für Regeneration und Kontraktion der Muskelfaser. In dieser Stabdomäne funktionieren vier weitere Bereiche als Scharniere, die die Beweglichkeit des Dystrophins ermöglichen. Die dritte Cystein-reiche Region verbindet Dystrophin mit beta-Dystroglycan, und dieses bindet dann an alpha-Dystroglykan. Die vierte C-terminale Region verbindet Dystrophin mit alpha-, beta- und gamma-Syntrophinen. Über die Dystroglykane und Syntrophine ist das Dystrophin mit weiteren Proteinen verbunden und interagiert mit der extrazellulären Matrix. Dieser Proteinkomplex wird als Dystrophin-assoziierter Glykoproteinkomplex (DGC) bezeichnet und ist wichtig für die Verbindung des kontraktilen Apparates der Muskelfaser mit der Muskelmembran und dem extrazellulären Raum. Eine Reduktion oder gar Fehlen von funktionierendem Dystrophin resultiert in einem Verlust von DGC; die sarkolemmale Per-

19

meabilität ist erhöht, es kommt zu einem erhöhten Kalziumeinstrom in die Zelle. Dadurch aktivierte Proteasen bedingen einem konsekutiven Untergang der Muskelzelle, was wiederum die lokale Entzündungsreaktion triggert und so den pathologischen Prozess aggraviert. So ist die Muskelfaser weniger stabil gegenüber mechanischem Stress, was bei den Erkrankungen zum Abbau der Muskulatur und zum Ersatz durch Binde- und Fettgewebe führt.

Bei der DMD führen die Mutationen nahezu immer zu einem vorzeitigen Stopcodon und damit zu einer Leserasterstörung, die die verminderte oder fehlende Dystrophinsynthese verursacht. Bei den bisher kausal für eine DMD bekannten Mutationen im Dystrophin-Gen sind 60–80% Deletionen, 7–11% Duplikationen und 10-30% kleine Insertionen / Deletionen, Splicestellen-Mutationen oder *Nonsense* Mutationen.

Bei der BMD liegen Mutationen zugrunde, die i. d. R. nicht zu einer Leserasterstörung führen. Diese bedingen entweder ein Protein mit reduziertem Molekulargewicht oder eine Reduktion des Dystrophingehalts mit normalem Gewicht. In Abhängigkeit des genetischen Defektes kann der Phänotyp bei BMD variieren, grundsätzlich ist er aber milder als bei DMD.

Für die **Unterscheidung Konduktorin BMD / DMD** bei einem Mädchen oder einer Frau ist die Mutation im *DMD*-Gen nach den genannten Kriterien entscheidend.

19.3 Therapie

Das *DMD*-Gen und das Protein Dystrophin sind vor 26 Jahren entdeckt und beschrieben worden; dennoch ist eine kausale Therapie bisher nicht verfügbar. Umso wichtiger ist eine multidisziplinäre symptomatische Therapie, die die unterschiedlichen Probleme der Betroffenen adressiert. Evidenzbasierte Daten liegen für die Steroid-Langzeittherapie bei DMD vor; für die BMD und die manifesten Konduktorinnen gibt es diese Daten nicht. Der exakte Wirkmechanismus ist nicht vollständig verstanden; aktuell werden eine antiinflammatorische Wirkung und damit eine Reduktion der Fibroseentwicklung angenommen. Die Erkrankung kann dadurch verlangsamt werden; positive Effekte sind den Nebenwirkungen gegenüberzustellen. Bisher gibt es nicht das eine Therapieregime; hierzu wird aktuell eine internationale multizentrische Studie durchgeführt (FOR-DMD).

- **Die am häufigsten benutzten Therapieregime bei DMD sind**
  - Prednison, Prednisolon 0.75 mg/KgKG/Tag oder 10 Tage Gabe / 10 Tage Pause
  - Deflazacort 0.9 mg/KgKG/Tag
  - Prednison an Wochenenden 10 mg/KgKG/2 Tage (erst seit kurzer Zeit in USA angewendet, deshalb Erfahrungen eingeschränkt und vorsichtig zu interpretieren)
  - Begleitend ist zur Osteoporoseprophylaxe Vitamin D3 500 iE und 2×500 mg ionisiertes Kalzium indiziert.

- **Positive Effekte**
  - Verbesserung der Muskelkraft und -funktion über 6 Monate, dann Stabilisierung über 2 Jahre
  - Verlängertes freies Laufen für 2–5 Jahre
  - Verzögertes Auftreten der kardialen Dysfunktion
  - Verzögerung der respiratorischen Beteiligung und langsamere Abnahme der Vitalkapazität
  - Spätere operative Korrektur der Skoliose
  - Verlängerung der Lebenserwartung (1960: im Mittel 14,4 Jahre, heute: im Mittel 24,5 Jahre)
  - Verbesserung der Lebensqualität

- **Negative Effekte**
  - Gewichtszunahme, verlangsamtes Wachstum
  - Cushingoide Erscheinung
  - Katarakte
  - Exzessives Haarwachstum
  - Verzögerte Pubertät
  - Glukoseintoleranz
  - Erhöhter arterieller Blutdruck
  - Gastro-ösophagealer Reflux, Ulcus
  - Osteoporose / pathologische Frakturen
  - Verhaltensauffälligkeiten

Für das Monitoring der Nebenwirkungen sind regelmäßige Kontrolluntersuchungen notwendig, um dann evtl. eine entsprechende Therapie einzuleiten oder die Steroidtherapie zu beenden.

Unter Berücksichtigung der bisher verstandenen Pathomechanismen werden zwei Achsen für die symptomatische Therapie bearbeitet: Die Verhinderung der Fibrose und die Wiederherstellung des Dystrophins. Hier werden zahlreiche präklinische und klinische Studien durchgeführt; bisher stehen Medikamente noch nicht für die Betroffenen zur Verfügung. Zwei wesentliche Regime für die Wiederherstellung des Dystrophins sind das *Exon skipping*, eine Mutations-abhängige Veränderung auf mRNA Ebene und das »Durchlesen« eines vorzeitigen Stopcodons, was bei Punktmutationen im *DMD*-Gen greifen kann. Hier werden in naher Zukunft Ergebnisse der klinischen Studien erwartet. Für eine kausale Therapie laufen intensive Forschungen auf dem Gebiet der Gentherapie.

Neben einer medikamentösen Therapie ist der multidisziplinäre Ansatz für die Patienten und Konduktorinnen wichtig; hier sollen respiratorische Probleme (assistiertes Husten, nicht-invasive Beatmung), kardiale Komplikationen (medikamentöse Behandlung mit Betablockern und / oder ACE-Hemmern, evtl. Herztransplantation bei BMD und Konduktorinnen), orthopädische Interventionen (konservative und / oder operative Versorgung der Kontrakturen und der Skoliose sowie Frakturen) berücksichtigt werden. Rehabilitative Maßnahmen einschließlich Physiotherapie, Logopädie, Ergotherapie, Atemhilfe, PEG und Hilfsmittelversorgung sind wichtig und individuell zu planen. Bei kognitiver Beeinträchtigung ist eine Testung des Intelligenzniveaus zur Planung der weiteren Förderung indiziert. Unabdingbar ist eine psychosoziale Betreuung der Betroffenen und Familien. Internationale Konsensuspapiere und Therapieempfehlungen hierzu liegen vor (▶ http://www.treat-nmd.de/, ▶ http://de.care-nmd.eu/).

Während die Patienten mit DMD nahezu alle Maßnahmen im Krankheitsverlauf benötigen, sind für die Patienten mit BMD und die Konduktorinnen einer Dystrophinopathie vor allem die kardiologische und orthopädische Betreuung wichtig.

> **Die Therapie der DMD, BMD und der Konduktorinnen ist derzeit symptomatisch, eine Heilung ist bisher nicht möglich.**

19.4 X-chromosomal rezessive Muskeldystrophie Typ Duchenne (DMD) und Konduktorinnenstatus

Der Verlauf der Erkrankung ist durch einen progredienten Muskelzelluntergang geprägt. Initial sind Schwangerschaft und Geburt unauffällig, i. d. R. auch die Entwicklung im ersten Lebensjahr. Nur wenige schwere Verläufe zeigen auch schon im Säuglingsalter eine motorische Entwicklungsverzögerung. Im Kleinkindalter beobachten die Familien eine proximal an den unteren Extremitäten vorherrschende Muskelschwäche und dazu kräftige Waden. Die Jungen fallen häufig ohne Hindernis einfach hin und können sich auch nicht abstützen, müssen an den eigenen Beinen hochklettern, um sich wieder aufzurichten (Gowers` Zeichen). Die Eltern beobachten eine Belastungseinschränkung und ein watschelndes Gangbild sowie Schwierigkeiten beim Treppensteigen; zusätzlich kann eine Sprachentwicklungsverzögerung auftreten oder sogar im Vordergrund stehen. Gerade die Diskrepanz zwischen den motorischen Beeinträchtigungen und dem kräftigen Aussehen führen zum Arzt und dann zur weiteren Abklärung.

- **Was ist bei der klinischen Untersuchung zu sehen? Wonach ist zu schauen?**
  - Motorische Entwicklungsstörung
  - Muskelschwäche betont der rumpfnahen Muskulatur
  - Pseudohypertrophie der Wadenmuskulatur, der Mm. vastus laterales, seltener der Mm. deltoidei (◘ Abb. 19.1)
  - Häufiges Hinfallen
  - Gowers` Zeichen (◘ Abb. 19.2)
  - Watschelndes Gangbild
  - Unfähigkeit zu rennen, allenfalls schnelles Laufen
  - Belastungseinschränkung
  - Erschwertes Treppensteigen
  - Sprachentwicklungsverzögerung
  - Kognitive Störungen in unterschiedlichem Ausmaß in bis zu 30% der Fälle

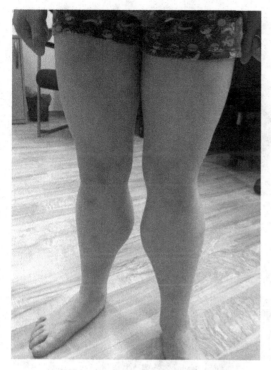

- **Muskelbiopsie:** Indikation nur bei negativem Befund der MLPA-Analyse und möglichen anderen differentialdiagnostischen Abwägungen. Diese zeigt ein dystrophes Gewebsbild und in der Immunhistologie ein stark reduziertes (<5%) oder fehlendes Dystrophin (◨ Abb. 19.3)
- **Nach Diagnosesicherung** EKG, Echokardiographie für den kardiologischen Ausgangsbefund und die Lungenfunktion zur Messung der Vitalkapazität; diese sind i. d. R. im ersten Lebensjahrzehnt normal. Die Untersuchungen sind im Verlauf zu wiederholen. Die Kardio-MRT ist bei speziellen Fragen, insbesondere nach der Fibrose zu bevorzugen.
- **Konduktorinnenstatus der Mutter** abklären und genetische Beratung der Familie empfehlen.

Wie kann die Diagnose gesichert werden?
Die Diagnose wird heute durch den Nachweis einer Mutation im *DMD*-Gen belegt. Die Muskelbiopsie ist nur in Einzelfällen indiziert und belegt die Diagnose durch das unter 5% reduzierte oder fehlende Dystrophin.

Wann ist besonders an die Diagnose einer DMD zu denken?
Motorische Retardierung, rumpfnahe Muskelschwäche, Gowers` Zeichen und Pseudohypertrophie, besonders der Wadenmuskulatur bei einem Jungen im Kleinkindesalter, müssen an eine DMD denken lassen.

- **Welche diagnostischen Schritte sind einzuleiten?**
- Messung der **CK**, i. d. R. >10fach erhöht
- Zusätzlich **Erhöhung der GOT, GPT und LDH** (keine eigenständige Lebererkrankung! Isoenzyme aus der Skelettmuskulatur)
- **Genetische Analyse im *DMD*-Gen:** MLPA-Methode (»multiplex ligation-dependent probe amplification«) zum Nachweis von Deletionen, Duplikationen. Wenn eine Mutation nachweisbar ist, ist die Diagnose DMD gesichert. Wenn keine Mutation nachweisbar ist, dann bleibt die Sequenzierung des Gens zum Nachweis von Punktmutationen

- **Welche Symptome sind im weiteren Verlauf nach dem Kleinkindalter zu beobachten?**
- Zunehmendes Gehen auf dem Vorfuß ab Schulalter
- Zunehmende Kontrakturen erst an den unteren Extremitäten, häufig ab dem Vorschulalter
- Im weiteren Verlauf zunehmend erschwertes Gehen, abnehmende Gehstrecke
- Verlust von motorischen Fähigkeiten (Treppensteigen, Aufstehen vom Boden)
- Gehverlust und Rollstuhlabhängigkeit um das 10. Lebensjahr
- Entwicklung einer Skoliose nach Gehverlust
- Einschränkung der Beweglichkeit in Schultergürtel, Armen, Händen und Rumpf im 2. Lebensjahrzehnt
- Erschwertes Sitzen
- Vermehrtes Liegen
- Im zweiten Lebensjahrzehnt kardiologische Beteiligung mit Rhythmusstörungen und Kardiomyopathie

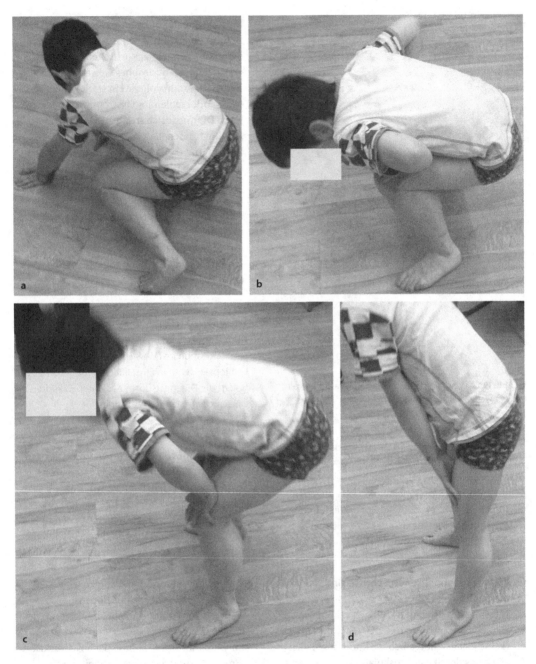

◘ **Abb. 19.2a-d**   Gowers` Zeichen beim Aufstehen vom Boden bei einem Jungen mit DMD

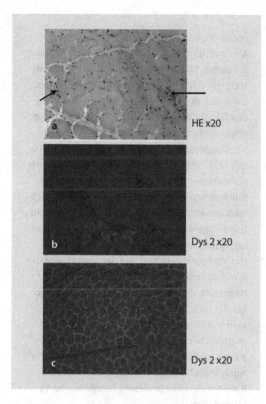

HE x20

Dys 2 x20

Dys 2 x20

◼ **Abb. 19.3a-c** Muskelbiopsie bei Duchenne-Muskeldystrophie (DMD). **a** Histologie: dystrophes Gewebsbild mit Fasergrößenvariabilität, zentral liegenden Kernen, Nekrosen und Phagozytose (dünner Pfeil), regenerierende Fasern (dicker Pfeil) sowie endo- und perimysialer Bindegewebsvermehrung. **b** Fehlende Dystrophin Expression in der Immunfluoreszenzuntersuchung mit Dystrophin (Antikörper Dys2, Novocastra). **c** Normalbefund mit guter sakrolemaer Expression von Dystrophin

- Im zweiten Lebensjahrzehnt kontinuierliche Abnahme der Vitalkapazität bis zur respiratorischen Insuffizienz
- Unzureichende Kalorienzufuhr und Dystrophie bei einem Teil der Patienten

- **Welche Differentialdiagnosen sind zu berücksichtigen?**
- Kongenitale Muskeldystrophien bei schwerem Verlauf der DMD mit Beginn schon im ersten Lebensjahr
- Schwerer verlaufende früh manifeste Becker-Muskeldystrophie

- Andere Gliedergürtel-Muskeldystrophien, besonders die alpha-Sarkoglykanopathie (LGMD2D) und die alpha- Dystroglykanopathien mit Defizienz des Fukutin-assoziierten Proteins (LGMD2I) oder des Fukutins (LGMD2M)
- Bei mentaler Beeinträchtigung sind besonders die alpha-Dystroglykanopathien mit Mutationen in *POMT1* (LGMD2K) und *POMT2* (LGMD2N) zu berücksichtigen.

- **Welche therapeutischen Maßnahmen sind sinnvoll?**
Für Patienten und Familien sind Betreuung und Therapie in einem multidisziplinären Team in einem neuromuskulären Zentrum wichtig und sollen orientiert sein an den individuellen Bedürfnissen in den jeweiligen Krankheitsstadien. Dabei kommt neben der medizinischen Betreuung (s. o.) dem psychologischen Aspekt für die ganze Familie eine wichtige Rolle zu.

❯ **Insbesondere die Steroid-Langzeitthe-rapie, die konservativen und operativen orthopädischen Interventionen, die adäquate kardioprotektive Medikation und die nicht-invasive Beatmung führen zu einer deutlich gebesserten Lebenserwartung und Lebensqualität.**

- **Welche Aspekte soll die Beratung der Familie beinhalten?**
- Mit der Familie ist eine begleitende Beratung dringend zu empfehlen.
- **Fakten zur Prognose:** Die Prognose ist eingeschränkt. Unbehandelt versterben die Betroffenen häufig bis zum 19./20. Lebensjahr. Durch die verbesserte Therapie kann heute eine verlängerte Lebenserwartung und eine verbesserte Lebensqualität erreicht werden.
- Sollte der Betroffene das Erwachsenenalter erreichen, ist die individuelle Überleitung in eine Sprechstunde für Erwachsene notwendig. Dabei sollen die o. g. Betreuungsaspekte und die psychosoziale Inklusion berücksichtigt werden. Dies gestaltet sich derzeit noch schwierig, da das Krankheitsbild erst langsam

in der Erwachsenenmedizin bekannt und mit all den Komplikationen wahrgenommen wird.

- Für die Mütter und Schwestern muss der Konduktorinnenstatus und das damit verbundene kardiologische Risiko besprochen und abgeklärt werden. Hier müssen auch Keimbahnmosaike berücksichtigt werden.

- Bei notwendig werdenden Narkosen ist bei den Patienten und den Konduktorinnen auf Triggersubstanzen der malignen Hyperthermie zu verzichten; ein Muskelpass sollte ausgestellt werden.

- **Fakten zur Genetik:** In Zusammenarbeit mit der Humangenetik müssen Wiederholungsrisiko, Erbgang und die Möglichkeiten der Pränataldiagnostik besprochen werden.

> Mittels der MLPA-Methode ist es heute möglich bei den Konduktorinnen auch ohne Indexpatienten in der Familie die Diagnose in 80% der Fälle zu belegen; so sind invasive Maßnahmen zu vermeiden. Erst bei negativem Befund sind, wie bei den betroffenen Jungen, die direkte Sequenzierung des DMD-Gens oder die Muskelbiopsie abzuwägen.

Fallbeispiel

Ein 3-jähriger Junge wird in der Sprechstunde vorgestellt, weil er nicht so gut belastbar sei, auch ohne Hindernisse einfach hinfalle und sich dabei nicht abstütze. Er sei mit 18 Monaten frei gelaufen, die Sprachentwicklung sei schlechter als bei anderen Jungen im Kindergarten, sonst keine Besonderheiten. In der weiteren Familienanamnese habe die Großmutter mütterlicherseits Herzprobleme, die Mutter des Kindes sei nach eigenem Empfinden gesund.

Bei der Untersuchung: Mental wacher Junge, spricht wenig, rennt nicht, läuft nur schnell, dabei Stürze ohne Hindernis und Aufstehen mit Hochklettern an sich selbst (Gowers` Zeichen, ◻ Abb. 19.2). Muskelkraft der proximalen Muskeln der unteren Extremitäten reduziert, MRC 4-/5, prominente Waden und Mm. vastus laterales bds., angedeutete Scapulae alatae, MER allseits gut auslösbar. Treppensteigen im Nachstellschritt und Festhalten am Geländer. Beim schnelleren Laufen watschelndes Gangbild. Herz auskultatorisch unauffällig, respiratorisch keine Probleme.

Diagnostik: CK deutlich erhöht über 10000 U/l, GOT, GPT und LDH ebenfalls erhöht. Bei der Kombination Junge, Klinik und Erhöhung der Muskelenzyme dringender V. a. eine DMD. Deshalb genetische Untersuchung des Dystrophin-Gens mittels MLPA-Methode, die eine Deletion im Dystrophin-Gen zeigt und somit die Verdachtsdiagnose sichert. Bei der Mutter wird der Konduktorinnenstatus gesichert, auch bei ihr findet sich die gleiche Deletion; muskulär und kardial zum Zeitpunkt der Diagnosestellung kein auffälliger Befund. Bei der Großmutter mütterlicherseits findet sich eine Kardiomyopathie, sie wird ebenfalls durch die genetische Analyse als Konduktorin identifiziert und die Kardiomyopathie in diesem Zusammenhang interpretiert.

Therapie: Die Familie wird ausführlich aufgeklärt, der Junge erhält vorbereitende Untersuchungen für die Steroidtherapie ab 5 Jahren; er wird in einer Spezialsprechstunde multidisziplinär betreut und eine logopädische Therapie wird initiiert. Mutter und Großmutter werden in ein Muskelzentrum für Erwachsene überwiesen und erhalten regelmäßige kardiologische Kontrolluntersuchungen, die Großmutter beginnt mit einer ACE-Hemmer-Therapie.

Literatur

Bushby K, Finkel R, Case LE et al. Diagnosis and management of Duchenne muscular dystrophy, part 1: diagnosis, and pharmacological and psychosocial management. Lancet Neurol 2010;9:77–93

Bushby K, Finkel R, Birnkrant DJ et al. Diagnosis and management of Duchenne muscular dystrophy, part 2: implementation of multidisciplinary care. Lancet Neurol 2010;9:177–189

19

Lutz S, Kirschner JB, Vry J, Schara U. Duchenne Muskeldystrophie - Aktuelles zur Steroidtherapie und neue
Therapieansätze. Neuropädiatrie in Klinik und Praxis
2012; 11(3):112-118

Moxley RT, Shree Pandya PT, Ciafaloni E, Fox DJ, Campbell
K. Change in natural history of Duchenne muscular
dystrophy with long-term corticosteroid treatment:
Implications for management. Journal of Child Neurology 2010;25:1116–1129

Pichavant, C, Aartsma-Rus, A, Clemens PR, et al. Current status of pharmaceutical and genetic therapeutic approaches to treat DMD. Molecular Therapy 2011;19:830–840

Vry J, Schara U, Lutz S, Kirschner JB. Diagnose und Therapie
der Muskeldystrophie Duchenne. Monatsschr Kinder-
heilkd 2012; 160(2):177-186

Myotone Dystrophie Typ 1 (DM1/Curschmann-Steinert-Erkrankung)

U. Schara, C. Schneider-Gold

20.1 Hintergrund und Epidemiologie

Die myotonen Dystrophien Typ 1 (DM 1) und Typ 2 (DM 2) sind zusammengefasst die häufigsten Muskelerkrankung des Erwachsenenalters in Europa (Prävalenz ca. 5.5–8/100000). Bei der DM 1 handelt es sich um eine autosomal-dominant vererbte multisystemische Erkrankung, deren Hauptsymptome eine distal betonte Muskelschwäche, Myotonie und Katarakt sind. Die Erkrankung kann sich unter anderem aufgrund des sog. somatischen Mosaiks auch intrafamiliär innerhalb einer Generation klinisch sehr heterogen präsentieren.

20.2 Ätiologie und Pathogenese

Der myotonen Dystrophie Typ 1 liegt eine CTG-Repeat-Expansion auf Chromosom 19q13.3 am nichttranslatierten 3'-Ende des Gens für die Dystrophia-myotonica-Proteinkinase (DMPK) zugrunde.

Die pathogenetischen Mechanismen sind bei beiden Formen der myotonen Dystrophie ähnlich. Die abnorme Repeat-Expansion wird in prä-mRNA mit langen CUG-(bei DM1) oder CCUG-(bei DM2)-Sequenzabschnitten transkribiert. Die expandierten CUG- oder CCUG-Repeat-Stränge bilden haarnadelförmige Strukturen, mit Fehlpaarungen zwischen den Uracil-Nukleotiden, die RNA-Spleißfaktoren sequestrieren. Ein RNA-Bindungsprotein (MBLN1) wird an solche doppelsträngige RNA-Abschnitte rekrutiert. Aufgrund von noch nicht endgültig geklärten Vorgängen kommt es zu einer Fehlregulation und erhöhten intranukleären Konzentration eines weiteren RNA-Bindungsporteins (CUGBP/Elav-like family member 1 – CELF-1). CELF1 wird verstärkt phosphoryliert. Die Beeinflussung von MBLN1 und CELF1 führt zu fehlgesteuerten alternativen Spleißvorgängen von (zellspezifischen) Gentranskripten (muskelspezifischer Chloridkanal, Myotubularin etc.) und dadurch zu den multisystemischen organspezifischen Auswirkungen der Repeatexpansionen.

20.3 Therapie

- Die Muskelschwäche sollte regelmäßig und lebenslang physiotherapeutisch behandelt werden.
- Eine Behandlung der myotonen Relaxationsstörung mit Mexiletin oder anderen Antiarrhythmika ist wegen möglicher Blockierungen des kardialen Reizleitungssystems ohne größeres Risiko nur bei Patienten mit Herzschrittmacher möglich.
- Eine diabetische Stoffwechsellage, ein Hypogonadismus und Schilddrüsenfunktionsstörungen sollten wie üblich behandelt werden.
- Bei manifesten kardialen Erregungsausbreitungs- und Überleitungsleitungsstörungen ist die Versorgung mit einem Herzschrittmacher prophylaktisch in die Wege zu leiten.
- Bei Hypersomnie und Tagesmüdigkeit, die sich vor allen Dingen in fortgeschrittenen Stadien entwickeln können, wurde die Wirksamkeit von Modafinil in neueren Studien nicht bestätigt. Modafinil ist in Deutschland nur noch zugelassen für die Behandlung der Narkolepsie bei Erwachsenen. Es steht keine wirklich effektive Therapie der Tagesmüdigkeit zur Verfügung. In Einzelfällen wurde Ritalin gegeben.
- Hypoventilation und Schlaf-Apnoe Syndrom: Sauerstoffsonde oder nächtliche Masken-Beatmung
- Kataraktoperation und Implantation eines Herzschrittmachers bei entsprechender Indikation.
- Weiterbehandlung durch kontinuierliche Physiotherapie, Ergotherapie und ggf. Schlucktraining, Hilfsmittelversorgung mit ggf. PEG in fortgeschrittenen Stadien, (prophylaktische) Herzschrittmacherimplantation regelmäßige EKG-Kontrollen, ggf. Schrittmacherkontrollen, Kontrollen der Blutzucker-, Testosteron- und Schilddrüsenwerte.

> **Die Therapie der myotonen Dystrophie ist derzeit symptomatisch, eine ursächlich wirksame Therapie steht aktuell noch nicht zur Verfügung.**

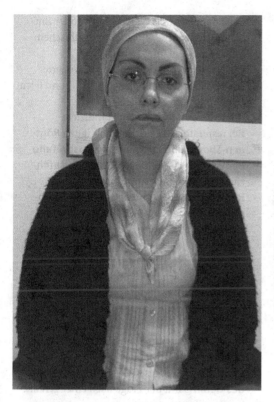

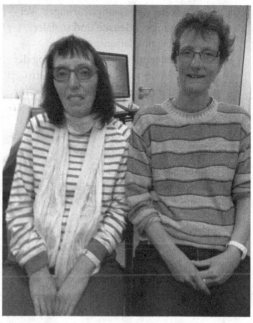

Abb. 20.2 Schwestern mit myotoner Dystrophie Typ 1 und unterschiedlich stark ausgeprägter Facies myopathica

Abb. 20.1 Facies myopathica bei DM 1 mit leicht asymmetrischer Schwäche der perioralen Muskulatur mit vermindertem Lippenschluss sowie leichter temporaler Atrophie

20.4 Spezielle Krankheitsbilder

20.4.1 Myotone Dystrophie (DM1) im Erwachsenenalter

Es handelt sich um eine multisystemische Erkrankung mit muskulären und extramuskulären Manifestationen, deren Ausprägung bei DM 1 von der Länge der CTG-Repeat-Expansion abhängt. Je länger die Repeat-Expansion ist, umso schwerer sind i. d. R. das klinische Bild und insbesondere auch der Grad der mentalen Beeinträchtigung.

— **Muskuläre Symptome**
  — Myotonie, vor allem im Bereich der Hände und Beine
  — Distal betonte Muskelschwäche und Muskelatrophie
  — Kopfbeugerschwäche
  — Facies myopathica (**Abb. 20.1**, **Abb. 20.2**)
  — Temporale Atrophie
  — Entwicklung einer proximalen Extremitätenmuskelschwäche im Verlauf
  — Motilitätsstörungen des Magen-Darm-traktes
  — Schluckstörungen
— **Extramuskuläre Symptome**
  — Katarakt der hinteren Linsenkapsel, »myotone« Katarakt oder »Christbaumschmuck-katarakt« mit polychromatischen Einschlüssen nur innerhalb eines bestimmten Zeitfensters
  — Herzrhythmusstörungen bis hin zur Asystolie
  — Primärer Hypogonadismus, überwiegend Männer betroffen
  — Stirnglatze (vor allem bei Männern)
  — Diabetes mellitus (Insulinresistenz)
  — Cholezystitiis/Cholezystolithiasis
  — Ausgeprägte kognitive Einschränkungen, vor allem bei Patienten mit Repeat-Expansionen von mehr als 1000 Repeats

— Psychosoziale Anpassungsstörungen, Vernachlässigungstendenzen und sozialer Rückzug, Dissimulationsneigung
— Auffälligkeiten im cMRT: Erweiterung der Virchow-Robin`schen Räume, Hirnatrophie, Veränderungen der weißen Substanz mit u. a. teilweise großflächigen Marklagerläsionen im Sinne einer Leukodystrophie
— Tagesmüdigkeit
— Schlaf-Apnoe-Syndrom
— Nächtliche Hypoventilation
— Schwangerschaftskomplikationen (Polyhydramnion, Aborte, Frühgeburtlichkeit)

Wann ist besonders an die Diagnose einer myotonen Dystrophie Typ 1 zu denken?

Die Kombination von distal betonter Muskelschwäche und -atrophie, mit Myotonie, früher Katarakt sowie ggf. Herzrhythmusstörungen, Kardiomyopathie, Hypogonaidsmus, Diabetes mellitus, nächtlicher Hypoventilation, zerebraler Beteiligung mit Tagesmüdigkeit, kognitiven und psychosozialen Störungen und auffälligem cMRT legen eine myotone Dystrophie Typ 1 nahe.

▪ **Welche diagnostischen Schritte sind einzuleiten?**
— Die **CK** ist leicht bis deutlich erhöht.
— **Transaminasenbestimmung**: die γGT ist oft isoliert deutlich erhöht.
— Bestimmung des **Blutzuckers** und **HBA$_{1c}$**
— Bestimmung der **Schilddrüsenparameter**
— **Abklärung eines Hypogonadismus,** v. a. bei Männern
— Fakultativ **Bestimmung der Immunglobuline** im Serum als ergänzender Parameter (50% der Patienten zeigen eine Erniedrigung der IgM- und/oder IgG-Werte, was auf einen beschleunigten Metabolismus der Immunglobuline zurückgeführt wird)
— **Augenärztliche Untersuchung** auf eine Katarakt
— **Molekulargenetische Untersuchung** auf das Vorliegen einer CTG-Repeat-Expansion auf Chromosom 19q13.3

— **EMG** mit Nachweis typischer myotoner Entladungsserien in Ruhe und myopathischem Muster bei Willküraktivität.
— Die **Neurographie** kann leicht verzögerte Nervenleitgeschwindigkeiten (NLG) und leicht erniedrigte CMAP zeigen.
— Eine Muskelbiopsie ist nicht indiziert.
— Bei respiratorischer Beeinträchtigung **Röntgen-Thorax und Lungenfunktionsprüfung**
— Bei V. a. Schlaf-Apnoe-Syndrom Durchführung einer **Polysomnographie**
— Regelmäßige **EKG- und Langzeit-EKG-Kontrollen, mindestens 1–2 x jährlich** zur Erfassung von Störungen der Erregungsüberleitung und -ausbreitung (ggf. Indikation für die prophylaktische Versorgung mit einem Herzschrittmacher prüfen)
— Jährliche **Echokardiographiekontrollen**
— ggf. elektrophysiologische Untersuchung Durchführung eines **Kernspintomogramms der Muskulatur** zur Statuserhebung, z. B. im Rahmen von Gutachten
— Durchführung eines **Kernspintomogramms des Gehirns** mit der Frage nach einer zerebralen Beteiligung

Wie kann die Diagnose gesichert werden?
Der Goldstandard ist der molekulargenetische Nachweis der CTG-Repeatexpansion im *DMPK*-Gen auf Chromosom 19q aus EDTA-Blut.

▪ **Welche Differentialdiagnosen sind zu berücksichtigen?**
— DM 2 (proximal betonte Muskelschwäche, Manifestation in der 3.bis 6. Dekade, Fehlen einer kongenitalen Form, milderer Verlauf in den ersten 2–3 Krankheitsdekaden)
— Distale Myopathien (Myopathia distalis hereditaria Welander)
— Miyoshi Myopathie
— Seltene Chloridkanalmyotonien mit distaler Atrophie
— Einschlusskörperchenmyositis
— Neurogene Prozesse mit distalem Schwerpunkt

- **Welche therapeutischen Maßnahmen sind sinnvoll?**
- Multidisziplinäre Betreuung, die die neuromuskulären, pneumologischen, kardialen, endokrinologischen, psychischen, sozialen und ophthalmologischen Probleme berücksichtigt.
- Physiotherapie

▶ **Derzeit gibt es keine medikamentöse Therapie, die gesichert zu einer Verbesserung des Krankheitsverlaufes führt. Die Erprobung von Substanzen, die auf eine Aufhebung/Kompensation der molekularen Effekte der Repeatexpansion abzielen, sind noch im Stadium präklinischer Studien.**

▶ **Die Betreuung sollte in einem multidisziplinären Team erfolgen.**

- **Welche Aspekte soll die Beratung der Familie beinhalten?**
- **Fakten zur Prognose:** Die Erkrankung zeigt einen chronischen Verlauf mit langsam fortschreitender Muskelschwäche. Bei ausgeprägten Paresen infolge eines fortschreitenden binde- und fettgewebigen Umbaus der Muskulatur versiegt die Myotonie, insbesondere im Bereich der Handmuskulatur. Es kann zur Rollstuhlpflichtigkeit kommen. Eine intermittierende Heimbeatmung ist bei symptomatischer nächtlicher alveolärer Hypoventilation und bei Manifestation eines Schlaf-Apnoe-Syndroms indiziert. Bei schwereren Verläufen können insbesondere pulmonale Komplikationen im späteren Lebensalter zu kritischen Situationen führen. Schwerwiegende kardiale Rhythmusstörungen können sich auch unabhängig von der Ausprägung der Muskelschwäche ohne besondere Prodromi entwickeln und sind daher immer im Auge zu behalten. Die Indikation für eine prophylaktische Schrittmacherimplantation sollte daher großzügig gestellt werden. Insgesamt ist die Lebenserwartung, insbesondere durch pulmonale und kardiale Komplikationen, limitiert.

- **Fakten zur Genetik:** Der molekulargenetische Mutationsnachweis sichert die Diagnose und erlaubt in einem gewissen Rahmen eine prognostische Abschätzung, da die Länge der Repeatexpansion mit der Schwere des klinischen Verlaufes korreliert. Eine pränatale Diagnostik ist möglich.

Fallbeispiel
44-jährige Patientin (◘ Abb. 20.1). Nach Geburt eines kongenital betroffenen Sohnes wurde die Diagnose einer DM 1 im Alter von 34 Jahren gestellt. Die molekulargenetische Untersuchung ergab eine CTG-Repeatexpansion auf Chromosom 19.q 13.3.von ca. 800 Repeats. Zuvor war schon eine leichte Schwäche und Myotonie der Handmuskulatur aufgefallen. Bei der Untersuchung im Alter von 44 Jahren fand sich eine deutliche etwas asymmetrische Facies myopathica und eine arm- und distal betonte Muskelschwäche und Myotonie. Insbesondere die tiefen Fingerbeuger und die Fingerstrecker waren deutlich paretisch (MRC 2–3) und es bestand eine ausgeprägte Faustschlussmyotonie. Darüber hinaus ließ sich eine Schwäche der Fußheber MRC 3–4 und eine Kopfbeugerschwäche 3 feststellen. Es wurde eine Tagesmüdigkeit beklagt und es bestand eine Bradykardie von 50/min (anamnestisch HF-Abfall bis zu 25/min). Ein Diabetes mellitus und eine Katarakt waren nicht bekannt.

Die Patientin hat also trotz einer Repeatexpansion von 800 Repeats einen bis dato relativ milden Krankheitsverlauf gezeigt. Aufgrund der Bradykardie mit wiederholten Synkopen wurde eine dringende kardiologische Abklärung und Prüfung der Indikation für eine Herzschrittmacherimplantation empfohlen. Das Auftreten einer kongenitalen Form bei der Tochter der Patientin zeigt die Antizipation der Erkrankung (Zunahme der Schwere der Erkrankung und früherer Manifestationszeitpunkt der Erkrankung bei den Nachkommen einer betroffenen Person) in deutlicher Ausprägung.

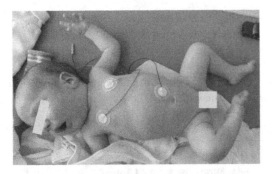

☐ **Abb. 20.3** Muskelhypotonie und Muskelschwäche als Bild eines »floppy infant« beim Säugling mit DM 1, offener, zeltförmiger Mund. Klumpfüße bds.

20.4.2 Kongenitale myotone Dystrophie (DM1)

Die kongenitale DM 1 stellt eine Sonderform der DM 1 dar. Sie wird autosomal-dominant und ausschließlich maternal vererbt; es finden sich hohe CTG-Einheiten (>500 bis >2000), was den frühen Beginn und den oft schweren Verlauf erklärt; Neumutationen sind selten. Die Mütter berichten in bis zu 50% der Fälle über verminderte intrauterine Kindsbewegungen und ein Polyhydramnion. Nach der Geburt zeigt sich das Bild eines »floppy infant« mit Muskelhypotonie und Muskelschwäche, Areflexie und im Vordergrund stehenden respiratorischen Problemen bis zur Insuffizienz sowie Saug- und Schluckstörungen. Weitere typische Symptome sind ein- oder beidseits ausgebildete Klumpfüße und eine faziale Hypomimie mit offenem Mund, zeltförmiger Oberlippe und Ptosis ein- oder beidseits. Aufgrund der klinischen Symptomatik erfolgt oft die direkt postnatale Verlegung in die Neonatologie (Neugeborenenintensivstation) zur weiteren Therapie und Diagnostik, selten kommt ein Kind nach der Neugeborenenphase erst zur Abklärung.

- ▪ **Was ist bei der klinischen Untersuchung zu sehen? Wonach ist zu schauen?**
  - ▬ »floppy infant« mit Muskelhypotonie und Muskelschwäche (☐ Abb. 20.3)
  - ▬ Hypotone, hypomimische Fazies, offener Mund mit zeltförmiger Oberlippe, hoher Gaumen, Ptosis (☐ Abb. 20.3)
  - ▬ Saug- und Schluckstörungen

- ▬ Schwaches Schreien
- ▬ Hypo- bis Areflexie
- ▬ Respiratorische Beeinträchtigung bis zur Insuffizienz, die Beatmung kann schwierig sein, evtl. Hochfrequenz- oder NO-Beatmung
- ▬ Evtl. Aspirationen und pulmonale Infekte
- ▬ Frühgeburtlichkeit und Dystrophie mit Gewicht und Länge unter der 3. Perzentile möglich

> **Wann ist besonders an die Diagnose einer kongenitalen DM 1 zu denken?**
> Die Kombination »floppy infant« mit Hypomimie, Areflexie, Klumpfüßen und die im Vordergrund stehende respiratorische Problematik muss an eine kongenitale DM 1 denken lassen.

- ▪ **Welche diagnostischen Schritte sind einzuleiten?**
  - ▬ Die **CK** kann normal bis leicht erhöht sein.
  - ▬ Ein EMG ist bei dem betroffenen Neugeborenen nicht indiziert, da myotone Entladungen in diesem Alter noch nicht auftreten. Das **EMG der Mutter** ist wichtig, insbesondere, wenn deren Symptomatik milde ist und allein zur Diagnosestellung nicht ausreicht.
  - ▬ **Röntgen-Thorax** zum Beleg/Ausschluss eines Zwerchfellhochstandes (häufig rechts), oft dünne Rippen bei mangelnder intrauteriner Bewegung sichtbar, aber nicht spezifisch für die kongenitale DM 1
  - ▬ Die Muskelbiopsie ist unspezifisch verändert und zur Diagnosestellung nicht indiziert.
  - ▬ **Untersuchung der Mutter!** Bei autosomaldominanter und maternaler Vererbung ist die Mutter betroffen, aber mit variabler klinischer Symptomatik. Es ist nach einer Greifmyotonie, Perkussionsmyotonie und anderen myotonen Zeichen zu schauen, aber auch nach Katarakten, Diabetes mellitus und Schilddrüsenproblemen zu fragen. Es kommt vor, dass die primäre Diagnosestellung bei der Mutter über das Neugeborene erfolgt, andererseits führt die Diagnosestellung bei dem Neugeborenen oft über die Untersuchung der Mutter. Diese muss

klinisch und elektromyographisch untersucht werden, um eine Myotonie zu belegen bzw. auszuschließen, klinisch muss die Myotonie nicht zwingend sichtbar sein.

- **Genetische Analyse:** Stark vermehrte CTG-Wiederholungen im *DMPK*-Gen auf Chromosom 19

> **Wie kann die Diagnose gesichert werden?**
> Die Kombination der beschriebenen Symptome beim Neugeborenen, klinische Symptomatik und EMG bei der Mutter und die genetische Analyse im *DMPK*-Gen sichern die Diagnose einer kongenitalen DM 1.

- **Mögliche Komplikationen**
- Aspirationen und Aspirationspneumonien
- Nicht mögliche Entwöhnung von der Beatmung in den ersten 4 Wochen; das führt zu einer Verschlechterung der Prognose
- Selten pulmonale Hypertonie oder Kardiomyopathie berichtet

- **Andere mögliche assoziierte Probleme**
- Hiatushernie
- Maldescensus testis
- Hüftluxation
- Torticollis
- Angeborene Herzfehler
- Hydrozephalus
- Hydronephrose
- Angeborene Katarakt
- Schwerhörigkeit
- Lippen-Kiefer-Gaumen-Spalte
- Zerebralparese bei durchgemachter Asphyxie

- **Welche Differentialdiagnosen sind zu berücksichtigen?**
- Myotonia congenita
- Kongenitale Myopathien (hier fehlt die zentralnervöse Beteiligung i. d. R.)
- Kongenitale Muskeldystrophien (hier sind besonders die schweren Formen der alpha-Dystroglykanopathien zu berücksichtigen, die dann oft auffällige MRT-Befunde zeigen)

- Autosomal-rezessive proximale spinale Muskelatrophie Typ I oder II (die Kinder sind i. d. R. aber mental wacher!)
- SMA mit respiratorischem Distress (SMARD1) (hier ist eine distal betonte Muskelschwäche vorherrschend)
- Infantile Glykogenose Typ II (kardiale Symptomatik häufiger und schwerer!)
- Kongenitale myasthene Syndrome (oft nur milde Beatmungsparameter)
- Kongenitale Enzephalomyopathien, besonders wenn die Kombination mit zentralnervösen Auffälligkeiten gegeben ist. (z. B. mitochondriale Erkrankungen)
- Hypoxisch-ischämische Enzephalopathie (Geburtsanamnese, Familienanamnese negativ)

- **Welche Symptome sind im Verlauf jenseits der Neugeborenenphase zu beobachten?**
- Typische faziale Stigmata (◘ Abb. 20.4)
- Verzögerte motorische Entwicklung (nahezu alle lernen das freie Laufen, aber oft erst nach mehreren Jahren)
- Sprachentwicklungsverzögerung
- Mentale Beeinträchtigung (kann variabel ausgeprägt sein)
- Bulbäre Symptomatik
- Gedeihstörung
- Dauerhafte Abhängigkeit vom Respirator
- Klinisch Zeichen der Myotonie, auch mit zunehmendem Alter im EMG myotone Salven
- Selten psychiatrische Diagnosen wie Aufmerksamkeits-Defizit-Hyperaktivitäts-Syndrom, Autismus-Erkrankungen, Angststörungen, Verhaltensprobleme und Depression

- **Welche therapeutischen Maßnahmen sind sinnvoll?**
- Für die Patienten und deren Familien ist eine multidisziplinäre Betreuung und Therapie in einem neuromuskulären Zentrum und orientiert an den individuellen Bedürfnissen wichtig.
- Bei psychomotorischer Entwicklungsverzögerung ist eine Entwicklungsdiagnostik einschließlich der Sprachentwicklungsdiagnostik indiziert.

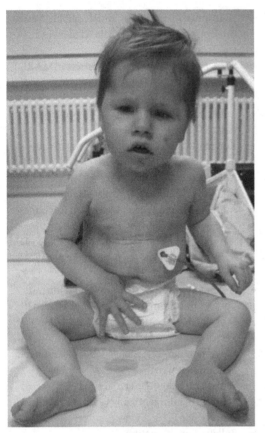

Abb. 20.4 Hypomimie, zeltförmiger Mund, typische Fazies beim Kind mit kongenitaler DM1. PEG-Sonde bei bulbärer Symptomatik

— In Abhängigkeit der Defizite heilpädagogische Förderung, Logopädie, Ergotherapie
— Physiotherapie mit evtl. Orthesenversorgung. Operative Korrekturen (häufig schon initial Korrektur der Klumpfüße) haben individuelle Indikationen und sollte optimalerweise von einem multidisziplinären Team begleitet werden.
— Ophthalmologische Untersuchungen zum Beleg/Ausschluss möglicher Katarakte
— Pädaudiologische Untersuchung und ggf. Hörgeräteversorgung
— Bei zentralnervöser Symptomatik MRT in der Differentialdiagnostik
— EKG und Echokardiographie zum Beleg/Ausschluss einer möglichen kardialen Beteiligung

— Pneumologische Betreuung mit Messung der Vitalkapazität zur Objektivierung einer restriktiven Ventilationsstörung (wenn Mitarbeit möglich!) und Polysomnographie sinnvoll
— Bei bulbärer Symptomatik mit / ohne Dystrophie Ernährungsberatung und Anlage einer PEG, insbesondere auch zur Vermeidung von Aspirationsereignissen
— Eine medikamentöse Therapie kann evtl. später zur Behandlung der Myotonie indiziert sein; kurative Ansätze stehen derzeit nicht zur Verfügung.
— Psychosoziale Betreuung ist zur Unterstützung der Familien oft sehr wichtig, da es für selbst betroffene Mütter sehr schwierig ist, die aufwendige Pflege des Kindes allein zu ermöglichen.

> **Die Behandlung der kongenitalen DM 1 muss in einem multidisziplinären Team erfolgen, das die o. g. Probleme der Patienten und deren Familien berücksichtigt.**

▪ **Welche Aspekte soll die Beratung der Familie beinhalten?**
— Mit der Familie ist eine begleitende Beratung dringend zu empfehlen.
— **Fakten zur Prognose:** Die Prognose ist eingeschränkt. Totgeburten sind selten, aber in schweren Fällen ist die Mortalität in den ersten Stunden bis Tagen hoch. Jenseits der ersten Lebenstage sind respiratorische Beeinträchtigung und Beatmungssituation wesentlich für die Prognose. Ist nach vier Wochen die Beatmung zu beenden, ist die Prognose gebessert, wenngleich die Lebenserwartung grundsätzlich als eingeschränkt gilt. In Langzeitbeobachtungen versterben viele Patienten bis zum 30. Lebensjahr. Die Kinder zeigen die oben aufgeführten Probleme, sind mental und motorisch behindert und brauchen eine lebenslange Förderung, auch im Kindergarten und in der Schule. Im täglichen Leben sind die Betroffenen mehr durch die psychomotorische Beeinträchtigung als durch die motorische Behinderung allein eingeschränkt. Mit zunehmendem Alter ist die Überprüfung auch anderer betroffener Organe regelmäßig durchzuführen, um hier frühzei-

tig therapeutische Maßnahmen einleiten zu können. Sollte die/der Betroffene das Erwachsenenalter erreichen, ist die individuelle Überleitung in eine Sprechstunde für Erwachsene notwendig. Dabei sollen die o. g. Betreuungsaspekte und die psychosoziale Inklusion berücksichtigt werden.

– **Fakten zur Genetik:** In Zusammenarbeit mit der Humangenetik müssen Wiederholungsrisiko, Erbgang und die Möglichkeiten der Pränataldiagnostik besprochen werden.

Fallbeispiel

Nach einer von der Mutter als unauffällig beschriebenen Schwangerschaft wird ein Kind in der 36. SSW geboren, das direkt nach der Geburt ateminsuffizient ist und beatmet werden muss. Zusätzlich fallen ein hypotoner Muskeltonus, eine generalisierte Areflexie und Klumpfüße bds. auf. Es erfolgt umgehend die Verlegung in eine Neugeborenen-Intensivstation. Die Beatmung gestaltet sich schwierig, muss im Verlauf auf eine Hochfrequenz-Beatmung umgestellt werden. Bei der Symptomatik eines **floppy infant Syndroms** ist bei Sedierung und Muskelrelaxation eine neurologische Untersuchung des Neugeborenen nicht möglich, dennoch stellt sich die Frage nach der Diagnose, um auch das weitere Procedere sinnvoll besprechen zu können. Erst als das Kind zunehmend von der Beatmung entwöhnt werden kann, zeigt sich auch eine bulbäre Symptomatik mit Saug- und Schluckschwäche. In der Familienanamnese bisher keine neuromuskulären Erkrankungen, wohl aber Schwerhörigkeit, Schilddrüsenprobleme und ein Diabetes mellitus sowie Katarakte bei der Mutter und dem Großvater mütterlicherseits bekannt.

Bei der Untersuchung des Kindes zeigen sich o. g. Auffälligkeiten und lenken in der Kombination den Verdacht auf eine kongenitale DM 1 (◘ Abb. 20.3). Diese Erkrankung wird autosomal-dominant vererbt und die kongenitale Form i. d. R. über die Mutter.

Bei der Untersuchung der Mutter finden sich eine Muskelschwäche in den Armen und distalen unteren Extremitäten, ein schmales, müde wirkendes Gesicht mit Ptose sowie Katarakte bds. Sie hat Schwierigkeiten nach Muskelkontraktionen ihre Muskeln zu entspannen, zeigt eine Greif- und Perkussionsmyotonie; das EMG myotone Entladungen.

Um die Verdachtsdiagnose einer DM 1 in dieser Familie zu sichern wird die genetische Analyse im *DMPK*-Gen bei der Mutter veranlasst, die ein deutlich pathologischen Repeat zeigt; die dann durchgeführte Analyse beim Kind ergibt einen Trinukleotidrepeat über 1200; somit ist die Diagnose eine kongenitalen DM 1 gesichert und die Erkrankung von Mutter und Kind zeigt deutlich die Antizipation in dieser Familie. Weitere Familienangehörige werden neurologisch und genetisch untersucht; die zuvor genannten Symptome können durchaus auch mit einer DM 1 bei anderen Familienmitgliedern vereinbar sein.

Die Therapie ist symptomatisch (s. o.); das Kind kann nach 4 Wochen vom Respirator partiell entwöhnt werden und wird mit einer Heimbeatmung über Tracheostoma nach Hause entlassen. Die psychomotorische Entwicklung verläuft verzögert, im Rahmen der multidisziplinären Betreuung werden ausführliche Fördermaßnahmen durchgeführt.

20.4.3 Myotone Dystrophie (DM 1) im Kindes- und Jugendalter

Die Manifestation in der späteren Kindheit kann sehr variabel sein; die prä-, peri- und postpartale Anamnese ist i. d. R. unauffällig. Die autosomal-dominante Vererbung kann über die mütterliche oder väterliche Linie führen. Typische faziale Stigmata können fehlen, im Vordergrund stehen die muskuläre Schwäche im Gesicht, Schultergürtel und nicht selten der Fußheber. Eine Myotonie kann mit zunehmendem Alter häufiger vorkommen. Die Betroffenen haben feinmotorische Schwierigkeiten, können Flaschen nicht gut auf- und zudrehen, beobachten eine Muskelsteifigkeit, z. B. beim Schreiben oder beim Lösen des Griffes nach Handschlag. Die Eltern beobachten eine verzögerte motorische Entwicklung mit Sprachentwicklungsverzögerung oder undeutlicher Sprache. Häufig wird bei der Einschulung ein mentales Handicap deutlicher, was auch durch oben beschriebene psychosoziale Probleme kompliziert werden kann. Der Vorstellungsanlass in dieser Altersgruppe ist oft primär die mentale Entwicklungsproblematik, sekundär erst die neuromuskulären Symptome. Mit zunehmendem Alter können die Symptome im Erwachsenenalter primär auftreten.

> ❯ **In dieser Altersgruppe stehen oft primär die mentalen Entwicklungsprobleme und sekundär erst die neuromuskulären Symptome im Vordergrund.**

- **Was ist bei der klinischen Untersuchung zu sehen? Wonach ist zu schauen?**
  - Progrediente Muskelschwäche im Gesicht, Nacken, Schultergürtel und der distalen unteren Extremitäten
  - Myatrophie im Gesicht und der distalen unteren Extremitäten
  - Müder Gesichtsausdruck, wobei die typischen Stigmata einer kongenitalen Form fehlen
  - Myotonie klinisch und im EMG (bei 10% in den ersten 5 Lebensjahren, bei 75% zwischen 6. und 10. Lebensjahr, bei >100% ab dem 11. Lebensjahr)
  - Oft vorherrschend mentales Handicap, Sprachentwicklungsstörung und Lernprobleme, neuromuskuläre Symptome können initial fehlen!
  - Evtl. motorische Entwicklungsstörung
  - Kardiale Probleme (häufig in der 2. Lebensdekade Rhythmusstörungen, Kardiomyopathie)
  - Selten Schwerhörigkeit
  - Psychiatrische Diagnosen wie Aufmerksamkeits-Defizit-Hyperaktivitäts-Syndrom, Autismus-Erkrankungen, Angststörungen, Verhaltensprobleme und Depression

- Im weiteren Verlauf kann sich eine Multisystemerkrankung wie im Erwachsenenalter entwickeln.

> **Wann ist besonders an die Diagnose einer DM 1 im Kindes- und Jugendalter zu denken?**
>
> Die Kombination von Muskelschwäche, Myotonie und mentalem Handicap muss an eine DM 1 im Kindes- und Jugendalter denken lassen.

- **Welche diagnostischen Schritte sind einzuleiten?**
  - Die **CK** kann normal bis leicht erhöht sein.
  - Klinisch und im **EMG** lassen sich mit zunehmendem Alter myotone Entladungen nachweisen.
  - Die Muskelbiopsie ist auch in dieser Altersgruppe unspezifisch verändert und zur Diagnosestellung nicht indiziert.
  - **Untersuchung von Mutter und Vater!** Bei autosomal-dominanter maternaler sowie paternaler Vererbung sind Mutter oder Vater sowie weitere Familienmitglieder betroffen, aber mit variabler klinischer Symptomatik. Es ist nach einer Greifmyotonie, Perkussionsmyotonie und anderen myotonen Zeichen zu schauen, aber auch nach Katarakten, Diabetes mellitus und Schilddrüsenproblemen zu fragen. Es kommt vor, dass die primäre Diagnosestellung bei der Mutter über das Kind erfolgt.
  - **Genetische Analyse:** Vermehrte CTG-Wiederholungen im *DMPK*-Gen auf Chromosom 19

> **Wie kann die Diagnose gesichert werden?**
>
> Die Kombination der beschriebenen Symptome, klinische und elektromyographische Zeichen einer Myotonie und dann die gezielte genetische Analyse im *DMPK*-Gen sichern die Diagnose einer DM 1 im Kindes- und Jugendalter.

- **Welche Differentialdiagnosen sind zu berücksichtigen?**
- Andere nicht dystrophe Myotonien
- Kongenitale Myopathien (hier fehlt die zentralnervöse Beteiligung i. d. R.)
- Kongenitale Muskeldystrophien (hier ist die Muskelschwäche häufig proximal betont und nicht so deutlich fazial)
- Mitochondriale Enzephalomyopathien, besonders wenn die Kombination mit zentralnervösen Auffälligkeiten gegeben ist
- Andere Ursachen der mentalen Beeinträchtigung, insbesondere dann, wenn muskuläre Symptome fehlen

- **Welche therapeutischen Maßnahmen sind sinnvoll?**
- Für die Patienten und deren Familien ist eine multidisziplinäre Betreuung und Therapie in einem neuromuskulären Zentrum und orientiert an den individuellen Bedürfnissen wichtig.
- Bei psychomotorischer Entwicklungsverzögerung ist eine Entwicklungsdiagnostik einschließlich der Sprachentwicklungsdiagnostik indiziert.
- In Abhängigkeit der Defizite heilpädagogische Förderung, Logopädie, Ergotherapie
- Physiotherapie mit evtl. Orthesenversorgung
- Ophthalmologische Untersuchungen zum Beleg/Ausschluss möglicher Katarakte
- Bei zentralnervöser Symptomatik cMRT in der Differentialdiagnostik
- EKG und Echokardiographie zum Beleg/Ausschluss einer möglichen kardialen Beteiligung
- Pädaudiologische Untersuchung und ggf. Hörgeräteversorgung
- Regelmäßige Untersuchung der anderen möglicherweise betroffenen Organe wie im Erwachsenenalter
- Eine medikamentöse Therapie kann evtl. zur Behandlung der Myotonie indiziert sein; kurative Ansätze stehen derzeit nicht zur Verfügung.
- Psychosoziale Betreuung ist zur Unterstützung der Familien oft sehr wichtig, da es für selbst betroffene Mütter sehr schwierig ist die aufwendige Pflege des Kindes allein zu ermöglichen.

> **Die Behandlung der DM 1 im Kindes- und Jugendalter muss in einem multidisziplinären Team erfolgen, das die o. g. Probleme der Patienten und deren Familien berücksichtigt.**

- **Welche Aspekte soll die Beratung der Familie beinhalten?**
- Mit der Familie ist eine begleitende Beratung dringend zu empfehlen.
- **Fakten zur Prognose:** Die Prognose ist nicht zwingend eingeschränkt, wobei der Verlauf durch den Befall anderer Organe ab der 2. Lebensdekade kompliziert sein kann. Kardiale Rhythmusstörungen oder eine Kardiomyopathie können lebenslimitierend sein, plötzliche Herztode kommen vor. Die Kinder zeigen die oben aufgeführten Probleme, sind mental und motorisch beeinträchtigt und brauchen eine entsprechende Förderung, auch im Kindergarten und in der Schule. Im täglichen Leben sind die Betroffenen mehr durch die psychomotorische Beeinträchtigung als durch die motorische Behinderung allein eingeschränkt. Bei Erreichen des Erwachsenenalters ist die individuelle Überleitung in eine Sprechstunde für Erwachsene notwendig. Dabei sollten die o. g. Betreuungsaspekte und die psychosoziale Inklusion berücksichtigt werden.
- **Fakten zur Genetik:** In Zusammenarbeit mit der Humangenetik müssen Wiederholungsrisiko, Erbgang und die Möglichkeiten der Pränataldiagnostik besprochen werden. B

Literatur

Annane D, Moore DH, Barnes PR, Miller RG. Psychostimulants for hypersomnia excessive daytime sleepiness) in myotonic dystrophy. Cochrane Database Syst Rev 2006;3:CD 003218

Groh WJ, Groh MR, Saha C, Kincaid JC, Simmons Z, Ciafaloni E, Pourmand R, Otten RF, Bhakta D, Nair GV, Marashdeh MM, Zipes DP, Pascuzzi RM. Electrocardiographic Abnormalities and Sudden Death in Myotonic Dystrophy Type 1. N Engl J Med 2008; 358: 2688–2693

Harper PS, van Engelen B, Eymard B, Wilcox DE, eds. Myotonic dystrophy: present management, future therapy. Oxford: Oxford University Press, 2004

Klingler W, Lehmann-Horn F, Jurkat-Rott K. Complications of anesthesia in neuromuscular disorders. Neuromuscular Disord 2005;15:195–206

Lazarus A, Varin J, Babuty D, Anselme F, Coste J, Duboc D. Long-term follow-up of arrhythmias in patients with myotonic dystrophy treated by pacing. J Am Coll Cardiol 2002;40:1645–1652

Liquori CL, Ricker K, Moseley ML et al. Myotonic dystrophy type 2 caused by a CCTG expansion in intron 1 of ZNF9. Science 2001;293:864–867

Logigian EL, Martens WB, Moxley RT 4 th, McDermott MP, Dilek N, Wiegner AW, Pearson AT, Barbieri CA, Annis CL, Thornton CA, Moxley RT 3rd. Mexuilitine is an effective antimyotonia treatment in myotonic dystrophy type 1. Neurology 2010; 23: 466–476

Ranum LPW, Rasmussen PF, Benzow KA, Koop KD, Day JW. Genetic mapping of a second myotonic dystrophy locus (DM 2). Nature Genet 1998;19:196–198

Ricker K, Koch MC, Lehmann-Horn F, Pongratz D, Otto M, Heine R, Moxley RT 3rd. Proximal myotonic myopathy: a new dominant disorder with myotonia muscle weakness, and cataracts. Neurology 1994;44,1448–1452

Schneider-Gold C, Beck M, Wessig C, George A, Kele H, Reiners K, et al. Creatine monohydrate in DM 2/PROMM. A double blind placebo-controlled clinical study. Neurology 2003;60:500–502

Schneider-Gold, Kress W, Grimm T, Schoser B. Myotone Dystrophien. Akt Neurologie 2010;7: 348–359

Tarnopolsky M, Mahoney D, Thompson T, Naylor H, Doherty TJ. Creatine monohydrate supplementation does not increase muscle strength, lean body mass or phosphocreatine in patients with myotonic dystrophy type 1. Muscle Nerve 2004;29:51–58

Walter MC, Reilich P, Lochmüller H, Kohnen R, Schlotter B, Hautmann H et al. Creatine monohydrate in myotonic dystrophy: a double-blind, placebo-controlled clinical study. J Neurol 2002;249: 1717–1722

Myotone Dystrophie Typ 2 (DM 2/PROMM)

C. Schneider-Gold

21.1   Definition und Epidemiologie

Bei der Myotonen Dystrophie Typ 2 (DM 2) handelt es sich wie bei der Myotonen Dystrophie Typ 1 (DM1) um eine komplexe multisystemische Erkrankung, deren Hauptmanifestation jedoch neben Myotonie und Katarakt eine proximale Muskelschwäche ist. Myalgien sind häufig. Aufgrund der proximalen Muskelschwäche wird das Krankheitsbild auch als proximale myotone Myopathie (PROMM) bezeichnet. Phänotypisch unauffällige Varianten sind möglich (◘ Abb. 21.1).

21.2   Ätiologie und Pathogenese

Der DM 2 liegt eine CCTG-Repeat-Expansion auf Chromosom 3q21.3 im 1. Intron des Zinkfingerprotein-9-(*ZNF9*)-Gens zugrunde. Die Repeatlänge lässt sich bei dieser Erkrankung nicht mit der Schwere des Krankheitsbildes korrelieren.

Pathophysiologie: Siehe hierzu entsprechenden Abschnitt zu DM 1 (▶ Kap. 20).

21.3   Therapie

Die Therapiemöglichkeiten bei DM 2 entsprechen im Wesentlichen denen bei DM 1. Bei der DM können ausgeprägte körperliche Erschöpfungszustände auftreten, die i. d. R. spontan reversibel sind. Die Myotonie ist meist mild und nicht therapiebedürftig. Die häufig mit der Erkrankung einhergehenden Myalgien sind oft therapierefraktär. Bei einigen Patienten hat eine Behandlung mit Gabapentin bis zu 4 × 600 mg, Diclofenac 2 × 50 mg, ASS 100 mg oder auch Kreatinmonohydrat 2 bis 4 g/d einen positiven Effekt auf die Schmerzsymptomatik. In einer kontrollierten Studie konnte keine signifikante Verbesserung der Muskelkraft unter Einnahme von Kreatin-Monohydrat nachgewiesen werden.

21.4   Myotone Dystrophie Typ 2 (DM2)

- **Klinische Symptomatik**

Es handelt sich um eine multisystemische Erkrankung mit muskulären und extramuskulären Manifestationen. Der Krankheitsverlauf ist bis zur 7. Dekade i. d. R. milder als bei der DM 1. Eine kongenitale Form wurde bisher nicht beschrieben.

- Muskuläre Symptome
  - Oft nur gering ausgeprägte myotone Symptomatik, vor allem im Bereich der Hände und Beine
  - Proximale Muskelschwäche und Muskelatrophie
  - Beginn meist im Bereich der Hüftbeuger und -strecker und Kopfbeuger
  - Gelegentlich auch distale Extremitätenmuskeln betroffen
  - Selten Ausprägung einer myopathischen Fazies wie bei der DM 1
  - Myalgien
  - Gelegentlich Wadenhypertrophie
  - Schluckstörungen im fortgeschrittenen Krankheitsstadium
- Extramuskuläre Symptome
  - Katarakt der hinteren Linsenkapsel, häufig nur unspezifische Trübungen, aber auch sog. »myotone« Katarakt oder »Christbaumschmuckkatarakt« mit polychromatischen Einschlüssen
  - Primärer Hypogonadismus (vor allem bei Männern)
  - Stirnglatze seltener als bei der DM 1
  - Diabetes mellitus
  - Hyperhidrose
  - Hypersomnie/Tagesmüdigkeit
  - Kognitive Störungen
  - Auffälligkeiten im cMRT (Atrophie und »white matter lesions«)

Wann ist besonders an die Diagnose einer myotonen Dystrophie Typ 2 zu denken?
Bei der Kombination einer proximal betonten Muskelschwäche und -atrophie mit Myotonie, Katarakt, Herzrhythmusstörungen oder Kardiomyopathie (können auch der muskulären Schwäche um Jahre vorausgehen!), Hypogonadismus, Diabetes mellitus, Hyperhidrose, zerebraler Beteiligung mit Tagesmüdigkeit, kognitiven Störungen und auffälligem cMRT ist das Vorliegen einer myotonen Dystrophie Typ 2 wahrscheinlich.

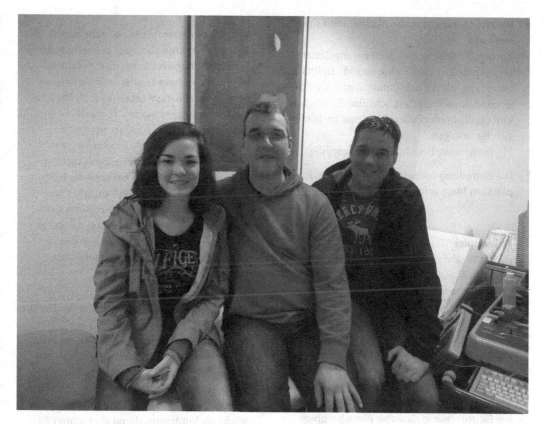

Abb. 21.1 Phänotypisch unauffällige DM2-Familie

- **Welche Differentialdiagnosen sind zu berücksichtigen?**
- Polymyositis
- Saurer Maltasemangel
- Gliedergürtel-Muskeldystrophie
- DM 1

- **Welche diagnostischen Schritte sind einzuleiten?**
- Die **CK** ist leicht bis deutlich erhöht.
- Bestimmung der **Transaminasen**, die γGT ist oft isoliert deutlich erhöht.
- Bestimmung des **Blutzuckers** und **HBA1c**
- Bestimmung der **Schilddrüsenparameter**
- Abklärung eines Hypogonadismus, v. a. bei Männern
- Fakultativ Bestimmung der **Immunglobuline im Serum** als ergänzender Parameter wie bei DM1 augenärztliche Untersuchung **auf eine Katarakt**

- **Molekulargenetische Untersuchung** auf das Vorliegen einer CCTG-Repeat-Expansion auf Chromosom 3q21.3
- Im **EMG** zeigen sich nicht immer typische myotone Entladungsserien. Bei Willküraktivität lassen sich neben myopathischen häufig auch leichte neurogene Veränderungen nachweisen.
- Die **Neurographie** kann eine leichte axonal-demyelinisierende Schädigung ergeben
- Eine Muskelbiopsie ist nicht indiziert.
- **Regelmäßige EKG und Langzeit-EKG-Kontrollen** zur Erfassung von Störungen der Erregungsüberleitung und -ausbreitung (ggf. Indikation für die prophylaktische Versorgung mit einem Herzschrittmacher prüfen)
- **1 x jährlich Durchführung einer Echokardiographie**
- Fakultativ Abklärung von Schluckstörungen

- **Welche therapeutischen Maßnahmen sind sinnvoll?**
- Entsprechend dem Abschnitt zur myotonen Dystrophie Typ 1 sollte eine multidisziplinäre Betreuung, die die neuromuskulären, kardialen, endokrinologischen, schlafmedizinischen und ophthalmologischen Probleme berücksichtigt, erfolgen.
- Physiotherapie, Ergo- und ggf. Logopädie

> **Die Betreuung sollte in einem multidisziplinären Team erfolgen.**

Fallbeispiel

Bei der 50-jährigen Index-Patientin der Familie traten im Alter von 30 Jahren zunächst eine geringe Schwäche der Hüftbeuger auf. Im EMG fanden sich myotone Entladungsserien. Daraufhin wurde eine molekulargenetische Diagnostik auf eine myotone Dystrophie Typ 2 veranlasst, die positiv ausfiel. Im Verlauf zeigten sich eine schleichende Zunahme der proximalen Beinmuskelschwäche und Myalgien, vor allem in Ruhephasen. Eine der 3 Schwestern der Patientin war in ähnlicher Weise bei etwas späterem Manifestationsalter betroffen.

Bei einem Sohn der Index-Patientin traten erste Symptome in Form von Myalgien im Alter von 14 Jahren auf. Im EMG fanden sich nur vereinzelte myotone Entladungsserien. Eine molekulargenetische Diagnostik auf das Vorliegen einer DM 2 ergab einen positiven Befund. Im weiteren Verlauf zeigte sich eine leichte Zunahme der vor allem belastungsabhängig auftretenden Myalgien und einer latenten proximalen Muskelschwäche. Im Alter von 20 Jahren wurde eine Katarakt festgestellt. Der Patient gab, an gelegentlich starke thorakale Schmerzen zu haben, Weiterhin berichtete er, einmalig einen plötzlichen Kraftverlust der Beine gehabt zu haben, nachdem er zuvor 15 Liegestützen ausgeführt hatte. Die beiden Schwestern zeigen bisher einen relativ oliogosymptomatischen Krankheitsverlauf. Der Sohn der einen Schwester war seit dem 14. Lebensjahr symptomatisch und zeigte damit eine milde Antizipation, auch ausweislich der sehr früh aufgetretenen Katarakt. Er wäre bei fehlender Familienanamnese möglicherweise nicht schon in diesem Lebensalter als DM 2-Patient diagnostiziert worden. Thorakale Schmerzen werden bei DM 2 häufiger angegeben und auf (myotone) Kontraktionen oder Verkrampfungen des Zwerchfells zurückgeführt. DD muss zunächst immer ein kardiales Ereignis ausgeschlossen werden. Ein plötzlicher hochgradiger Kraftverlust tritt in Einzelfällen spontan oder nach intensiver Belastung auf und ist ätiologisch nicht geklärt, war aber in den bekannten Fällen jeweils komplett reversibel.

- **Welche Aspekte soll die Beratung der Familie beinhalten?**
- **Fakten zur Prognose:** Die Erkrankung zeigt einen chronischen Verlauf mit langsam fortschreitender deutlich proximal betonter Muskelschwäche. Die Myotonie ist i. d. R. mild bis mäßiggradig ausgeprägt. Myalgien stehen häufig im Vordergrund und sind schwer zu behandeln. Bei schwereren Verläufen können insbesondere kardiovaskuläre Ereignisse und Schluckstörungen in der späteren Krankheitsphase ab der 7. Dekade auftreten und zu kritischen Situationen führen. Schwerwiegende kardiale Rhythmusstörungen können sich wie bei DM 1 auch unabhängig von der Schwere des Skelettmuskelbefalls ohne besondere Vorankündigung entwickeln. Die Indikation für eine prophylaktische Schrittmacherimplantation sollte im Zweifelsfall daher großzügig gestellt werden. Insgesamt ist die Lebenserwartung nicht wesentlich eingeschränkt.
- **Fakten zur Genetik:** Der molekulargenetische Mutationsnachweis sichert die Diagnose, erlaubt jedoch bei der DM 2 keine prognostische Abschätzung. Eine pränatale Diagnostik wird auch aufgrund des i. d. R. milden Krankheitsverlaufes und bisher fehlenden Hinweisen auf eine kongenitale Form nicht angeboten.

Nicht-dystrophe Myotonien

C. Schneider-Gold, U. Schara, A. Della Marina

22.1   Definition und Epidemiologie

Von den dystrophen Myotonien (DM 1 und DM 2) sind die reinen, nicht-dystrophen Myotonien abzugrenzen, die in diesem Kapitel zusammengefasst sind.

Es handelt sich um seltene hereditäre Erkrankungen des muskulären Chlorid- oder Natriumkanals. Eine ältere Bezeichnung lautet Myotonia congenita (MC). Die nicht-dystrophen Myotonien sind klinisch durch eine Störung der Erschlaffung des Muskels (Myotonie) oder/und der Muskelkontraktion mit daraus resultierender transienter Schwäche gekennzeichnet.

22.2   Ätiologie und Pathogenese

Bei den **Chloridkanalmyotonien** ist die Aktivität der Chloridkanäle am Ruhemembranpotenzial vermindert. Der inhibierende Chloridstrom durch die Muskelfasermembran ist verringert, was die Erregbarkeit der Membran erhöht, zu unwillkürlichen repetitiven Muskelaktionspotentialen führt und so die myotone Muskelsteifigkeit bedingt.

Der **Myotonia congenita Thomsen** liegen autosomal-dominant vererbte Punktmutationen in verschiedenen Exonen des Chloridkanal 1-(*CLCN1*)-Gens zugrunde (Übersicht bei Lehmann-Horn et al. 2004). Die Patienten wirken häufig recht athletisch. Bei Frauen ist die Symptomatik meist etwas geringer ausgeprägt als bei Männern. Die Störung besteht wahrscheinlich von Geburt an, die Manifestation zeigt sich meist schon im Kleinkindalter. Die Prävalenz liegt bei ca. 1:400000.

Der **Myotonia congenita Becker** liegen autosomal-rezessiv vererbte Nonsense-Mutationen zugrunde, die zu einem gestörten Spleißen oder zu einem vorzeitigen Abbruch des Ablesevorgangs führen, alternativ treten auch Missense-Mutationen im Chloridkanal 1-(*CLCN1*)-Gen auf. Die Prävalenz liegt bei ca. 1:250000.

Ursächlich für die **Natriumkanalmyotonien** sind autosomal-dominante Punktmutationen im muskulären Natriumkanal $Na_v1.4$-(*SCN4A*)-Gen auf Chromosom 17q23. Bei den Natriumkanal-myotonien kommt es zu einer gestörten Inaktivierung der Natriumkanäle, wobei 2 Varianten unterschieden werden können: Eine unvollständige Inaktivierung mit inkomplettem Schluss eines bestimmten Prozentsatzes der Kanäle am Ende der Depolarisationsphase (kaliumsensitive Myotonie, hyperkaliämische periodische Paralyse) und eine Verlangsamung der Inaktivierung (Paramyotonia congenita).

22.3   Therapie

- Bei Chloridkanalmyotonien, Paramyotonia congenita und kaliumsensitiver Myotonie Behandlung der Myotonie mit Propafenon oder Flecainid oder – wenn verfügbar – Mexiletin als Medikamente der 1. Wahl und Carbamazepin oder Phenytoin als Medikamente der 2. Wahl.
- Bei Paramyotonie Vermeidung von kalter Umgebungstemperatur zur Prophylaxe der Myotonie und Schwäche.
- Bei kaliumsensitiver Myotonie Vermeidung einer Hyperkaliämie und Gabe von Acetazolamid zur prophylaktischen Behandlung der Muskelsteifigkeit.

Dosierungen

1. Wahl: Mexiletin 2 × 100 mg, Flecainid 2 × 50 – 100 mg oder Propafenon 2×150 bis 300 mg/d nach kardiologischer Voruntersuchung und unter fortlaufenden EKG-Kontrollen: Cave: **Kardiale Reizleitungsstörungen!**
2. Wahl: Carbamazepin bis zu 3×200 mg oder Phenytoin 3× 100 mg/d

---

🛈 **Blutbildveränderungen und Hyponatriämie bei Carbamazepin sowie kardiale Reizleitungsstörungen bei Mexiletin, Propafenon, Flecainid, Carbamazepin und Phenytoin!**

Weiterbehandlung: Keine Behandlung bis auf die symptomatische Behandlung

Tokolyse: Feneterol (Partusisten) zur **Wehenhemmung** in der Schwangerschaft und **Succinylcholin** bei Narkosen sind **kontraindiziert**, da beide Substanzen die myotone Symptomatik massiv verstärken können. Insbesondere kann es durch Succinylcholin in der Einleitungsphase zu einer erheblichen Verkrampfung der Kiefer- und Thoraxmuskulatur kommen, sodass eine Intubation oder Ventilation erschwert wird.

22.4 Spezielle Krankheitsbilder

22.4.1 Chloridkanalmyotonien

Die Chloridkanalmyotonien gehen klinisch vor allem mit einer Störung der Erschlaffung des Muskels (Myotonie) oder im Fall der Myotonia congenita Becker auch mit einer passageren Störung der Muskelkontraktion mit daraus resultierender transienter Schwäche einher. Charakteristisch für eine Chloridkanalmyotonie ist das »**Warm-up-Phänomen**«, d. h. die Besserung der Muskelsteifigkeit (Myotonie) durch wiederholte Bewegungen. Den Chloridkanalmyotonien liegen Punktmutationen oder Deletionen im muskulären Chloridkanal-1-Gen (*ClCN1*) auf Chromosom 7q zugrunde (Lehmann-Horn et al. 2004). Bei bestimmten Mutationen kann sich eine permanente Muskelschwäche entwickeln.

Klinische Symptomatik der MC Thomsen

- Kontrakturen der Wadenmuskulatur mit Spitzfußneigung
- Häufiges Hinfallen und ungeschicktes Greifen im Kleinkindalter
- Athletischer Körperbau mit überproportional guter Kraft bei leichter Myotonie
- Kraftentfaltung bei starker Myotonie oft verhältnismäßig gering
- Akute Verstärkung der Myotonie bis hin zum Sturz bei heftigem Erschrecken oder sehr plötzlichen Bewegungen
- Verstärkung der myotonen Symptomatik, z. B. bei Hypothyreose oder Schwangerschaft

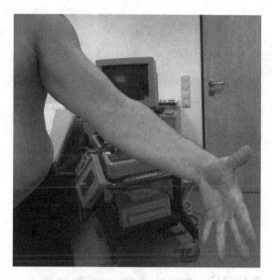

◘ **Abb. 22.1** Faustschluss-Myotonie bei MC Becker

- Abnahme der myotonen Symptomatik mit zunehmender Anzahl der Bewegungen (»**Warmup-Phänomen**«)
- Untersuchung: Faustschlussmyotonie, Perkussionsmyotonie der Zungen- oder Extremitätenmuskulatur, Lid-lag
- Erstmanifestation im 10.–14., seltener auch erst um das 30. Lebensjahr

Klinische Symptomatik der MC Becker

- Myotone Symptomatik (◘ Abb. 22.1) meist etwas ausgeprägter als bei Myotonia congenita Thomsen
- Myotonie in den Armmuskeln häufig stärker ausgeprägt als in den Beinmuskeln
- Gelegentlich Achillessehnenkontrakturen mit Zehengang
- Lordose der Wirbelsäule
- Fakultativ Kontrakturen im Bereich der Ellbogen- und Schultergelenke
- Selten im Verlauf auch Paresen, vor allem der Armmuskeln
- Hals-, Schulter- und Armmuskeln i. d. R. eher schmächtig ausgeprägt
- Ausgeprägte Wadenmuskulatur (◘ Abb. 22.2)
- Untersuchung: Perkussionsmyotonie an Zunge und Extremitäten

22

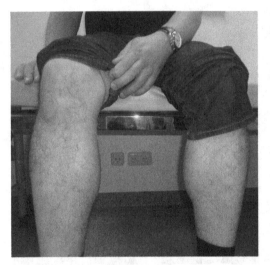

■ **Abb. 22.2**   Hypertrophe Wadenmuskulatur bei MC Becker

= Lid-lag
= Transiente Parese mit sukzessiver Abnahme der Kraft bei wiederholten Muskelkontraktionen und Erholung der Kraft nach 20–60 Sekunden

> **Wann ist besonders an die Diagnose einer Chloridkanalmyotonie zu denken?**
> Die Kombination einer generalisierten Myotonie mit manchmal athletischem Habitus (■ Abb. 22.3) und einem deutlichen Warm-up Phänomen lässt an eine Chloridkanalmyotonie denken. Eine zusätzliche transiente Parese spricht für eine autosomal rezessive Myotonie Typ Becker.

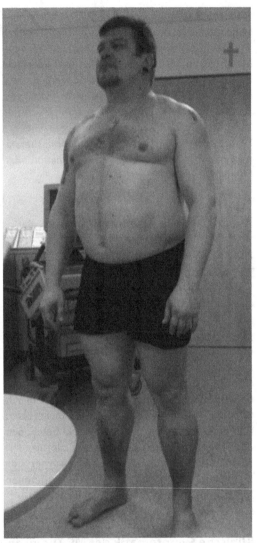

■ **Abb. 22.3**   Athletischer Habitus bei MC Becker

22.4.2 Natriumkanalmyotonien

Zu den Natriumkanalmyotonien zählen die Paramyotonia congenita (PC) und die kaliumsensitiven Myotonien. Bei der Paramyotonie bestehen in Wärme oft nur geringe oder keine Symptome. Bei Abkühlung und bei Muskelarbeit in Kälte sind das Auftreten einer zunehmenden Myotonie und

einer nachfolgenden, mehrere Stunden anhaltende Schwäche charakteristisch.

Bei den kaliumsensitiven Myotonien (Potassium aggravated myotonia/PAM) bestehen im Gegensatz zur Paramyotonia congenita und zur hyperkaliämischen periodischen Paralyse keine Muskelschwäche und kaum Kälteempfindlichkeit, jedoch verstärkt sich die Myotonie durch die Gabe von Kalium. Die klinische Abgrenzung zur Chloridkanalmyotonie kann sehr schwierig sein, wenn die Myotonie ein Warm-up-Phänomen zeigt. Es kommen verschiedene Ausprägungsgrade vor. Bei der Azetazolamid-empfindlichen Myotonie handelt es sich um eine Sonderform der Myotonia fluctuans mit gutem Ansprechen auf Azetazolamid (Diamox) 2 – 4 × 250 mg. Die Myotonia permanens ist die am stärksten ausgeprägte Form der Myotonie überhaupt. Die Patienten können durch eine schwere myotone Verkrampfung der Thoraxmuskeln ateminsuffizient werden.

Klinische Symptomatik der Paramyotonie (MC Eulenburg)

Die Symptomatik besteht von Geburt an und bleibt im Laufe des Lebens konstant.

- In einigen Familien ab der Adoleszenz hyperkaliämische periodische Lähmungen
- Prädilektion der Myotonie: Augenlidmuskulatur, Augenmuskeln, Gesicht, Hals, obere Extremitäten (vor allem distal) und untere Extremitäten
- Paradoxe Myotonie: Zunahme der Myotonie durch repetitive Bewegungen, Verschlechterung der bewegungsinduzierten Myotonie durch Kälte
- Bei Kälte wird das Gesicht der Patienten maskenhaft steif und es kommt zu einer zunehmenden Bewegungsbehinderung mit schmerzloser Beugestellung der Finger.
- Schwäche nach ausdauernder körperlicher Tätigkeit und Kälteexposition
- Rückbildung der Schwäche über Stunden
- Bei Hypothermie im Rahmen von Narkosen oder durch Baden im kalten Wasser kann sich eine generalisierte Schwäche entwickeln, wobei es aufgrund des vor Abkühlung relativ gut geschützten Diaphragmas nur extrem selten zu einer Einschränkung der Funktion der Atemmuskulatur kommt.
- Untersuchung: Lid-lag, aber nur selten Faustschlussmyotonie, Perkussionsmyotonie oder auffälliger »Treppentest« (Demonstration der Myotonie der Beinmuskulatur beim Treppensteigen). Bei mehrfachem forciertem Augenschluss zunehmende Verlangsamung

der Lidöffnung (paradoxe Myotonie), vor allem wenn vorher ein kaltes Tuch aufgelegt wurde. Distale Atrophien bei bestimmten Mutationen möglich (z. B. R1448C/P).

Klinische Symptomatik der Kalium-sensitiven Myotonie

- Kälteempfindlichkeit nur gering ausgeprägt oder nicht vorhanden
- Myotone Steife nach oder während anhaltender Muskelarbeit in Wärme, z. B. bei anstrengenden Tätigkeiten mit den Händen
- Keine Schwäche
- Sonderform der Myotonia fluctuans mit gutem Ansprechen auf Azetazolamid (Diamox) 2–4x 500 mg
- Myotonia permanens: Am stärksten ausgeprägte Form der Myotonie überhaupt. Die Patienten können durch eine schwere myotone Verkrampfung der Thoraxmuskeln ateminsuffizient werden.
- Ständig vorhandene, in der Ausprägung etwas fluktuierende Muskelsteife
- Beteiligung der Atemmuskulatur möglich
- Selten schon bei Neugeborenen und Säuglingen
- Bei Schreck und plötzlichen Bewegungen Auslösung von Atemproblemen infolge Verkrampfungen des Zwerchfells möglich
- Myotone Symptomatik meist etwas ausgeprägter als bei Myotonia congenita Thomsen

> **Wann ist besonders an die Diagnose einer Natriumkanalmyotonie zu denken?**
> Die Kombination von einer temperaturabhängig auftretenden Myotonie und Muskelschwäche mit einer paradoxen Myotonie in der klinischen Untersuchung legt eine Paramyotonie nahe. Das Auftreten einer Myotonie in Abhängigkeit von bestimmten Tageszeiten, Nahrungsaufnahme oder Kaliumgaben lässt an eine Kalium-sensitive Myotonie denken.

- **Welche diagnostischen Schritte sind einzuleiten?**
- Klinische Untersuchung
- **Bestimmung der CK** und der Transaminasen. Die CK ist i. d. R. nicht mehr als um das Zweifache erhöht.
- **EMG-Untersuchung** zum Nachweis myotoner Entladungsserien, speziell bei Paramyotonie nach Kühlung der Extremität (Eiswasserbad), bei kaliumsensitiver Myotonie während muskulärer Steifigkeit, z. B. bei Myotonia fluctuans 20 Minuten nach Beendigung körperlicher Tätigkeit mit Nachweis myotoner Entladungsserien bei normaler Temperatur
- **Molekulargenetische Diagnostik** bei Differentialdiagnose Natriumkanalmyotonie oder myotoner Dystrophie
- Die **NLG** sind normal.
- In der **repetitiven 3 Hz-Stimulation** zeigt sich bei der MC Typ Becker ein Dekrement.
- Eine Muskelbiopsie ist nur in unklaren Fällen indiziert.
- Durchführung des sog. »Kaliumbelastungstests« bei geringer Ausprägung der Myotonie bei Myotonia fluctuans (Gabe von 1 Tbl. Kalinor Brause) unter intensivmedizinischer Überwachung, keinesfalls bei Myotonia permanens

> **Wie kann die Diagnose gesichert werden?**
> Die Einordnung erfolgt durch eine genaue klinische und elektromyographische Untersuchung, die Sicherung durch eine molekulargenetische Analyse.

- **Welche Aspekte soll die Beratung der Familie beinhalten?**
- **Fakten zur Prognose:** Bei der MC Thomsen tritt nur selten eine Muskelschwäche ein, eine Zunahme der Myotonie ist aber möglich. Entwicklung permanenter Paresen und eine Zunahme der Myotonie im Laufe des Lebens sind bei der MC Typ Becker möglich.

- **Fakten zur Genetik:** Die molekulargenetische Untersuchung erlaubt eine genaue Einordnung und eine gewisse prognostische Abschätzung. Eine Abstimmung der Therapie auf die zugrunde liegende Mutation ist in bestimmten Fällen sinnvoll (s. o.).

> **Fallbeispiel Myotonia congenita Typ Becker**
> 45-jähriger Patient, mit schon immer sehr gut ausgeprägter Muskulatur (◘ Abb. 22.3), der bis zu seinem 14. Lebensjahr Leistungssportler war und modernen Fünfkampf betrieb. Dann entwickelte er eine zunehmende Myotonie der Beinmuskulatur und musste den Leistungssport aufgeben.
> Klinischer Befund: Ausgeprägte Faustschlussmyotonie (◘ Abb. 22.1), Perkussionsmyotonie, Myotonie der Zunge und der Beinmuskulatur. In der klinischen Untersuchung Nachweis einer transienten Parese des M. biceps brachii rechts, passend zur anamnestischen Angabe einer nachlassenden Kraft bei wiederholten Versuchen, Drehverschlüsse zu öffnen. Keine permanenten Paresen. Wadenhypertrophie (◘ Abb. 22.2).

22.4.3 Myotonia congenita Becker und Thomsen im Kindes- und Jugendalter

Bei der autosomal-dominanten Form Typ Thomsen zeigen sich die ersten Symptome schon im Säuglings- und Kleinkindalter, bei der autosomal-rezessiven Form Becker etwas später in der Kindheit (ab dem 3. Lebensjahr) bis zu Ende der dritten Dekade. Säuglinge zeigen Schwierigkeiten, ihre Augenlieder spontan zu öffnen, kleinere Kinder haben Schwierigkeiten, nach einer Ruhepause zu laufen (z. B. längeres Sitzen im Auto) oder stolpern vermehrt. Die Myotonie ist nach einem festen Händedruck oder durch die Muskelperkussion provozierbar, lässt nach wiederholten Bewegungen (Warm-up-Phänomen) nach.

Eine Hypertrophie der Muskulatur ist häufig, eine permanente Muskelschwäche kann sich bei der autosomal-rezessiven Form entwickeln. Die Manifestation an den anderen Organen ist i. d. R. nicht vorhanden. Kinder werden wegen häufigen Stolperns, Auffälligkeiten in der Feinmotorik (Greifen) oder Gangauffälligkeiten vorstellig, seltener wegen einer Muskelschwäche.

- **Was ist bei der klinischen Untersuchung zu sehen? Wonach ist zu schauen?**
- Ein Neugeborenes hat Schwierigkeiten, die Augen nach dem Weinen/Schreien zu öffnen.
- Kinder stolpern häufig oder Laufen nach dem Aufstehen auf dem Vorfuß.
- Feinmotorische Auffälligkeiten sind möglich (z. B. Schwierigkeiten beim Greifen von Gegenständen).
- Besserung der Symptome nach wiederholten Übungen (**Warm-up-Phänomen**)
- Nach einer Myotonie ist eine begleitende Muskelschwäche möglich, im Verlauf auch die Entwicklung einer permanenten Muskelschwäche (Typ Becker).
- Verstärkung der Beschwerden bei Kälte, emotionalen Stresssituationen oder nach Ruhephasen
- Eine Myotonie ist durch die Perkussion z. B. von Zunge oder Thenar auslösbar.
- Eine Hypertrophie der Gluteal-, Oberschenkel- und Wadenmuskeln ist möglich bei normaler Muskelkraft.
- Mental normal entwickelte Kinder und Jugendliche
- Kardiale Mitbeteiligung ist selten vorhanden (Arrythmien)

Wann ist besonders an die Diagnose einer Myotonia congenita im Kindes- und Jugendalter zu denken?
Die Kombination von Myotonie mit oder ohne begleitende Muskelschwäche, einer normalen mentalen Entwicklung und einer positiven Familienanamnese lässt an die Myotonia congenita zu denken.

- **Welche diagnostischen Schritte sind einzuleiten?**
- Die **Kreatinkinase (CK)** ist leicht erhöht (3-4-faches der Norm).
- Klinisch und im **EMG** lassen sich eine Myotonie respektive myotone Entladungen nachweisen.
- Eine Muskelbiopsie ist zur Diagnosestellung nicht indiziert.
- Bei einer Untersuchung von Mutter und Vater: Bei einer autosomal-dominanten maternalen oder paternalen Vererbung sind Mutter oder Vater, bei einer autosomal-rezessiven Vererbung i. d. R. Väter betroffen (heterozygote manifeste Träger), aber mit variabler klinischer Symptomatik. Es ist nach einer Greifmyotonie, Perkussionsmyotonie und einem Warm-up-Phänomen zu schauen.
- **Genetische Analyse**: Mutationen im *CLCN1*-Gen

Wie kann die Diagnose gesichert werden?
Die Kombination der beschriebenen Symptome und elektromyographischen Zeichen einer Myotonie sowie die gezielte genetische Analyse im *CLCN1*-Gen sichern die Diagnose einer Myotonia congenita Thomsen oder Becker.

- **Welche Differentialdiagnosen sind zu berücksichtigen?**
- Paramyotonia congenita – hier auch eine durch Kälte bedingte Muskelsteifigkeit, allerdings begleitet von einer Muskelschwäche; kein Warm-up-Phänomen
- Kaliumaggravierte Myotonie – Fluktuation der Symptome, die Myotonie nimmt mit körperlicher Belastung zu, Muskelhypertrophie betont im Nacken und im Schultergürtel
- Myotone Dystrophie Typ 1, im Gegensatz zu Myotonia congenita sind andere Organe betroffen (Katarakte, Herzrhythmusstörungen, endokrinologische Störungen)
- Becker Muskeldystrophie bei Muskelhypertrophie und CK-Erhöhung – hier keine myotone Zeichen

22

■ **Welche therapeutischen Maßnahmen sind sinnvoll?**

— Eine Therapie ist bei milden Beschwerden nicht indiziert.

— Eine medikamentöse Therapie (Antiarrythmika – Mexiletin, Phenytoin, Carbamezepin) ist nur bei strenger Indikation zur Behandlung einer schweren Myotonie notwendig. Dosierungsangaben orientieren sich an denen für Erwachsene und müssen an das Gewicht angepasst werden.

■ **Welche Aspekte soll die Beratung der Familie beinhalten?**

Mit der Familie ist eine begleitende Beratung zu empfehlen.

Fakten zur Prognose: Die Lebenserwartung ist normal, im täglichen Leben sind die Betroffenen meistens nicht beeinträchtigt. Bei Erreichen des Erwachsenenalters ist die individuelle Überleitung in eine Sprechstunde für Erwachsene notwendig. Die Patienten müssen auf die Gefahr einer generalisierten Myotonie mit Beatmungspflichtigkeit im Falle der Gabe von depolarisierenden Relaxantien aufmerksam gemacht werden.

Fakten zur Genetik: In Zusammenarbeit mit der Humangenetik müssen Wiederholungsrisiko, Erbgang und die Möglichkeiten der Pränataldiagnostik besprochen werden.

Fallbeispiel

Anamnese: Die Patientin zeigte bis zu einem Alter von 4 Jahren eine altersentsprechende psychomotorische Entwicklung und eine normale muskuläre Belastung. Dann fiel eine zunehmende Müdigkeit beim längeren Gehen sowie beim Treppensteigen auf, im Verlauf zeigte sie auch im Bereich der Hände eine beginnende Schwäche (Flaschen aufmachen gelingt ihr nicht). Insbesondere morgens nach dem Aufstehen, wie auch nach dem längeren Sitzen, beschreibt sie ein Taubheitsgefühl und eine Kraftlosigkeit im Bereich der Beine; nach einer längeren Ruhephase braucht sie eine entsprechende Anlaufphase, um zum flüssigen Laufen zu kommen. Schnelleres Rennen ist

aufgrund des häufigen Stolperns nicht möglich, insbesondere in den Wintermonaten. Sie berichtet über intermittierende Beinschmerzen nach längerer Belastung. Das Muskelrelief erscheint im Kontrast zur Schwäche gut, eher betont, ausgebildet (◘ Abb. 22.3).

Diagnostik und Untersuchungen: Die CK-Wert-Bestimmung zeigte sich einmalig als erhöht, in der klinischen Untersuchung zeigte sich eine Perkussionsmyotonie des Thenars, das EMG ergab einen unauffälligen Befund. Bei einer negativen Familienanamnese und einem mental altersentsprechend entwickelten Mädchen kommen eine Myotonia congenita Becker oder eine DM1 als Differentialdiagnosen infrage. Es konnte eine homozygote Mutation im *CLCN1*-Gen nachgewiesen werden. Im weiteren Verlauf war im Alter von 13 Jahren keine weitere Zunahme ihrer Muskelschwäche zu beobachten.

Literatur

Alfonsi E, Merlo IM, Tonini M, Ravaglia S, Brugnoni R, Gozzini A et al. Efficacy of propafenone in paramyotonia congenita. Neurology 2007;68:1080–1081

Becker PE. Myotonia and syndromes associated with myotonia. Stuttgart: Thieme, 1977

Dunø M, Colding-Jørgensen E. Myotonia congenita. In Pagon RA, Adam MP, Bird TD, Dolan CR, Fong CT, Smith RJH, Stephens K, Herausgeber. GeneReviews® [Internet]. Seattle (WA): University of Washington, Seattle; 1993-2014. 2005 Aug 03 [updated 2011 Apr 12]

Koch MC, Steinmeyer K, Lorenz C, Ricker K, Wolf F, Otto M et al. The skeletal muscle chloride channel in dominant and recessive human myotonia, Science 1992;257:797–800

Lazarus A, Varin J, Babuty D, Anselme F, Coste J, Duboc D. Long-term follow-up of arrhythmias in patients with myotonic dystrophy treated by pacing. J Am Coll Cardiol 2002;40:1645–1652

Lehmann-Horn F, Rüdel R, Jurkat-Rott K. Nondystrophic myotonias and periodic paralysis In: Engel AG, Franzini-Armstrong C, eds. Myology, 3rd ed. New York: Mc Graw-Hill, 2004

Lehmann-Horn F, Jurkatt-Rott K, Rüdel R. Diagnostics and therapy of muscle channelopathies – Guidelines of the Ulm Muscle Centre. Acta Myologica 2008;27:98–113

Mohammadi B, Jurkat-Rott K, Alekov AK, Dengler R, Bufler J, Lehmann-Horn F. Preferred mexiletine block of human sodium channels with IVS 4 mutations and its pH-dependence. Pharmacogenet Genomics 2005;15:235–244

Ricker K. Muscle ion channel myotonia In: Brandt L, Caplan R, Dichgans J, Diener HC, Kennard C, eds. Neurological disorders course and treatment. Elsevier Science, 2003

Ricker R, Moxley RT, Heine R, Lehmann-Horn F. Myotonia fluctuans, a third type of muscle sodium channel disease. Arch Neurol 1994;51:1095–1102

Rosenbaum HK, Miller JD. Malignant hyperthermia and myotonic disorders. Anesthesiol Clin North America 2002;20:623–664

Rüdel R, Ricker K, Lehmann-Horn F. Transient weakness and altered membrane characteristic in recessive generalized myotonia (Becker). Muscle Nerve 1988;11:202–211

Sechi GP, Traccis S, Durelli L, Monaco F, Mutani R. Carbamazepine versus diphenylhydantoin in the treatment of myotonia. Eur Neurol. 1983;22:113–118

Trip J, Drost G, Van Engelen BG, Faber CG. Drug treatment for myotonia. Cochrane Database Syst Rev 2006;1:CD 004762

Fazioskapulohumerale Muskeldystrophie (FSHD)

U. Schara, C. Schneider-Gold

23.1   Definition und Epidemiologie

Im Erwachsenenalter manifestiert sie sich die FSHD1/FSHD2 i. d. R. mit einer Muskelschwäche im Bereich der Schultergürtel-, Oberarm-, Gesichts- und Halsmuskulatur und der distaler Extremitätenmuskeln, insbesondere der Fingerstrecker und Fußheber. Die Muskelschwäche ist häufig asymmetrisch ausgeprägt. Bei Anheben der Arme gleitet das Schulterblatt aufgrund einer mangelnden muskulären Fixierung nach oben und steht von der Thoraxwand ab (Scapulae alatae). Von vorn gesehen zeigen die Patienten eine zeltförmige Schulterkonfiguration mit einer sog. »Muskeltreppe«. Ein Hervortreten der unteren Bauchhälfte im Stehen und Aufwärtswanderung des Bauchnabels bei Hebung des Kopfes oder Aufrichten aus dem Liegen (sog. Beevor-Zeichen) ist Ausdruck einer Schwäche der unteren Bauchwandmuskulatur. Die FSHD ist mit einer Prävalenz von 1: 7500–14000 eine der häufigsten genetisch bedingten neuromuskulären Erkrankungen.

23.2   Ätiologie und Pathogenese

Ursächlich für die FSHD1 ist eine autosomal-dominant vererbte Deletion auf Chromosom 4q35, wo das EcoRI-Fragment, ein Makrosatellit D4Z4 Repeat, auf weniger als 35 kB verkürzt ist. Eine phänotypisch weitgehend identische Form (FSHD2) basiert auf einer anderen genetischen Grundlage, einer Mutation im *SMCHD1*-Gen auf Chromosom 18p in Kombination mit einem permissiven Haplotyp (Chromosom 4qA) und einer ausgeprägten Hypomethylierung von Chromosom 4 mit jedoch identischem pathophysiologischen Folgen wie bei der FSHD1 (Änderung der Chromatinstruktur mit Bildung eines toxischen DUX4 Transkriptes). Wie bei der FSHD1 ist zusätzlich zur eigentlich ursächlichen Mutation eine allelische Variante eines Genabschnitts auf Chromosom 4 notwendig, der die pathogenen mRNA Transkripte stabilisiert (permissiver Haplotyp (Chromosom 4qA) mit einem Polyadenylisierungssignal unmittelbar distal des letzten D4Z4 Abschnittes). *SMCHD1*-Gen-Mutationen spielen auch eine Rolle als modifizierendes Gen bezüglich der Krankheitsausprägung bei FSHD1.

23.3   Therapie

Da wesentliche Pathomechanismen der FSHD erst kürzlich näher geklärt werden konnten (s. o.), sind ursächlich wirksame therapeutische Ansätze noch nicht sehr entwickelt. Bis dato zielen die kausal wirksamen Therapieansätze auf eine Zellersatzstrategie mit Mesangioblasten und die Identifikation von DUX4-Inhibitioren ab. Eine Therapie zur Wiederherstellung der normalen Methylierung des genomischen Abschnitts wäre ein denkbarer Ansatz bei der FSHD2, steht aber derzeit noch nicht zur Verfügung.

23.4   Spezielle Krankheitsbilder

23.4.1   Fazioskapulohumerale Muskeldystrophie (FSHD) im Erwachsenenalter

- ▪ Was ist bei der klinischen Untersuchung zu sehen? Wonach ist zu schauen?
- ▬ Muskelschwäche der Gesichts-, Hals-, Schultergürtel- und Oberarmmuskulatur
- ▬ Schwäche der Fingerstrecker und Fußheber
- ▬ Asymmetrie der Paresen
- ▬ Horizontal stehende Claviculae, hochstehende Mm. trapezii mit zeltförmiger Schulterkonfiguration und »Muskeltreppe« bei Oberarmabduktion
- ▬ Scapulae alatae, häufig asymmetrisch
- ▬ Trichterbrust
- ▬ Präaxilläre Falte
- ▬ Hypomimie, Ptosis und inkompletter Lidschluß
- ▬ Hypo- bis Areflexie im Bereich der Arme
- ▬ Rumpf- und untere Bauchwandmuskulatur (Beevor-Zeichen) können mitbetroffen sein
- ▬ Im Verlauf auch Befall der distalen, dann der proximalen Muskeln der unteren Extremitäten, watschelndes Gangbild, eingeschränkter Fersengang
- ▬ Hypakusis
- ▬ Kardiomyopathie
- ▬ Retinale Teleangiektasien

Wann ist besonders an die Diagnose einer FSHD im Erwachsenenalter zu denken?
Bei fazioskapulohumeral betonter Muskelschwäche in Kombination mit (asymmetrischen) distalen Paresen ist an eine FSHD im Erwachsenenalter zu denken.

Wie kann die Diagnose gesichert werden?
Eine typische fazioskapulohumeral betonte Muskelschwäche legt die Diagnose nahe. Die Diagnosesicherung erfolgt durch die molekulargenetische Analyse.

- **Welche diagnostischen Schritte sind einzuleiten?**
- Die **Kreatinkinase (CK)** kann von normal (in bis zu 25% der Fälle) bis leicht erhöht sein.
- Die **Myosonographie** zeigt in den betroffenen Muskeln eine diffuse Echogenitätsanhebung. Dies ist nicht spezifisch für eine FSHD, kann aber zusammen mit dem klinischen Befallsmuster wegweisend sein.
- Die **MRT** zeigt degenerative Veränderungen in den Muskeln, besonders der oberen Extremitäten und im Schultergürtel, mit bindegewebigem Umbau und Fetteinlagerungen.
- Ein **EMG** kann myogen oder gemischt myogen und neurogen verändert sein, ist aber eher in der Differentialdiagnostik als zur Diagnosesicherung einzusetzen.
- Die **Muskelbiopsie** kann sowohl unspezifische myopathische als auch neurogene Veränderungen in Kombination mit fokalen Infiltraten zeigen. Auch hier ist die Indikation die Abgrenzung zu anderen möglichen Differentialdiagnosen.
- **EKG und Echokardiographie** zum Beleg/Ausschluss einer möglichen kardialen Beteiligung (Rhythmusstörungen in bis zu 12%)
- **Lungenfunktionsprüfung:** Bei älteren Patienten kann im fortgeschrittenen Stadium und bei deutlichen Thoraxveränderungen (Trichterbrust) eine Messung der Vitalkapazität zur Objektivierung einer restriktiven Ventilationsstörung sinnvoll sein.
- **Audiometrie** mit der Frage nach einer Hypakusis
- **Ophthalmologische Untersuchung** mit der Frage nach retinalen Teleangiektasien
- **Genetische Analyse:** Der Gendefekt der FSHD1 liegt auf Chromosom 4q35, mit einer Verkürzung des EcoRI-Fragments <35 kB. Eine strenge Korrelation von verkürztem Fragment und klinischem Phänotyp ist nicht gegeben, da u. a. andere genetische Faktoren für die Krankheitsausprägung mitbestimmend sind. (s. o.) Nach Ausschluss einer FSHD1 kann eine Sequenzierung des *SMCHD1*-Gens und Überprüfung des Methylierungsstatus von Chromosom 4 zum Ausschluss einer FSHD2 angeschlossen werden.

- **Welche Differentialdiagnosen sind zu berücksichtigen?**
- Kongenitale Myopathien, hier aber i. d. R. axial und / oder proximal betonte Muskelschwäche
- Myotone Dystrophien
- Gliedergürtel-Muskeldystrophie
- Distale Myopathien
- Anlagestörungen der Schulter
- Neuralgische Schulteramyotrophie/Armplexusneuritis (erblich oder erworben)

- **Welche therapeutischen Maßnahmen sind sinnvoll?**
- Es sollte eine multidisziplinäre Betreuung für die Patienten erfolgen.
- Eine gesicherte medikamentöse Therapie steht derzeit nicht zur Verfügung. In Einzelfällen werden positive Effekte der Kreatinmonohydratsubstitution berichtet. Bei inkomplettem Lidschluss künstliche Tränen oder eine panthenolhaltige Augensalbe vor allem während des Schlafens.
- Orthopädische Betreuung, Hilfsmittelversorgung und ggf. operative Korrekturen der Scapulae alatae, der Kontrakturen oder der Skoliose.

> **Das Betreuungskonzept einer FSHD im Erwachsenenalter richtet sich nach dem Schweregrad der Erkrankung und sollte ggf. in einem multidisziplinären Team erfolgen.**

- **Welche Aspekte soll die Beratung der Familie beinhalten?**
- ━ Mit der Familie ist eine begleitende Beratung anzustreben.

  Fakten zur Prognose: Der Verlauf ist typischerweise langsam progredient, die Lebenserwartung bei Manifestation im Erwachsenenalter meist normal. Besonders beeinträchtigend ist die zunehmende Schwäche der Schulter- und Armmuskulatur, die im täglichen Leben zu deutlichen Funktionseinschränkungen führen kann. Ca. 20% aller FSHD Patienten benötigen bei zunehmender Schwäche der Beine einen Rollstuhl im Verlauf.

  Fakten zur Genetik: In Zusammenarbeit mit der Humangenetik müssen Wiederholungsrisiko, Erbgang und die Möglichkeiten der Pränataldiagnostik besprochen werden. Die Schwere der Erkrankung wird beeinflusst durch das Zusammenspiel mehrerer genetischer Faktoren (s. o.), wobei z. B. Patienten mit einer typischen FSHD1-Mutation und einer zusätzlichen Mutation des *SMCHD1*-Gens eine schwerere Krankheitsausprägung zeigen

  Bei **Kinderwunsch** sollte eine ausführliche humangenetische Beratung erfolgen und bei schwer betroffenen Patientinnen auch von gynäkologischer Seite zur Möglichkeit, ein Kind austragen zu können, Stellung genommen werden – insbesondere bei ausgeprägter Skoliose und/oder Thoraxdeformitäten.

23.4.2 Kongenitale Form einer fazioskapulohumeralen Muskeldystrophie (FSHD)

Die kongenitale FSHD ist eine Sonderform und gehört in die Gruppe der frühinfantilen FSHD. Die Häufigkeit ist selten mit bis zu 5% aller Fälle mit FSHD; ursächlich ist der gleiche genetische Defekt wie bei der klassischen Form, die Vererbung ist autosomal-dominant, Neumutationen kommen in dieser Gruppe häufiger vor. Die Kinder fallen in den ersten 2 Lebensjahren auf mit einer generalisierten Muskelschwäche, aber betont in den oberen Extremitäten, Schultergürtel und Gesicht (deutliche faziale Hypomimie mit »Schmollmund«). Zudem sind psychomotorische Retardierung, Innenohrschwerhörig-

keit, Retinaveränderungen und zerebrale Krampfanfälle zu beobachten, Letztere können auch den neuromuskulären Symptomen vorausgehen. Eine schon in den ersten Lebensjahren auftretende Kombination von neuromuskulären und zentralnervösen Symptomen führt zur weiteren Abklärung.

- **Was ist bei der klinischen Untersuchung zu sehen? Wonach ist zu schauen?**
- ━ **Neuromuskuläre Symptome:**
  - ━ Generalisierte Muskelatrophie
  - ━ Generalisierte Muskelschwäche mit Betonung in den oberen Extremitäten und im Schultergürtel
  - ━ Horizontal stehende Claviculae, hochstehende Mm. trapezii
  - ━ Scapulae alatae, häufig asymmetrisch
  - ━ Hypotone, hypomimische Fazies, offener »Schmollmund oder Tapirmund« bei Hypertrophie des M. orbicularis oris
  - ━ Häufig Ptosis und inkompletter Lidschluß im Schlaf
  - ━ Verzögertes freies Laufen, erschwertes Treppensteigen, kein Rennen möglich
  - ━ Generalisierte Hypo- bis Areflexie
  - ━ Hyperlordose und Kontrakturen
  - ━ Respiratorische Beeinträchtigung bei Beteiligung der Atemmuskulatur möglich
  - ━ Dystrophie mit Gewicht und Länge unter der 3. Perzentile möglich
- ━ **Zentralnervöse Symptome:**
  - ━ Psychomotorische Retardierung
  - ━ Sprachentwicklungsverzögerung im Rahmen der Retardierung und der Schwerhörigkeit
  - ━ Innenohrschwerhörigkeit
  - ━ Retinaveränderungen (Teleangiektasien)
  - ━ Zerebrale Krampfanfälle

> **Wann ist besonders an die Diagnose einer kongenitalen / frühinfantilen FSHD zu denken?**
> Bei der klinischen Symptomatik einer kongenitalen Myopathie mit Betonung in oberen Extremitäten, Schultergürtel und Gesicht kombiniert mit dem Auftreten von zentralnervösen Symptomen ist an eine frühe Form der FSHD zu denken.

- **Welche diagnostischen Schritte sind einzuleiten?**
- Die **CK** kann von normal (in bis zu 50% der Fälle) bis über 1000 U/l erhöht sein.
- Die **Myosonographie** zeigt in den betroffenen Muskeln eine diffuse Echogenitätsanhebung. Dies ist nicht spezifisch für eine FSHD, kann aber zusammen mit dem klinischen Befallsmuster wegweisend sein.
- Die **MRT** zeigt degenerative Veränderungen in den Muskeln, besonders der oberen Extremitäten und im Schultergürtel, mit bindegewebigem Umbau und Fetteinlagerungen. Auch dieses Ergebnis ist mit dem Befallsmuster ein wegweisender Befund.
- Ein **EMG** kann myogen oder neurogen verändert sein und ist so für die Diagnosestellung im Kindesalter nicht hilfreich.
- Die **Muskelbiopsie** ist ebenfalls unspezifisch verändert und zur Diagnosestellung nicht indiziert.
- Bei psychomotorischer Entwicklungsverzögerung ist eine **Entwicklungsdiagnostik** einschließlich der **Sprachentwicklungsdiagnostik** indiziert.
- Bei möglicher Schwerhörigkeit muss eine **pädaudiologische Untersuchung** und ggf. eine Hörgeräteversorgung erfolgen.
- **Ophthalmologische Untersuchungen** sind zum Beleg / Ausschluss retinaler Veränderungen und zur Visusbestimmung wichtig.
- Bei zerebralen Krampfanfällen sind eine EEG-Diagnostik und die antikonvulsive Therapie indiziert.
- Bei zentralnervöser Symptomatik ist die MRT-Schädel in der Differentialdiagnostik wichtig, wobei eine intrazerebrale Pathologie hier nicht zu erwarten ist.
- **EKG und Echokardiographie** zum Beleg / Ausschluss einer möglichen kardialen Beteiligung (Rhythmusstörungen, besonders supraventrikuläre Tachykardien in 12% der Fälle)
- Bei älteren Kindern ist die Messung der Vitalkapazität zur Objektivierung einer restriktiven Ventilationsstörung (wenn Mitarbeit möglich!) und Polysomnographie sinnvoll.
- **Genetische Analyse**: Wie bei der klassischen FSHD liegt auch hier der Gendefekt auf Chromosom 4q35. Die Deletionen im subtelomerischen Bereich sind bei der kongenitalen / frühinfantilen Form aber größer und das Eco-RI-Fragment kürzer und kleiner als 18–22 kB (normal >35 kB)

> **Wie kann die Diagnose gesichert werden?**
> Die Kombination von neuromuskulären Symptomen, psychomotorischer Retardierung und Innenohrschwerhörigkeit muss an eine kongenitale /frühinfantile FSHD denken lassen, die durch die genetische Analyse zu belegen ist.

- **Welche Differentialdiagnosen sind zu berücksichtigen?**
- Kongenitale Myopathien (hier fehlt die zentralnervöse Beteiligung i. d. R.)
- Kongenitale Muskeldystrophien (hier sind besonders die schweren Formen der alpha-Dystroglykanopathien zu berücksichtigen, die dann oft auffällige MRT-Befunde zeigen)
- Kongenitale myotonische Dystrophie (DM1), (ebenfalls neuromuskuläre und zentralnervöse Symptome, aber häufig steht bei der kongenitalen DM1 die respiratorische Insuffizienz postnatal stark im Vordergrund)
- Kongenitale Enzephalomyopathien, besonders wenn die Kombination mit zentralnervösen Auffälligkeiten gegeben ist (z. B. mitochondriale Erkrankungen)
- Möbius-Syndrom, wenn die Hypomimie initial vorherrschend ist.

- **Welche therapeutischen Maßnahmen sind sinnvoll?**
- Es sollte eine multidisziplinäre Betreuung für die Patienten erfolgen; eine medikamentöse Therapie steht derzeit nicht zur Verfügung.
- Heilpädagogische Förderung, Logopädie und Physiotherapie unterstützen die kindliche Entwicklung.
- Orthopädische Betreuung, Hilfsmittelversorgung und ggf. operative Korrekturen
- Bei Schwerhörigkeit Hörgeräteanpassung
- Antikonvulsive Therapie bei zerebralen Krampfanfällen

— Augenärztliche Kontrollen und Visusüberprüfung, bei inkompletten Lidschluss im Schlaf künstliche Tränen
— Kardiologische und pneumologische Kontrolluntersuchungen in Abhängigkeit der Symptomatik

> **Die Betreuung der kongenitalen / frühinfantilen FSHD soll in einem multidisziplinären Team erfolgen und an die individuellen Bedürfnisse der Patienten angepasst sein. Wichtig ist an die mögliche Beteiligung der verschiedenen Organe zu denken!**

- **Welche Aspekte soll die Beratung der Familie beinhalten?**
— Mit der Familie ist eine begleitende Beratung anzustreben.
Fakten zur Prognose: Die Prognose ist schlechter als bei der klassischen FSHD. Der Verlauf ist stärker progredient, ein Gehverlust tritt oft schon in der 2. Hälfte der 1. Lebensdekade ein, nicht selten kommt es in der 2. Dekade zum Tod durch kardiopulmonale Komplikationen. Zerebrale Krampfanfälle lassen sich gut mit gängigen Antikonvulsiva behandeln, die Hörgeräteversorgung unterstützt die Hörfunktionen und damit die sprachliche und psychische Entwicklung der Kinder. Die Skoliose / Kyphoskoliose und die Kontrakturen können extrem ausgeprägt sein, was sich sowohl auf die Mobilität als auch auf die respiratorische Situation negativ auswirkt. Operative Korrekturen stellen eine Herausforderung dar oder sind in manchen extremen Fällen nicht möglich. Das Krankheitsbild ist selten und sollte die / der Betroffene das Erwachsenenalter erreichen, ist die individuelle Überleitung in eine Sprechstunde für Erwachsene notwendig. Dabei sollen die o. g. Betreuungsaspekte und die psychosoziale Inklusion berücksichtigt werden.
Fakten zur Genetik: In Zusammenarbeit mit der Humangenetik müssen Wiederholungsrisiko, Erbgang und die Möglichkeiten der Pränataldiagnostik besprochen werden.

23.4.3 Fazioskapulohumerale Muskeldystrophie (FSHD) im Kindes- und Jugendalter

Die FSHD kann grundsätzlich in jedem Lebensalter auftreten und die klinische Symptomatik variiert selbst in der gleichen Familie deutlich. Vor dem Erwachsenenalter manifestiert sie sich in Abgrenzung zur kongenitalen / frühinfantilen Form i. d. R. ab dem Schul- bis ins Jugendalter. Die Inzidenz wird mit 1:14 000 angegeben, wobei man bei der variablen Ausprägung davon ausgeht, dass die Erkrankung unterdiagnostiziert ist. Die Betroffenen fallen durch eine Hypomimie auf, Lachen ist nicht möglich oder Traurigkeit kann nicht ausgedrückt werden, Pfeifen oder das Abbeißen von festen Speisen ist deutlich erschwert bzw. nicht möglich, Wangen aufblasen ist abgeschwächt und häufig wird ein inkompletter Lidschluss beobachtet.

Die Muskelschwäche betrifft bevorzugt den Schultergürtel und die Arme, sodass das Arbeiten über Kopf, das An- und Auskleiden sowie die Körperpflege erschwert sind und das Tragen von Taschen zunehmend unmöglich wird. Das Anheben der Arme gelingt nur unter Ausgleichbewegungen mit Schwung nach vorne. Im weiteren Verlauf können die Füße und Unterschenkel betroffen sein, sodass sich ein auffälliges Gangbild zeigt. Erst später ist auch der Beckengürtel betroffen, sodass ein Watscheln beim Laufen hinzukommt. Ist die untere Bauchwandmuskulatur betroffen, kommt es bei Halsbeugung oder Aufsitzen aus Rückenlage zur Aufwärtswanderung des Bauchnabels (sog. Beevor-Zeichen). Mental sind die Betroffenen im Gegensatz zur kongenitalen / frühinfantilen Form nicht beeinträchtigt. Vorstellungsanlass sind häufig die motorischen Einschränkungen bedingt durch die Muskelschwäche im Gesicht, Schultergürtel und Armen.

- **Was ist bei der klinischen Untersuchung zu sehen? Wonach ist zu schauen?**
— Muskelschwäche in den oberen Extremitäten und im Schultergürtel
— Horizontal stehende Claviculae, hochstehende Mm. trapezii
— Scapulae alatae, häufig asymmetrisch und hochstehend

- Hypotone, hypomimische Fazies, Ptosis und inkompletter Lidschluss
- Hypo- bis Areflexie in oberen Extremitäten
- Deutlich eingeschränkte Elevation und Abduktion der Arme, dabei auch deutlich Hochschieben der Mm. trapezii, sodass eine »Muskeltreppe« im Nacken auftritt
- M. biceps, Rumpfmuskulatur, Fingerbeuger können mitbetroffen sein, ebenso die Bauchwandmuskulatur (Beevor-Zeichen)
- Im Verlauf auch Befall der distalen, dann der proximalen Muskeln der unteren Extremitäten, watschelndes Gangbild, eingeschränkter Fersengang

> **Wann ist besonders an die Diagnose einer FSHD im Kindes- und Jugendalter zu denken?**
> Bei der klinischen Symptomatik mit einer fazioskapulohumeralen Verteilung und normaler mentaler Entwicklung ist an eine FSHD im Kindes- und Jugendalter zu denken.

- **Welche diagnostischen Schritte sind einzuleiten?**
- Die **CK** kann von normal (in bis zu 25% der Fälle) bis leicht erhöht sein.
- Die **Myosonographie** zeigt in den betroffenen Muskeln eine diffuse Echogenitätsanhebung. Dies ist nicht spezifisch für eine FSHD, kann aber zusammen mit dem klinischen Befallsmuster wegweisend sein.
- Die **MRT** zeigt degenerative Veränderungen in den Muskeln, besonders der oberen Extremitäten und im Schultergürtel, mit bindegewebigem Umbau und Fetteinlagerungen. Auch dieses Ergebnis ist mit dem Befallsmuster ein wegweisender Befund.
- Ein **EMG** kann myogen oder neurogen verändert sein und ist so für die Diagnosestellung im Kindesalter nicht hilfreich.
- Die **Muskelbiopsie** ist ebenfalls unspezifisch verändert und zur Diagnosestellung nicht indiziert.
- **EKG und Echokardiographie** zum Beleg / Ausschluss einer möglichen kardialen Beteiligung (Rhythmusstörungen in bis zu 12%)

- Bei älteren Kindern ist die Messung der Vitalkapazität zur Objektivierung einer restriktiven Ventilationsstörung (wenn compliant!), evtl. Polysomnographie sinnvoll.
- **Genetische Analyse:** Wie bei der klassischen FSHD liegt auch hier der Gendefekt auf Chromosom 4q35, das EcoRI-Fragment ist verkürzt <35 kB. Eine strenge Korrelation von verkürztem Fragment und Klinik ist nicht gegeben.

> **Wie kann die Diagnose gesichert werden?**
> Die Kombination von neuromuskulären Symptomen und gezielter genetischer Analyse sichern die Diagnose einer FSHD im Kindes- und Jugendalter.

- **Welche Differentialdiagnosen sind zu berücksichtigen?**
- Autoimmune Myasthenia gravis, hier Verschlechterung bei Belastung oder im Tagesverlauf
- Kongenitale Myopathien, hier aber i. d. R. axial und / oder proximal betonte Muskelschwäche
- Myotone Dystrophie (DM 1), (neuromuskuläre und oft kognitive Defizite)
- Anlagestörungen der Schulter
- Neuralgische Schulteramyotrophie, ab dem Jugendalter mit plötzlich auftretender Symptomatik und Schmerzen, deutlich progredient über Tage bis Wochen
- Neuralgische Schulteramyotrophie, genetisch bedingt, autosomal-dominante Vererbung, schon ab dem Kindesalter möglich, Familienanamnese positiv, Eltern untersuchen!

- **Welche therapeutischen Maßnahmen sind sinnvoll?**
- Es sollte eine multidisziplinäre Betreuung für die Patienten erfolgen.
- Eine gesicherte medikamentöse Therapie steht derzeit nicht zur Verfügung. In Einzelfällen werden positive Effekte der Kreatinmonohydratsubstitution berichtet. Bei inkomplettem Lidschluss künstliche Tränen.
- Orthopädische Betreuung, Hilfsmittelversorgung und ggf. operative Korrekturen der

reitenden Scapulae alatae, der Kontrakturen oder der Skoliose.

> Die Betreuung FSHD im Kindes- und Jugendalter soll in einem multidisziplinären Team erfolgen und an die individuellen Bedürfnisse der Patienten angepasst sein.

- Welche Aspekte soll die Beratung der Familie beinhalten?
– Mit der Familie ist eine begleitende Beratung anzustreben.

Fakten zur Prognose: Die Prognose ist wie bei der klassischen FSHD. Der Verlauf ist typischerweise langsam progredient, die Lebenserwartung normal. Besonders beeinträchtigend ist die zunehmende Schwäche der Schulter- und Armmuskulatur, die im täglichen Leben zu deutlichen Funktionseinschränkungen führt. Ca. 20% aller FSHD Patienten benötigen bei zunehmender Schwäche der Beine einen Rollstuhl im Verlauf. Die Transition in eine Sprechstunde für Erwachsene ist sinnvoll und gut möglich.

Fakten zur Genetik: In Zusammenarbeit mit der Humangenetik müssen Wiederholungsrisiko, Erbgang und die Möglichkeiten der Pränataldiagnostik besprochen werden.

eine Stufe, die Mm. biceps brachii sind ebenfalls sehr schmächtig, Muskelkraft im Schultergürtel und oberen Extremitäten reduziert, MRC 3-4/5, MER an oberen Extremitäten schwach auszulösen. Faziale Hypomimie, leichte Ptose bds., kein richtiges Lachen, Augenschluss komplett, aber schwach. Beim Aufsitzen aus dem Liegen wandert der Bauchnabel etwas nach oben.

Diagnostik: Aufgrund der fazioskapulohumeralen Verteilung der klinischen Symptomatik mit Beevor-Zeichen wird die Verdachtsdiagnose einer FSHD im Kindesalter gestellt. Die CK ist normwertig, die Atemmuskulatur ist nicht beeinträchtigt, kardial auch unauffälliger Befund. Durch die gezielte molekulargenetische Analyse konnte die Diagnose FSHD gesichert werden; es handelt sich um eine Neumutation bei dem Mädchen, weitere betroffene Familienangehörige konnten klinisch nicht identifiziert werden.

Die Therapie erfolgt symptomatisch an den Problemen orientiert.

Fallbeispiel

Es wird ein 8-jähriges Mädchen wegen seit einem Jahr bestehender Schwäche in den Armen und auffallend eingeschränkter Mimik vorgestellt. Im Ballettunterricht falle auf, dass sie zunehmend Schwierigkeiten habe, die Arme über dem Kopf zu halten, das linke Schulterblatt stehe etwas ab und das Muskelrelief im Schultergürtel sei schmächtig. Sie habe Probleme, harte Speisen abzubeißen, nachts schlafe sie mit nicht ganz geschlossenen Augen. Sie komme in der 3. Klasse der Grundschule gut zurecht. In der Familie seien keine Muskelerkrankungen bekannt.

Bei der Untersuchung: Schlankes Muskelrelief, Scapulae alatae links, bei Abduktion und Elevation der Arme werden die Mm. trapezii hochgezogen und bilden im Schultergürtel

Literatur

de Greef JC, Lemmers RJLF, Camano P, Day JW, Sacconi S, Dunand M, van Engelen, BGM, Kiuru-Enari, S, Padberg GW, Rosa AL, Desnuelle C, Spuler S, Tarnopolsky M, Venance SL, Frants RR, van der Maarel SM, Tawil R. Clinical features of facioscapulohumeral muscular dystrophy 2. Neurology 2010; 75: 1548–1554

Kinter F, Sinnreich M. Neue Behandlungsansätze bei erblich bedingten Myopathien. Akt Neurologie 2013; 40: 433–444

Lemmers RJLF, Tawil R, Petek LM, Balog, J, Block GJ, Santen GWE, Amell AM, van der Vliet PJ, Almomani R, Straasheijm KR, Krom YD, Klooster R et al. Digenic inheritance of an SMCHD1 mutation and an FSHD-permissive D4Z4 allele causes facioscapulohumeral muscular dystrophy type 2. Nature Genet 1012; 44: 1370–1374

Lemmers RJLF, Miller DG, van der Maarel SM. Facioscapulohumeral Muscular Dystrophy. In: Pagon RA, Adam MP, Ardinger HH, Bird TD, Dolan CR, Fong CT, Smith RJH, Stephens K, editors. GeneReviews® [Internet]. Seattle (WA): University of Washington, Seattle; 1993–2014. 1999 Mar 08 [updated 2014 Mar 20]

Sacconi S, Camano P, de Greef JC, Lemmers RJLF, Salviati L, Boileau P, Lopez de Munain Arregui A, van der Maarel

SM, Desnuelle C. Patients with a phenotype consistent with facioscapulohumeral muscular dystrophy display genetic and epigenetic heterogeneity. J Med Genet 2012; 49: 41–46

Sacconi S, Lemmers RJLF, Balog J, van der Vliet PJ, Lahaut P, van Nieuwenhuizen MP, Straasheijm KR, Debipersad RD, Vos-Versteeg M, Salviati L, Casarin A, Pegoraro E, Tawil R, Bakker E, Tapscott SJ, Desnuelle C, van der Maarel SM. The FSHD2 gene SMCHD1 is a modifier of disease severity in families affected by FSHD1. Am J Hum Genet 2013; 93: 744–751

van Overveld, PGM, Lemmers RJFL, Sandkuijl LA, Enthoven L, Winokur ST, Bakels F, Padberg GW, van Ommen GJB, Frants RR, van der Maarel SM. Hypomethylation of D4Z4 in 4q-linked and non-4q-linked facioscapulohumeral muscular dystrophy. Nature Genet 2003; 35: 315–317

Zeng W, de Greef JC, Chen YY, Chien R, Kong X, Gregson HC, Winokur ST, Pyle A, Robertson KD, Schmiesing JA, Kimonis VE, Balog J, Frants RR, Ball AR Jr, Lock LF, Donovan PJ, van der Maarel SM, Yokomori K. Specific loss of histone H3 lysine 9 trimethylation and HP1-gamma/cohesin binding at D4Z4 repeats is associated with facioscapulohumeral dystrophy (FSHD). PLoS Genet 5: e1000559, 2009

Kongenitale Muskeldystrophie mit Merosindefizienz (MDC 1A) und partieller Merosindefizienz (MDC 1B)

U. Schara

24.1   Kongenitale Muskeldystrophie mit Merosindefizienz (MDC 1A)

Die alpha2-Lamininopathie (sog. Merosin-negative CMD, MDC 1A) ist mit ca. 30–40% aller CMDs in der kaukasischen Bevölkerung die häufigste Form der kongenitalen Muskeldystrophien. Der Beginn kann schon pränatal sein; die Mütter berichten dann von verminderten fetalen Bewegungen. Postnatal fallen Muskelschwäche und erniedrigter Muskeltonus auf; die Kinder können unterschiedlich stark ausgeprägte respiratorische Probleme haben, i. d. R. nicht so im Vordergrund stehend wie bei der kongenitalen Form der DM 1. Es sind schon früh Kontrakturen möglich, eine kongenitale Skoliose ist selten (◘ Abb. 24.1). Mental erscheinen die Patienten wach, die Diskrepanz von motorischer Einschränkung und mentaler Wachheit kann wie bei einer SMA Typ I imponieren. Häufig kommt es zur weiteren Diagnostik zur postnatalen Verlegung in eine Kinderklinik, primäre Vorstellungen sind aber auch später im Säuglingsalter möglich, abhängig vom Schweregrad der Erkrankung.

- **Was ist bei der klinischen Untersuchung zu sehen? Wonach ist zu schauen?**
  - »floppy infant« mit Muskelhypotonie und generalisierter muskulärer Schwäche
  - Hypo- bis Areflexie
  - Hypomimische Fazies mit / ohne Ptose
  - Bulbäre Symptome
  - Respiratorische Insuffizienz, Trichterbrust
  - Kontrakturen und Skoliose, neonatal Arthrogryposis multiplex congenita möglich
  - In der Regel mental wach
  - Gedeihstörung
  - Zerebrale Krampfanfälle (oft erst im Verlauf auftretend)
  - **Verlauf:** Die Symptomatik ist meist schwerer und komplexer als bei den kongenitalen Myopathien. Grundsätzlich können Phänotyp und Verlauf variieren – von einer schweren kongenitalen Arthrogrypose bis zur Gehfähigkeit für viele Jahre mit / ohne assoziierte Fehlbildungen.

Wann ist besonders an die Diagnose einer MDC 1A zu denken?

Die Kombination »floppy infant« mit Areflexie und Diskrepanz von motorischer Einschränkung und mentaler Wachheit sowie leukenzephalopathischen Veränderungen in der cMRT muss an eine kongenitale Muskeldystrophie 1A denken lassen. Weitere Untersuchungen sind zur Abgrenzung einer SMA Typ I oder kongenitaler DM 1 einzuleiten.

- **Welche diagnostischen Schritte sind einzuleiten?**
  - Bestimmung von **CK, GOT, GPT, LDH**; diese sind i. d. R. alle erhöht.
  - **Myosonographie:** Hier ist eine erhöhte Echogenität in den betroffenen Muskeln zu sehen, wobei dies nicht für die MDC 1A spezifisch ist.
  - Messung der **NLG** bei begleitender Neuropathie
  - **Kardiologische Untersuchungen** (EKG, ggf. Langzeit-EKG, Echokardiographie) bei möglicher kardialer Beteiligung
  - **Polysomnographie** bei respiratorischer Problematik
  - **Sonographie / MRT** des Gehirns bei Veränderungen der weißen Substanz, Polymikrogyrie oder fokaler kortikaler Dysplasie, bevorzugt occipital
  - **EEG**-Diagnostik bei zerebralen Krampfanfällen in 30% der Fälle
  - Bei begründetem klinischen Verdacht **Muskelbiopsie** mit histologischen, immunhistologischen und Western–Blot-Untersuchungen: Histologische Befunde i. S. eines dystrophen Prozess (d. h. Degeneration, Regeneration, Fibrose und Lipomatose, in der Immunfluoreszenz Fehlen von alpha2-Laminin)
  - **Genetische Analyse** des *LAMA2*-Gens

Wie kann die Diagnose gesichert werden?
Die beschriebenen Symptome mit den muskel-

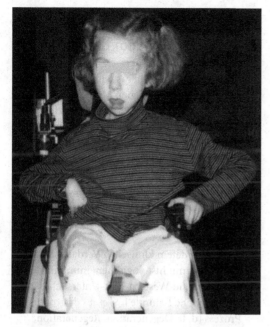

Abb. 24.1 Patientin mit kongenitaler Muskeldystrophie mit Merosin-Defekt: myopathisches Fazies, Skoliose, Abhängigkeit vom Rollstuhl

bioptischen und cMRT-Befunden sowie die genetische Analyse des *LAMA2*-Gens sichern die Diagnose einer MDC 1A.

- **Welche Differentialdiagnosen sind zu berücksichtigen?**
– Andere kongenitale Muskeldystrophien (dabei aber keine Leukenzephalopathie bei mental normaler Entwicklung, Immunhistologie oft wegweisend in der Differentialdiagnostik)
– Autosomal-rezessive proximale Muskelatrophie (SMA Typ I, aber kein Faszikulieren der Zunge oder der Interkostalmuskeln)
– Kongenitale Strukturmyopathien (häufig nicht so stark betroffen, CK i. d. R. nicht so deutlich erhöht und GOT, GPT, LDH normal)
– Kongenitale myasthene Syndrome (rasche Erschöpfbarkeit, z. B. beim Trinken, häufiger Besserung der Symptomatik nach Ruhephasen, evtl. auffälliges Décrement)
– Früh manifeste hereditäre Neuropathien (Déjèrine-Sottas-Syndrom, Hypomyelinisierungs-

neuropathie, CK, GOT, GPT, LDH normal, auffällige Nervenleitgeschwindigkeitsmessungen)
– Syndromale Erkrankungen (z. B. Prader-Willi-Syndrom, weitere Stigmata)

- **Welche therapeutischen Maßnahmen sind sinnvoll?**
– Die Therapie ist symptomatisch und orientiert sich an den jeweiligen Symptomen; durch den multidisziplinären Therapieansatz können häufig Lebensqualität und Lebensdauer verbessert werden.
– Orthopädische (Kontrakturlösungen, Skoliose-Korrektur) und rehabilitative Interventionen einschließlich Physiotherapie und Hilfsmittelversorgung
– Pneumologische Betreuung mit Überprüfung der Notwendigkeit einer nicht-invasiven Beatmung
– Kardiale Verlaufskontrollen und ggf. medikamentöse Therapie bei Kardiomyopathie
– Ernährungsberatung und Überprüfung einer ausreichenden Kalorienzufuhr, evtl. PEG-Anlage
– Antikonvulsive Therapie bei zerebralen Krampfanfällen
– Psychosoziale / palliative Betreuung der Familie

> Die Betreuung der MDC 1A soll in einem multidisziplinären Team in einem Zentrum für neuromuskuläre Erkrankungen erfolgen und an die individuellen Bedürfnisse der Patienten angepasst sein. Wichtig sind neben der neuropädiatrischen die pneumologische und orthopädische Betreuung.

- **Welche Aspekte soll die Beratung der Familie beinhalten?**
– Mit der Familie ist eine begleitende Beratung dringend zu empfehlen.
– **Fakten zur Prognose:** Die Prognose der MDC 1A ist grundsätzlich eingeschränkt, kann im Einzelfall aber variabel sein. Die respiratorische Beeinträchtigung und Beatmungssituation ist wesentlich für die Prognose. Die Kinder zeigen die oben aufgeführten

Probleme, sind mental wach und motorisch behindert und brauchen eine lebenslange Hilfe und Förderung, auch im Kindergarten und in der Schule. Sollte die / der Betroffene das Erwachsenenalter erreichen, ist die individuelle Überleitung in eine Sprechstunde für Erwachsene notwendig. Dabei sollen die o. g. Betreuungsaspekte und die psychosoziale Inklusion berücksichtigt werden. Bei notwendig werdenden Narkosen muss die Möglichkeit der malignen Hyperthermie-artigen Reaktion berücksichtigt werden.

- **Fakten zur Genetik:** In Zusammenarbeit mit der Humangenetik müssen Wiederholungsrisiko, Erbgang und die Möglichkeiten der Pränataldiagnostik besprochen werden.

24.2 Kongenitale Muskeldystrophie mit partieller Merosindefizienz (MDC1B)

Die MDC 1B ist seltener als die MDC 1A und in Ihrer Ausprägung variabel von postnataler Manifestation als »floppy infant« bis zur Manifestation im Kindes- und Schulalter wie bei einer Muskeldystrophie Typ Becker oder einer Gliedergürtel-Muskeldystrophie.

Grundsätzlich werden die Betroffenen bis zum Alter von 12 Jahren klinisch auffällig:

- Das freie Laufen kann erreicht werden.
- Häufig findet sich eine (Pseudo-)-Hypertrophie der Waden, eine proximal betonte Muskelschwäche im Becken- mehr als im Schultergürtel.
- Respiratorische Beeinträchtigungen bis zur Insuffizienz sind möglich.
- CK, GOT, GPT und LDH sind erhöht.
- Das cMRT zeigt auch hier leukenzephalopathische Veränderungen.
- Zerebrale Krampfanfälle sind möglich.

> **Der Phänotyp der MDC 1B ist deutlich variabler als der der MDC 1A. Leukenzephalopathische Veränderungen des ZNS und zerebrale Krampfanfälle sind bei beiden Formen möglich.**

- **Welche diagnostischen Schritte sind einzuleiten?**
- Bestimmung von **CK, GOT, GPT, LDH**; diese sind i. d. R. alle erhöht.
- **Myosonographie:** Hier ist eine erhöhte Echogenität in den betroffenen Muskeln zu sehen, wobei dies nicht für die MDC 1B spezifisch ist.
- **Kardiologische Untersuchungen** bei möglicher kardialer Beteiligung
- **Polysomnographie** bei respiratorischer Problematik
- **MRT** des Gehirns bei Veränderungen der weißen Substanz
- **EEG-Diagnostik** bei zerebralen Krampfanfällen
- Bei begründetem klinischen Verdacht **Muskelbiopsie** mit histologischen, immunhistologischen und Western-Blot-Untersuchungen: Histologische Befunde i. S. eines dystrophen Prozess (d. h. Degeneration, Regeneration, Fibrose und Lipomatose, in der Immunfluoreszenz partielles Fehlen von alpha2-Laminin)
- **Genetische Analyse** des *LAMA2*-Gens, wobei nicht in allen Fällen Mutationen in *LAMA2* nachzuweisen sind.

Wie kann die Diagnose gesichert werden?
Die klinische Symptomatik, cMRT und die muskelbioptischen Befunde sichern häufig die Diagnose einer MDC 1B; die genetische Analyse im *LAMA2*-Gen kann negativ bleiben. Der fehlende Nachweis einer Mutation schließt die Erkrankung nicht aus, wenn alle anderen Faktoren vorhanden sind.

- **Welche Differentialdiagnosen sind zu berücksichtigen?**
- Wesentliche Differentialdiagnosen sind im Säuglingsalter andere kongenitale neuromuskuläre Erkrankungen.
- Später im Verlauf sind es die Becker-Muskeldystrophie bei Jungen oder die Gliedergürtel-Muskeldystrophien bei betroffenen Mädchen und Jungen.

- **Welche therapeutischen Maßnahmen sind sinnvoll?**

Hier gilt das für die MDC 1A aufgeführte Procedere.

- **Welche Aspekte soll die Beratung der Familie beinhalten?**

— Der Familie ist eine begleitende Beratung zu empfehlen.

  Fakten zur Prognose: Die Prognose der MDC 1B ist nicht grundsätzlich eingeschränkt, aber von Ausprägung und Verlauf abhängig. Sollte die / der Betroffene das Erwachsenenalter erreichen, ist die Überleitung in eine **Sprechstunde für Erwachsene** sinnvoll. Dabei sollen die o. g. Betreuungsaspekte und die psychosoziale Inklusion berücksichtigt werden. Bei notwendig werdenden Narkosen muss die Möglichkeit der malignen Hyperthermie-artigen Reaktion berücksichtigt werden.

  Fakten zur Genetik: In Zusammenarbeit mit der Humangenetik müssen Wiederholungsrisiko, Erbgang und die Möglichkeiten der Pränataldiagnostik besprochen werden.

Literatur

Bönnemann GC, Wang CH, Quijano-Roi S et al. Diagnostic approach to the congenital muscular dystrophies. Neuromuscul Disord 2014; 24:289–311

Mercuri E, Muntoni F. The ever-expanding spectrum of congenital muscular dystrophies. Ann Neurol 2012;72:9–17

Wang CH, Bönnemann CG, Rutkowski A et al. Consensus statement on standard of care for congenital muscular dystrophies. J Child Neurol 2010; 25:1559–1581

Kongenitale Muskeldystrophie Typ 1 C (MDC 1C) und Gliedergürtel-Muskeldystrophie 2I (LGMD2I)

A. Della Marina, U. Schara, B. Schrank

25.1 Kongenitale Muskeldystrophie (MDC1C)

Die kongenitale Muskeldystrophie 1C (MDC 1C) und die Gliedergürtel-Muskeldystrophie LGMD 2I sind allelische Erkrankungen, die durch die Mutationen im Fukutin-related Protein-Gen (*FKRP*) bedingt sind. Die Mutationen im *FKRP*-Gen verursachen in der Gruppe der Dystroglykanopathien eine Störung in der **Glykolisierung des α-Dystroglykans.**

In Großbritannien, Deutschland und Skandinavien ist die *FKRP*-Mutation C826A die am häufigsten diagnostizierte in der Gruppe der Gliedergürtel-Muskeldystrophien. In Norwegen zeigt sich eine Prävalenz der LGMD 2I von 1/54 000 und eine Häufigkeit der heterozygoten Trägerschaft von 1/116. Der Erbgang ist autosomal-rezessiv. Das klinische Spektrum ist sehr variabel: schon postpartal kann eine schwere Muskelschwäche mit oder ohne mentale Behinderung vorhanden sein (MDC 1C), die milderen Formen zeigen eine Gliedergürtelmuskelschwäche mit Beginn im Kindes- oder Jugendalter (LGMD 2I). Die schwerste Ausprägung zeigt sich klinisch in der Form eines Walker-Warburg-Syndroms (WWS) oder Muscle-eye-brain-Krankheit (MEB).

Häufig erfolgt bei einer neonatalen Manifestation direkt postnatal die Verlegung in eine Kinderklinik zur weiteren Diagnostik.

- **Was ist bei der klinischen Untersuchung zu sehen? Wonach ist zu schauen?**
  - »floppy infant« mit Muskelhypotonie und einer proximal betonten Muskelschwäche
  - Hypo- bis Areflexie, Wadenpseudohypertrophie, Hypertrophie des M. quadriceps, Muskelatrophie im Schultergürtelbereich
  - Hypomimische Fazies ohne Ptose, bulbäre Symptome (Saug- und Trinkschwäche)
  - Sitzen ohne Unterstützung kann erreicht werden, keine Gehfähigkeit
  - Mentale Beeinträchtigung möglich, Mikrozephalie
  - MRT-Schädel: normal oder Kleinhirnzysten, selten Veränderung der weißen Substanz
  - Im Verlauf Entwicklung der Gelenkkontrakturen und der Skoliose

- Kardiomyopathie und respiratorische Insuffizienz möglich
- Als schwerste Form sind zwei klinische Syndrome mit *FKRP*-Mutationen assoziiert:
  - *Walker-Warburg-Syndrom (WWS)*: schwere Augenfehlbildungen (Mikrophthalmie, Katarakte), Lissenenzephalie Typ II, hypoplastisches Kleinhirn, Hydrozephalus, schwere mentale Behinderung mit fehlenden motorischen Fortschritten
  - *Muscle-eye-brain-Krankheit (MEB)*: Augenfehlbildungen (Glaukom, Myopie, retinale Atrophie), frontoparietale Pachygyrie, Polymicrogyrie, Vermis-Hypoplasie, Kleinhirnzysten oder hypoplasitsches Kleinhirn und Hirnstamm, schwere mentale Behinderung, Epilepsie, Gehfähigkeit kann erreicht werden

> **Wann ist besonders an die Diagnose einer MDC 1C zu denken?**
> Die Kombination eines Floppy-infant-Syndroms mit oder ohne mentale Beeinträchtigung, insbesondere in Kombination mit einer Hirnanlagestörung, muss an eine MDC 1C denken lassen.

- **Welche diagnostischen Schritte sind einzuleiten?**
  - Bestimmung von **CK, GOT, GPT, LDH**; diese sind i. d. R. alle erhöht.
  - **Myosonographie**: Hier ist eine erhöhte Echogenität in den betroffenen Muskeln zu sehen, wobei dies nicht für die MDC 1C spezifisch ist.
  - **Kardiologische Untersuchungen** (EKG, Echokardiographie) bei möglicher kardialer Beteiligung
  - **Polysomnographie** bei respiratorischer Problematik, da Kinder meistens zu jung für eine Lungenfunktion sind
  - **Sonographie / MRT des Gehirns**: Kleinhirnveränderungen (Zysten), Fehlbildungen assoziiert mit WWS oder MEB Krankheit
  - **EEG-Diagnostik** bei zerebralen Krampfanfällen
  - Bei begründetem klinischen Verdacht **Muskelbiopsie** mit histologischen, immunhistologischen und Western–Blot-Untersuchungen:

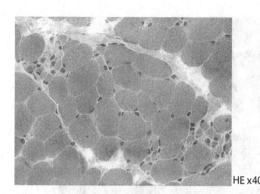

HE x40

⬛ **Abb. 25.1**   Muskelbiopsie. Histologie: Bild mit Fasergrossenvariabilität, in Gruppen liegenden atrophen Fasern, zentral liegenden Kernen.

Histologische Befunde i. S. eines myogenen oder dystrophen Prozesses (d. h. Degeneration, Regeneration, Fibrose und Lipomatose, in der Immunfluoreszenz Reduktion bis Fehlen des α-Dystroglykans) (⬛ Abb. 25.2)
— **Genetische Analyse** des *FKRP*-Gens

Wie kann die Diagnose gesichert werden?
Die beschriebenen klinischen Symptome mit den muskelbioptischen Befunden, hinweisend auf einen dystrophen Prozess, sowie Reduktion bis Fehlen des α-Dystroglykans in der Immunhistologie und die genetische Analyse des *FKRP*-Gens sichern die Diagnose einer MDC 1C.

▪ **Welche Differentialdiagnosen sind zu berücksichtigen?**
— Kongenitale Strukturmyopathien (häufig nicht so stark betroffen, CK i. d. R. nicht so deutlich erhöht und GOT, GPT, LDH normal)
— Andere Formen der kongenitalen Muskeldystrophien (z. B. *LAMA2, POMT2*)
— Mitochondriale Enzephalomyopathien
— Kongenitale myotone Dystrophie Typ I

▪ **Welche therapeutischen Maßnahmen sind sinnvoll?**
— Die Therapie ist symptomatisch und orientiert sich an den jeweiligen Symptomen; ein multidisziplinärer Therapieansatz ist notwendig.

— Orthopädische (Kontrakturlösungen, Skoliose-Aufrichtungsoperation) und rehabilitative Interventionen einschließlich Physiotherapie und Hilfsmittelversorgung
— Pulmonologische Betreuung mit Überprüfung der Notwendigkeit einer nicht-invasiven Beatmung
— Kardiale Verlaufskontrollen und ggf. medikamentöse Therapie bei Kardiomyopathie
— Ernährungsberatung und Überprüfung einer ausreichenden Kalorienzufuhr, evtl. PEG-Anlage
— Antikonvulsive Therapie bei zerebralen Krampfanfällen
— Psychosoziale / palliative Betreuung der Familie

⊚ **Die Betreuung der MDC 1C soll in einem multidisziplinären Team in einem Zentrum für neuromuskuläre Erkrankungen erfolgen und an die individuellen Bedürfnisse der Patienten angepasst sein. Wichtig sind neben der neuropädiatrischen die pulmonologische, kardiologische und orthopädische Betreuung.**

▪ **Welche Aspekte soll die Beratung der Familie beinhalten?**
— Mit der Familie ist eine begleitende Beratung dringend zu empfehlen.
— **Fakten zur Prognose:** Die Prognose der MDC 1C ist eingeschränkt, kann im Einzelfall aber variabel sein. Die respiratorische Beeinträchtigung und die Beatmungssituation sind wesentlich für die Prognose. Die Kinder zeigen eine motorische Behinderung mit einer variablen mentalen Beeinträchtigung und brauchen eine lebenslange Hilfe und Förderung, auch im Kindergarten und in der Schule. Bei Narkosen muss die Möglichkeit der malignen Hyperthermie-artigen Reaktion berücksichtigt werden. Bei der schwersten klinischen Ausprägung (WWS) erreichen Kinder selten das Alter von 3 Jahren.
— **Fakten zur Genetik:** In Zusammenarbeit mit der Humangenetik müssen Wiederholungsrisiko, Erbgang und die Möglichkeiten der Pränataldiagnostik besprochen werden.

Fallbeispiel

Nach einer von der Mutter berichteten Schwangerschaft mit relativ wenigen Kindsbewegungen wird zum Termin ein reifes Kind mit deutlich erniedrigtem Muskeltonus, Saug- und Schluckstörungen geboren. Geistig wirkt das Kind wach, bewegt sich kaum, keine Bewegungen gegen die Schwerkraft möglich. Die Eigenatmung ist stabil, keine weiteren Stigmata, in der Familienanamnese keine Erkrankungen, 1. Kind einer 1. Gravida, Eltern nicht konsanguin.

Bei der Untersuchung: »floppy infant« mit hypomimischer Fazies, generalisierte Areflexie, aber mental wach. Typische Froschhaltung der Beine und Henkelstellung der Arme, kaum Spontanbewegung, keine Bewegung gegen die Schwerkraft möglich. Kein Faszikulieren der Zunge in Ruhe, eingeschränktes Saugen und Schlucken, respiratorisch stabil.

Diagnostik: Initial DD spinale Muskelatrophie Typ I, aber die deutlich erhöhte CK bis 1000 U/l und die Erhöhung weiterer Muskelenzyme (LDH, GOT, GPT) erhärten die Verdachtsdiagnose nicht, ebenso nicht die einer kongenitalen Strukturmyopathie. Bei möglicher kongenitaler Muskeldystrophie zeigten zusätzliche Untersuchungen wie EKG, ECHO, Hörtest, augenärztliche Untersuchung und cranielles MRT keine pathologischen Befunde, insbesondere keine Leukenzephalopathie (was die Verdachtsdiagnose einer kongenitalen MD mit Merosindefizienz, MDC 1A, nicht erhärtet, aber auch nicht 100% zu diesem Zeitpunkt ausschließt). Zur weiteren Diagnostik vor gezielter genetischer Analyse Durchführung einer Muskelbiopsie, die lichtmikroskopisch ein myopathisches Gewebsbild zeigt (◘ Abb. 25.1). In den immunhistologischen Untersuchungen fehlt die Expression von Dystroglykan (◘ Abb. 25.2), alpha2-Laminin ist normal exprimiert. In der Zusammenschau der Befunde von Klinik, Labor, cMRT und Muskelbiopsie besteht der dringende Verdacht auf eine kongenitale Muskeldystrophie MDC 1C. Die genetische Analyse in *FKRP* sicherte bei dem Kind die Diagnose einer MDC 1C.

Die Therapie ist symptomatisch, die Betreuung erfolgt in einem multidisziplinären

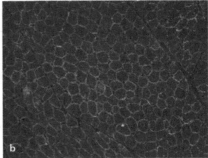

a-DG x20

a-DG x20

◘ **Abb. 25.2a, b**   Immunhistologie: **a** Fehlende Expression von alpha-Dystroglykan in der Immunfluoreszenzuntersuchung mit Dystrophin (Dys Antikörper, Klon 6AIV-I, alpha-Dystroglykan Upstate). **b** Normalbefund mit guter sakrolemaer Expression von alfa-Dystroglykan

Team und umfasst zunächst Neuropädiatrie, Orthopädie, Kardiologie und Physiotherapie. Weitere Disziplinen werden nach Bedarf des Kindes hinzugezogen.

25.2   Gliedergürtel-Muskeldystrophie LGMD 2I im Kindes-, Jugend- und Erwachsenenalter

Die Manifestation der LGMD 2I ist sehr variabel, die Patienten haben eine proximal betonte Muskelschwäche ohne mentale Beteiligung mit dem Beginn der ersten Symptome im Kindes- oder Jugendalter; die Erstmanifestation im Erwachsenenalter ist möglich. Die Vorstellung erfolgt im Kleinkindesalter aufgrund der verzögerten motorischen Entwicklung und Muskelschwäche mit auffälligem Gangbild, bei Manifestation in der späteren Kindheit häufig wegen der Muskelschmerzen und -steifigkeit oder Myoglobinurie.

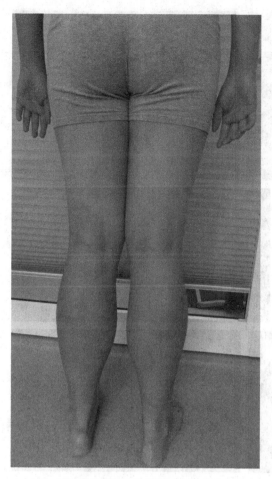

Abb. 25.3 Wadenpseudohypertrophie bei LGMD 2I

- **Was ist bei der klinischen Untersuchung zu sehen? Wonach ist zu schauen?**
– Proximal betonte Muskelschwäche im Bereich der unteren Extremitäten, im Verlauf sind auch die oberen Extremitäten betroffen
– Wadenpseudohypertrophie (**Abb. 25.3**)
– Zungenhypertrophie
– Muskelschmerzen und Myoglobinurie nach körperlicher Belastung sind möglich
– Im Verlauf Entwicklung der Gelenkkontrakturen, Skoliose
– Dilatative Kardiomyopathie
– Restriktive Ventilationsstörung mit oder ohne nächtliche Hypoventilation
– Teilleistungsstörungen sind möglich

Wann ist besonders an die Diagnose einer LGMD 2I zu denken?
Bei einer Schwäche im Gliedergürtelbereich, Wadenpseudohypertrophie und normaler mentaler Entwicklung, insbesondere in Kombination mit einer Kardiomyopathie, muss an eine LGMD 2I gedacht werden.

- **Welche diagnostischen Schritte sind einzuleiten?**
– Bestimmung von **CK, GOT, GPT, LDH**; diese sind i. d. R. alle erhöht.
– **Kardiologische Untersuchungen** (EKG, Echokardiographie, kardiale MRT) bei möglicher kardialer Beteiligung
– **Lungenfunktion, Polysomnographie** bei respiratorischer Problematik
– Bei begründetem klinischen Verdacht **Muskelbiopsie** mit histologischen, immunhistologischen und Western-Blot-Untersuchungen: Histologische Befunde i. S. eines myopathischen oder dystrophen Prozesses (d. h. Degeneration, Regeneration, Fibrose und Lipomatose, in der Immunfluoreszenz Reduktion bis Fehlen des α-Dystroglykans)
– Genetische Analyse des *FKRP*-Gens

Wie kann die Diagnose gesichert werden?
Die Kombination der beschriebenen Symptome, CK-Erhöhung, spezifische Veränderungen in der Muskelbiopsie und anschließend die gezielte genetische Analyse im *FKRP*-Gen sichern die Diagnose einer LGMD 2I im Kindes- und Jugendalter.

Fallbeispiel
Anamnese
– 37-jähriger Kaufmann (**Abb. 25.4**)
– Seit >10 Jahren nachlassende Kraft der Oberschenkel, Treppensteigen schwieriger

25

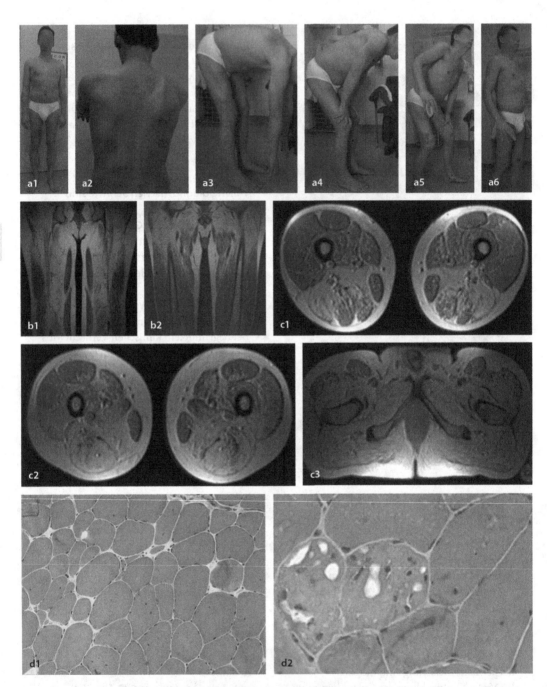

⬛ **Abb. 25.4a–d** Patient mit LGMD 2I – **a** Schmächtige Oberschenkel, leichte Scapulae alatae einseitig, Gowers Manöver beim Aufrichten aus der Rumpfbeuge. **b** MRT Oberschenkel, koronare T1-Sequenz – Fettiger Umbau der hüftnahen Oberschenkelmuskulatur mit relativem Erhalt der distalen Quadricepsanteile (oberes Bild), Verlust der Kniebeuger und Adduktoren auch distal (unteres Bild). **c** MRT Oberschenkel, axial – nahezu kompletter Umbau des M. gluteus maximus und der Adduktoren (oberes Bild), nach distal zu Veränderungen am ausgeprägtesten im M. biceps femoris, M. semimembranosus und dem M. adductor magnus. **d** Biopsie des M. vastus lateralis (HE-Färbung): vermehrte Faserkalibervariation, z. T. interne Nuclei, leichte Bindegewebsvermehrung (d1), Einzelfasernekrosen (unteres Bild) (d2)

- Einsteigen in Zug, Hochkommen vom Boden sehr schwierig
- Jugend: Kompetitiver Schwimmer (1000 m Brust), beim Weitsprung und Sprint immer der Schlechteste
- Nach intensivem Training Braunverfärbung des Urins

Familie
- 44-jährige Schwester mit erhöhter CK (300–400), Eltern, Tochter gesund

Befund
- Hirnnerven: Geringe faziale Schwäche (vertikale Wangengrübchen)
- Geht mit leichter Hyperlordose und positivem Trendelenburg-Zeichen
- Hochkommen aus Rumpfbeuge mit Gower's Manöver
- Leichte Scapulae alatae bei Armelevation
- Paresen
  - Schulterabduktion und Armbeugung (4 bis 4+)
  - Hüftmuskulatur (3 bis 4-), Kniebeuger, Kniestrecker (4+)
- MER mittellebhaft symmetrisch

Labor
- CK 4.550 U/l (24 x), LDH 336 U/l (nl.< 224), GPT 184, GOT 110 U/l

EMG
- M. vastus medialis: Keine Spontanaktivität, nur geringe myogene Veränderungen

MRT Oberschenkel
- Fettiger Umbau v. a. der hüftnahen Muskulatur (Adduktoren, M. gluteus maximus) und der Kniebeuger

Biopsie M. vastus lateralis
- Gering vermehrtes Bindegewebe, vermehrte Kaliberschwankung, Einzelfasernekrosen, α-Dystroglykanfärbung z. T. reduziert

Lungenfunktion
- FVC 4,5 l ≅ 91%. FEV_1/FVC 80%
- Kap.BGA: pO_2 94 mmHg, pCO_2 35 mmHg, pH 7,4

Herz
- Echo: Träge asynerges Kontraktionsverhalten des li. Ventrikels bei normaler Wandstärke. Systolische Globalfunktion im unteren Normbereich

Molekulargenetik
- Homozygotie für die C826A (Leu276Ileu) FKRP Mutation

■ **Welche Differentialdiagnosen sind zu berücksichtigen?**
- Kongenitale Myopathien
- Andere Gliedergürtel-Muskeldystrophien und Dystrophinopathien, (insbesondere die BMD)
- Juveniler Morbus Pompe

■ **Welche therapeutischen Maßnahmen sind sinnvoll?**
- Die Therapie ist symptomatisch und orientiert sich an den jeweiligen Symptomen; ein multidisziplinärer Therapieansatz ist notwendig.
- Orthopädische (Kontrakturlösungen, Skoliose-Aufrichtung) und rehabilitative Interventionen einschließlich Physiotherapie und Hilfsmittelversorgung
- Pulmonologische Betreuung mit Überprüfung der Notwendigkeit einer nicht-invasiven Beatmung
- Bei kardialer Beteiligung medikamentöse Therapie zur Verbesserung der Funktion (z. B ACE-Hemmer)

❯ **Die Betreuung der LGMD 2I im Kindes- Jugend- und Erwachsenenalter soll in einem multidisziplinären Team erfolgen und an die individuellen Bedürfnisse der Patienten angepasst sein.**

■ **Welche Aspekte soll die Beratung der Familie beinhalten?**
- Mit der Familie ist eine begleitende Beratung dringend zu empfehlen.
- **Fakten zur Prognose:** Die Prognose ist nicht zwingend lebenslimitierend, wobei der Verlauf durch die kardiale und pulmonale Beteiligung eingeschränkt sein kann. Bei noch gehfähigen Patienten mit einer schweren Kardiomyopathie ist eine Herztransplantation möglich. Bei Erreichen des Erwachsenenalters ist die indi-

viduelle Überleitung in eine Sprechstunde für
Erwachsene notwendig.
— **Fakten zur Genetik:** In Zusammenarbeit mit
der Humangenetik müssen Wiederholungsrisiko, Erbgang und die Möglichkeiten der Pränataldiagnostik besprochen werden.

Literatur

Brockington M, Blake DJ, Prandini P, Brown SC, Torelli S, Benson MA, Ponting CP, Estournet B, Romero NB, Mercuri E,
Voit T, Sewry CA, Guicheney P, Muntoni F. Mutations in
the fukutin-related protein gene (FKRP) cause a form of
congenital muscular dystrophy with secondary laminin
alpha-2 deficiency and abnormal glycosylation of alpha-
dystroglycan. Am. J. Hum. Genet. 2001;69: 1198–1209
Mercuri E, Brockington M, Straub V, Quijano-Roy S, Yuva Y,
Herrmann R, Brown SC, Torelli S, Dubowitz V, Blake DJ,
Romero NB, Estournet B, Sewry CA, Guicheney P, Voit T,
Muntoni F. Phenotypic spectrum associated with mutations in the fukutin-related protein gene. Ann. Neurol.
2003;53: 537–542
Mercuri E, Muntoni F. The ever-expanding spectrum of congenital muscular dystrophies. Ann Neurol 2012;72 :9–17
Mercuri E, Topaloglu H, Brockington M, Berardinelli A,
Pichiecchio A, Santorelli F, Rutherford M, Talim B, Ricci E,
Voit T, Muntoni F. Spectrum of brain changes in patients
with congenital muscular dystrophy and FKRP gene
mutations. Arch. Neurol. 2006;63: 251–257
Muntoni F, Torelli S, Brockington M. Muscular dystrophies
due to glycosylation defects. Neurotherapeutics.
2008;5:627–32
Palmieri A, Manara R, Bello L, Mento G, Lazzarini L, Borsato
C, Bortolussi L, Angelini C, Pegoraro E. Cognitive profile
and MRI findings in limb-girdle muscular dystrophy 2I. J
Neurol. 2011;258:1312–20
Rasmussen M, Scheie D, Breivik N, Mork M, Lindal S. Clinical
and muscle biopsy findings in Norwegian paediatric
patients with limb girdle muscular dystrophy 2I. Acta
Paediatr. 2014;103:553–8
Stensland E, Lindal S, Jonsrud C, Torbergsen T, Bindoff LA,
Rasmussen M, Dahl A, Thyssen F, Nilssen Ø. Prevalence,
mutation spectrum and phenotypic variability in Norwegian patients with Limb Girdle Muscular Dystrophy
2I. Neuromuscul Disord. 2011;21:41–6
Topaloglu H, Brockington M, Yuva Y, Talim B, Haliloglu G,
Blake D, Torelli S, Brown SC, Muntoni F. FKRP gene mutations cause congenital muscular dystrophy, mental retardation, and cerebellar cysts. Neurology 60: 988–992,
2003. Note: Erratum: Neurology 2003;60:1875

Multidisziplinäre Betreuung bei neuromuskulären Erkrankungen

U. Schara, C. Schneider-Gold, B. Schrank, A. Della Marina

Die adäquate Betreuung und Versorgung von Patienten mit neuromuskulären Erkrankungen sollte in einem multidisziplinären Team in einem entsprechenden Zentrum mit Expertise erfolgen, auf die Bedürfnisse der Betroffenen abgestimmt sein und Platz für flexible Lösungen lassen. Interdisziplinarität, ständiger Informationsaustausch und Anpassung des Therapieregimes im Einzelfall sind dabei wesentlich.

Bewährt haben sich regelmäßige Vorstellungen in einem für die Erkrankung spezialisierten Zentrum. Idealerweise können alle Fachdisziplinen dort konsultiert und die Termine entsprechend abgestimmt werden. Das bedeutet einerseits für die Betroffenen und Familien, einen längeren Termin einzuplanen, vermeidet andererseits häufige Anfahrten. Für die neuromuskulären Erkrankungen sollten Neuropädiater und im Erwachsenenalter Neurologen die primären Ansprechpartner und auch Koordinatoren des betreuenden Netzwerkes sein. Neben der Bestandsaufnahme hinsichtlich Veränderungen des Zustandes ist eine ausführliche neuropädiatrische / neurologische Untersuchung, idealerweise zusammen mit einer Physiotherapeutin/ einem Physiotherapeuten, durchzuführen. In Abhängigkeit der Probleme sind dann weitere Konsultationen einzuplanen, woraus sich folgende Schnittstellen ergeben:

26.1 Pneumologie

Viele Patienten entwickeln im Laufe der Jahre, nicht selten nach dem Verlust der Gehfähigkeit, eine progrediente restriktive Ventilationsstörung und müssen invasiv (Tracheostoma) oder nicht-invasiv (über die Maske) beatmet werden. Abhängig von der zugrunde liegenden Erkrankung können pulmonale Probleme auch noch während der erhaltenen Gehfähigkeit auftreten (z. B. juveniler M. Pompe, Selenoprotein-assoziierte Myopathie) oder ab der Geburt vorhanden sein (z. B. kongenitale DM 1), sodass die regelmäßige Überprüfung der Lungenfunktion (halbjährlich bis jährlich), der Blutgase und evtl. eine Polysomnographie in die Betreuung von Patienten mit neuromuskulären Erkrankungen eingebaut werden sollte. Bei einer Häufung der pulmonalen Infekte und bei vermin-

dertem Hustenstoß sind rechtzeitig die unterstützenden Maßnahmen und Techniken zur Sekretmobilisation (Atemtherapie, »Cough-Assist«) einzuleiten. Im Rahmen der regelmäßigen ambulanten Kontrolle sollten Patienten über die klinischen Symptome einer schlafassoziierten Hypoventilation regelmäßig befragt werden (nächtliches Schwitzen, Gewichtsabnahme, morgendliche Kopfschmerzen, Tagesmüdigkeit, gehäufte pulmonale Infekte). Bei nächtlichen Hypoventilationen ist vor einer unkritischen Sauerstoffapplikation zu warnen, da damit Atelektasen, Infiltrate und Sekretverlegungen übersehen werden. Die Anlage eines Tracheostomas bei sehr kleinen Patienten (Säuglingen) muss abhängig von der neuromuskulären Erkrankung und deren Verlauf intensiv und sehr kritisch diskutiert werden.

26.2 Kardiologie

Eine Mitbeteiligung der Herzmuskulatur zeigt sich in Form einer Kardiomyopathie und Herzrhythmusstörungen (z. B. DMD, Subtypen einer CMD). Eine sekundäre Verschlechterung der kardialen Funktion ist bei beatmeten Patienten möglich. Abhängig von der Grunderkrankung sind halbjährliche und jährliche Kontrollen der Herzfunktion und bei Auffälligkeiten die Anbindung der Patienten an eine pädiatrische oder internistische Kardiologie notwendig. Eine frühzeitige medikamentöse Behandlung bei beginnender Kardiomyopathie oder Implantation eines Herzschrittmachers/Defibrillators ist für die Morbidität und Mortalität der Patienten entscheidend. Eine Herztransplantation bei der frühen kardialen Beteiligung und einer guten allgemeinen Muskelkraft kann in seltenen Fällen indiziert sein (z. B. BMD).

26.3 Orthopädie

In Abhängigkeit von der neuromuskulären Grunderkrankung können Kontrakturen aller Gelenke und eine (Kypho-)Skoliose neonatal schon vorhanden sein oder sich erst im Laufe der Erkrankung entwickeln. In Zusammenarbeit mit den Orthopäden ist unter Berücksichtigung der aktuellen

Muskelkraft und Funktion zu entscheiden, ob ein konservatives Therapieregime mit Physiotherapie und / oder Ergotherapie, Orthesen- und oder Korsettversorgung indiziert sind oder ob eine Verbesserung der Situation nur durch operative Kontrakturlösungen oder durch eine Wirbelsäulen-stabilisierende Operation mit anschließender Rehabilitation erreicht werden kann. Präoperativ sollten auch immer Pneumologen und Kardiologen in die Diskussion einbezogen werden, um Operationsrisiko und -nutzen für jeden einzelnen Patienten abzuwägen. Ebenso sind auch gemeinsam sinnvolle Hilfsmittel zu besprechen.

26.4 Gastroenterologie

Sind im Rahmen der Erkrankung die Larynx- und Pharynxmuskulatur betroffen, kann es zu Schwierigkeiten bei der Nahrungsaufnahme und bei gestörter Koordination des Schluckaktes auch zu Aspirationen kommen. In der Folge verweigern die Betroffenen oft die Nahrung und die Energiezufuhr sinkt. Bei einigen Erkrankungen ist bekannt, dass dies den weiteren Krankheitsverlauf, insbesondere die respiratorische Situation, negativ beeinflussen kann und dadurch Morbidität und Mortalität steigen. In der Summe sind dies wichtige Kriterien für die Anlage einer PEG-Sonde; in einigen Fällen kann vorübergehend auch eine hochkalorische Kost hilfreich sein. Neben der Ernährungssituation sind gastro-ösophagealer Reflux und Magenulzera (z. B. stressbedingt, Medikamentennebenwirkung) als Ursache von Bauchschmerzen oder häufigen respiratorischen Infekten zu berücksichtigen und entsprechende diagnostische und therapeutische Maßnahmen einzuleiten.

26.5 Endokrinologie

Hier liegen wenige Daten vor. Im klinischen Alltag beobachtet man bei einigen Erkrankungen eine verzögerte Pubertätsentwicklung (z. B. DMD), eine vermehrte Körperbehaarung (z. B. SMA) oder eine diabetische Stoffwechsellage (z. B. DM1). Die Ursachen der Osteoporose und der pathologischen Frakturen bei neuromuskulären Erkrankungen sind auch noch nicht vollständig aufgeklärt und deshalb standardisierte Therapien noch nicht vorhanden. Es ist wichtig, an endokrinologische Probleme zu denken und frühzeitig die entsprechende Kooperation zu suchen.

26.6 Urologie

Die Beteiligung der Beckenbodenmuskulatur kann im Rahmen einer neuromuskulären Erkrankung durchaus zur Inkontinenz führen. Dies ist für Betroffene umso schwieriger, je immobiler sie sind. Deshalb wird von der Symptomatik oft erst in der Rollstuhlphase berichtet, wenn das rasche Aufsuchen einer Toilette unmöglich wird. Zusätzliche urodynamische Messungen sind indiziert, um die Diagnose zu sichern und eine entsprechende Therapie einzuleiten. Die Kontinenz trägt wesentlich zur Lebensqualität bei.

26.7 Gynäkologie/Geburtshilfe

Grundsätzlich können junge Frauen mit neuromuskulären Erkrankungen schwanger werden und Kinder bekommen. Hier ist die Zusammenarbeit mit der Geburtshilfe und der Humangenetik wichtig. Zum einen sind die Risiken des Kindes (Wiederholungsrisiko bei Erkrankung in der Familie, postpartale Komplikationen), zum anderen die Risiken der Mutter (Einfluss der Schwangerschaft auf den Krankheitsverlauf, zunehmende Muskelschwäche, eingeschränkte Zwerchfellaktivität im späteren Schwangerschaftsstadium) zu berücksichtigen. Alle Faktoren müssen für die Entscheidung Sectio oder vaginale Entbindung berücksichtigt werden. Alle Faktoren müssen bei der Schwangerschaftsbetreuung und für die Entscheidung Sectio oder vaginale Entbindung berücksichtigt werden.

26.8 Ophthalmologie

Bei einzelnen neuromuskulären Krankheiten ist eine Beteiligung der Augen bekannt, z. B. Katarakte bei DM 1 oder Katarakte, Glaukome, Mikrophthalmie bei alpha-Dystroglykanopathien, retinale

Veränderungen bei der FSHD. Als Nebenwirkungen der Steroid-Langzeittherapie bei DMD sind Katarakte ebenfalls bekannt. So liefern die Augenuntersuchungen bei Verdachtsdiagnosen wichtige Zusatzinformationen; bei gesicherten Diagnosen sind sie zur Verlaufskontrolle und zur Einleitung und Überwachung einer spezifischen Therapie indiziert.

26.9   HNO – Pädaudiologie

Neuromuskuläre Erkrankungen können mit Schwerhörigkeit oder Taubheit auftreten, z. B. hereditäre Neuropathien, FSHD, DM 1. Hier muss frühzeitig eine pädaudiologische Untersuchung / Audiometrie veranlasst werden, um eine entsprechende Therapie / Hörgeräteversorgung einzuleiten. Bei DMD und Glykogenose Typ II (M. Pompe) kann es durch Obstruktion der oberen Atemwege zu obstruktiven Schlafapnoen kommen, häufig bedingt durch eine Hyperplasie des Zungengrundes. Hier kann eine operative Korrektur notwendig werden. Die Durchführung der Tracheotomie und die Behandlung der möglichen Komplikationen (Blutungen, Strikturen, Infektionen) erfolgen durch HNO-Ärzte; mit ihnen ist das jeweilige Procedere frühzeitig abzusprechen.

26.10   Humangenetik

Hier sind die Aspekte primäre Diagnosesicherung, genetische Beratung einschließlich Wiederholungsrisiko, Pränataldiagnostik und Möglichkeiten der Präimplantationsdiagnostik zu besprechen. Die Besonderheiten im Einzelfall sind bei den Erkrankungen abgehandelt.

Rehabilitation und Hilfsmittelversorgung

U. Schara, C. Schneider-Gold

Art und Häufigkeit der notwendigen und sinnvollen Therapien sollten sich vor allem an anerkannten und evidenzbasierten Modellen orientieren, ein »Zuviel« an Therapien sollte im Hinblick auf Therapiemüdigkeit und Überforderung der sozialen und familiären Situation vermieden werden. Im Wesentlichen kommen Physiotherapie, Ergotherapie, Atemtherapie und Logopädie zum Einsatz.

27.1   Neurorehabilitation

Ein Team aus Neuropädiatern/Neurologen, Therapeuten und erfahrenen Orthopäden, ggf. auch zusammen mit Mitarbeitern eines Hilfsmittelunternehmens/ eines Sanitätshauses, sollte die Hilfsmittelversorgung durchführen. Vor der Verordnung neuer Hilfsmittel sind diese je nach Art zunächst in einer Testphase von der Patientin / dem Patienten einzusetzen und auf Funktionalität und Einsatzmöglichkeiten im häuslichen und / oder schulischen Bereich zu überprüfen. Bei der Verordnung von Hilfsmitteln ist auf gezielte Verbesserung in Selbstständigkeit, Mobilität und Teilnahme am altersadäquaten Leben zu achten. Auch nach Verlust der Gehfähigkeit sind eine möglichst langfristige Vertikalisierung anzustreben und entsprechende Hilfsmittel (Stehständer, Bauchschrägliegebrett, Kontrakturstehständer) zu erproben und auf ihre Funktionalität zu testen. Bei stark reduziertem Kraftniveau kann ein Bewegungstrainer sowohl zum Training oberer als auch unterer Extremitäten zum Einsatz kommen; dieser ist auf die jeweiligen Bedürfnisse abzustimmen und auch bei nicht vorhandener Muskelkraft passiv zur Verbesserung der Durchblutung, Erhalt der Gelenkbeweglichkeit, Reduktion des Osteoporoserisikos sinnvoll einzusetzen. Ein stationäres rehabilitatives Behandlungskonzept in einer dafür spezialisierten Rehabilitationsklinik kann sinnvoll sein, um durch ein zeitlich begrenztes intensives Training einen positiven Effekt auf den Krankheitsverlauf, eine Motivationssteigerung und Besserung des psychischen Gleichgewichts zu erzielen.

27.2   Physiotherapie

Hier stehen der Erhalt der Gelenkbeweglichkeit, die Kontrakturprophylaxe durch effektives Dehnen (und Anweisungen von Patienten und Angehörigen zur selbstständigen Durchführung derselben), die Hilfsmittelüberprüfung auf Funktionalität und der Zustand sowie Gewichts- und Größenadaptation im Fokus.

27.3   Atemtherapie

Eine Atemtherapie sollte zur Unterstützung der Atemarbeit und Sekretmobilisation erfolgen.

27.4   Ergotherapie

Diese dient der Verbesserung der Selbständigkeit (Aktivitäten des täglichen Lebens), dem möglichst langen Erhalt von Funktionalität und Bewegungsausmaß der oberen Extremitäten sowie der Versorgung mit Hilfsmitteln (z. B.. Handschiene zur Verbesserung der Daumenopposition bei drohenden Kontrakturen und aktivem Greifverlust).

27.5   Logopädie

Eine logopädische Behandlung ist indiziert bei Schluck-, Sekretions- und Sprachproblemen, und nach Tracheotomie, zur Erprobung einer Sprechkanüle, und zur Kontrolle und Förderung der Sprachentwicklung und Sprechfähigkeit nach Hörgeräteversorgung.

27.6   Psychologie und Sozialarbeit

Betroffene, Eltern und Geschwister sollten frühzeitig das Angebot einer psychologischen Betreuung erhalten; diese ist besonders wichtig bei Kriseninterventionen, z. B. bei Diagnosestellung oder deutlichen Verschlechterungen im Verlauf der

Erkrankung, zur Erfassung familiärer Belastungen, psychischer Auffälligkeiten und Erarbeiten von Lösungsansätzen.

Die Sozialarbeit soll unterstützend sein bei

- Beantragung eines Schwerbehindertenausweises und einer Pflegestufe,
- Verschlimmerungsanträgen,
- Schaffung von Entlastung, z. B. Beantragung einer Verhinderungspflege (häusliche Pflege bei Verhinderung einer Pflegeperson, § 39 SGB XI) oder Kurzzeitpflege (§ 42 SGB XI), einer stundenweise Unterstützung im Haushalt, eines ambulanten Pflegedienstes,
- Kontaktaufnahme zu anderen Betroffenen oder zu Selbsthilfeorganisationen sowie Fachverbänden,
- Kontaktaufnahme zu einem Palliativnetzwerk.

Weitere Therapieoptionen

B. Schrank

Während die letzten 3 Jahrzehnte durch einen rasanten Fortschritt bei der Aufklärung molekulargenetischer Ursachen hereditärer neuromuskulärer Erkrankungen gekennzeichnet waren, bleiben daraus erwachsene kausaltherapeutische Ansätze bislang weitgehend auf die Behandlung von Tiermodellen begrenzt, eine Translation solcher Ergebnisse auf die klinische Versorgungsebene hat sich als schwierig erwiesen. Bisher gibt es noch keine Möglichkeit, die in der Mehrzahl der hereditären NME zunehmende Behinderung zu stoppen oder eine bereits bestehende Behinderung zu korrigieren. Deshalb bleibt die symptomatische Therapie das wesentliche und alltagsrelevanteste Element der Behandlung von Patienten mit chronischen NME. Die Überprüfung der Wirksamkeit symptomatischer Behandlungsansätze in kontrollierten Studien ist allerdings schwierig und in vielen Fällen nicht durchführbar, bereits wegen des besonderen Charakters der Maßnahmen (z. B. Physiotherapie, nicht-invasive Beatmung), sodass oft nur nicht randomisierte Studien, Untersuchungen mit historischen Kontrollen oder auch internationale Konsensus-Leitlinien Orientierung geben können. Die einzigen in klinischen Studien validierten kausalen Therapieansätze hereditärer NME sind die der Enzymersatztherapie bei den lysosomalen Speichererkrankungen wie dem M. Pompe oder dem M. Fabry, deren rechtzeitige Diagnose daher eine besondere Bedeutung zukommt. Eine Zwischenstellung nimmt die Steroidtherapie der Duchenne-Dystrophie ein, die in kontrollierten Studien eine Verbesserung der Muskelkraft und eine Verlängerung der Gehfähigkeit zeigte, ohne dass durch die Behandlung der Dystrophinmangel behoben oder kompensiert würde. Eine Steroidtherapie anderer Gliedergürteldystrophien wie z. B. der Dysferlinopathien hat leider keinen vergleichbar günstigen Effekt gezeigt.

Bei den autoimmunvermittelten NME, wie den Myositiden, den Myasthenien und den entzündlichen Neuropathien, liegen in Einzelfragen auch kontrollierte Studien wie z. B. für die Anwendung von Immunglobulinen bei der Dermatomyositis, der CIDP und der Myasthenie vor. Auch hier gibt es aber ein Defizit an gut kontrollierten Studien, die die Wirksamkeit älterer aber wirksamer Therapien wie die Steroidtherapie bzw. eine Steroidkombination mit einem anderen Immunsuppressivum gegenüber neueren Ansätzen z. B. mit hochdosier-

ten Immunglobulinen oder monoklonalen Antikörpern wie Rituximab vergleichen.

Es gibt außerdem für viele klinische Standardsituationen keine rein evidenzbasierte Entscheidungsgrundlage, wie die in der Cochrane Database gesammelten Übersichten zeigen. Dennoch lässt sich anhand der verfügbaren Literatur und der im Rahmen von Konsensusverfahren entwickelten nationalen und internationalen Leitlinien bei der Mehrzahl der Erkrankungen eine Behandlungsempfehlung geben, die die Lebensqualität der Betroffenen erheblich verbessern kann.

Was spezifische Behandlungsansätze z. B. bei den metabolischen oder dystrophen Muskelerkrankungen angeht, wird auf die einzelnen Kapitel verwiesen, ebenso bei den Myasthenien. Im Folgenden wird daher ein pragmatisches Vorgehen für die immunmodulatorische Therapie von Autoimmunerkrankungen vorgestellt. Bei Kindern sind nahezu alle Immunsuppressiva als Off-Label-Behandlungen anzusehen, was vor Beginn einer medikamentösen Behandlung mit den Eltern besprochen werden muss; bei kostenaufwändigen Therapien empfiehlt sich das Einholen einer Kostenübernahmeerklärung durch die Krankenkasse.

> ⊘ **Cave**
> Sämtliche nachfolgende Dosisangaben
> sind für das Kindes- und Jugendalter anzupassen.

28.1 Immunmodulierende Therapie - Eskalationsschema

Steroide sind bei chronisch entzündlichen Muskelerkrankungen die Basistherapie. Abhängig vom Schweregrad der Muskelerkrankung kann mit einer 3–5 tägigen intravenösen Pulstherapie begonnen werden, die Behandlung wird i. d. R. oral fortgesetzt mit ca. 0,75–1 mg/kg KG Prednisolon p. o. einmal täglich. Mit einer Wirkung kann–abhängig vom Krankheitsbild–nach etwas 2–3 Monaten gerechnet werden. Die Autoren versuchen, eine kontinuierliche oder intermittierende Steroidgabe über mindestens ½ Jahr fortzusetzen, um ein mögliches Ansprechen auf die Behandlung nicht zu übersehen. Bei klinischem Ansprechen kann die Dosis allmählich reduziert werden (z. B. um 10–20 mg jeden Monat). Das

Ausschleichen sollte ab einer Dosis von 20 mg langsamer durchgeführt werden, z. B. in 2,5–5 mg-Schritten. Alternativ kann ab 40 mg die tägliche Dosis auf eine Einnahme alle 2 Tage umgestellt werden, durch Reduktion am alternierenden Tag um 10–20 mg / Monat bis auf 40 mg jeden 2. Tag, um dann langsamer zu reduzieren (in 5 mg Schritten). Bei einer Erhaltungsdosis von 20 mg jeden 2. Tag sind bei Erwachsenen die cushingoiden Nebenwirkungen der Steroidgabe gering. Die alternierende Dosierung hat ein geringeres Risiko einer Nebennierenrindeninsuffizienz bei Dauerbehandlung, sollte allerdings bei Diabetikern wegen der zu erwartenden schwankenden Glukosespiegel so nicht eingesetzt werden. Eine Osteoporoseprophylaxe mit Vit. D, z. B. in Form von Dekristol 20.000 IE /Wo, ist sinnvoll; bei längerfristigem Steroidbedarf ist ggf. eine Knochendichtebestimmung vor Therapie und abhängig davon eine Biphosphonat-Behandlung sinnvoll. Bei Patienten mit relativer Kontraindikation einer Steroid-Dauertherapie (z. B. bei gleichzeitigem Diabetes mellitus) kann u. U. über eine intermittierende Steroidpulsgabe ebenfalls ein anhaltender immunsuppressiver Effekt erzielt werden (z. B. mit 10–15 mg/kg KG Tagesdosis i. v. über 5 Tage). Auch eine anschließende intermittierende Pulstherapie von monatlichen Einmalgaben von 15 mg/kg KG i. v. ist dann eine Option. Zur Steroidbehandlung bei der Duchenne Muskeldystrophie wird auf das Kapitel 19 verwiesen.

Steroidsparende Zusatzmedikation: Zur Verstärkung der immunsuppressiven Wirkung wird i. d. R. ein weiteres Immunsuppressivum eingesetzt, wie z. B. Azathioprin, Methotrexat, Mycophenolat-Mofetil. In Analogie zur immunsuppressiven Therapie bei rheumatologischen Patienten ist eine frühe und ausreichend wirksame Therapie einem langen Zuwarten vorzuziehen, um u. U. irreversible sekundäre Muskelabbauprozesse zu vermeiden. Bei Azathioprin sollte vor Behandlung ein Thiopurin-Methyltransferase-Mangel ausgeschlossen werden, bei homozygotem Mangel führen bereits geringe Dosen zu erheblicher Knochenmarksdepression, sodass in diesen Fällen kein Azathioprin gegeben werden sollte. Eine einschleichende Dosierung beginnt mit 50 mg Tagesdosis und wochenweiser Dosissteigerung bis auf 2–3 mg/kg KG Tagesdosis wird empfohlen und Kontrolle von Blutbild und Leberwerten (z. B. im Abstand von

2 Wochen im ersten Monat, danach im 2–3 Monatsabstand). Unerwünschte Nebenwirkungen durch hepatische Unverträglichkeit treten i. d. R. innerhalb der ersten 3 Monate auf mit Übelkeit, Appetitverlust, Durchfall und messbarem Transaminasenanstieg. Auch Fieber, Gelenkschmerzen und selten Pankreatitis können eine Unverträglichkeit anzeigen. Nach Absetzen sind die Symptome reversibel. Allopurinol hemmt den Abbau und erhöht die Toxizität von Azathioprin, die beiden Medikamente sollten nicht kombiniert werden. Azathioprin kann bei Langzeiteinnahme zu einer leichten Makrozytose führen, die eine gute Compliance anzeigt. Therapeutisch gewünscht ist eine Lymphozytensuppression auf 800–1.100/µl im peripheren Blut. Methotrexat (MTX) wird in Dosen von 1–3 mg/kg KG einmal pro Woche eingesetzt, oft mit nachfolgender Folsäuresubstitution (5 mg am Tag nach der MTX-Gabe). Auch hier müssen regelmäßig Leberwerte und Blutbild kontrolliert werden wegen möglicher hepatischer und Knochemarkstoxizität. MTX kann eine interstitielle Lungenfibrose verursachen, sodass seine Einnahme bei begleitender interstitieller Lungenbeteiligung (Jo-1 Antikörper) vermieden werden sollte.

Eskalation der immunsuppressiven Therapie: Bei fehlendem Ansprechen auf eine Kombinationstherapie kann als weiterer Eskalationsschritt Ciclosporin A oder Tacrolimus eingesetzt werden, die als Calcineurin-Inhibitoren v. a. die T-Zell-Aktivierung und Proliferation hemmen. Der langfristige Einsatz beider Substanzen vor allem bei Erwachsenen wird kompliziert durch Nephrotoxizität, Elektrolytstörungen, Hypertonus. Eine regelmäßige Spiegelkontrolle ist notwendig, der Talspiegel von Ciclosporin A sollte bei 100–300 µg/l liegen, der von Tacrolimus bei 5 – 10 µg/l. Alternativ kommt eine intermittierende intravenöse Cyclophosphamid-Pulstherapie infrage, die über ½ Jahr alle 4–6 Wochen mit einer Dosis von 0,5–1 mg/m² Körperoberfläche einer oralen Gabe vorzuziehen ist. Die mit der intravenösen Gabe assoziierte Übelkeit kann effektiv (z. B. mit Granisetron, Kevatril®) 2 mg p. o. oder i. v. vor der Cyclophosphamidgabe behandelt werden, die unter Cyclophosphamid mögliche hämorrhagische Zystitis kann durch Uromithexan-Gabe (200 mg i. v.v 0, 4–8 Std. nach Infusion und eine ausreichende Flüssigkeitszufuhr

(z. B. 1.000 ml 0,9% NaCl i. v. vor und nach der Cyclophosphamidgabe) verhindert werden. Der Leukozyten-Nadir zwischen Tag 8 – 12 sollte erfasst werden zur Dosis-Adaptation (bei Leukozyten <2.000/µl Reduktion der Dosis um 0,25 mg/m^2 KO. Als kumulative Höchstdosis werden 50–60 g angegeben. Das Gesamtdosis-abhängig erhöhte Risiko eines später auftretenden Sekundärtumors betrifft v. a. Haut und Blase.

Intravenöse Immunglobuline (JVIG) haben einen festen Platz in der Behandlung akuter neuromuskulärer Erkrankungen wie dem Guillain-Barré-Syndrom, der myasthenen Krise oder schwerer myasthener Exazerbationen bei Antikörper-vermittelten Myasthenien, bei denen sie als gleichwertig mit der Plasmapherese angesehen werden. Sie sind die bislang einzige Therapieoption für die multifokale motorische Neuropathie (MMN) und als Mittel 1. Wahl neben Steroiden auch zugelassen zur Behandlung der CIDP. Auch bei refraktärer Dermatomyositis und bei der Einschlusskörpermyositis mit ausgeprägter Schluckstörung gibt es Studien, die eine Wirksamkeit belegen bzw. nahelegen. Die Standarddosis liegt bei 0,4 g/kg KG Tagesdosis an 5 Tagen. Falls eine Langzeitbehandlung wie bei der MMN oder der CIDP notwendig wird, sind oft 4–6 wöchige Einzelgaben von 1 g/kgKG ausreichend, um die Erkrankung zu stabilisieren. Nebenwirkungen in Form von Kopfschmerzen können durch verlangsamte Infusionsgeschwindigkeit reduziert werden. Selten, aber gefährlich sind anaphylaktische Reaktionen, z. B. bei IgA-Mangel, der daher vor IVIG-Gabe ausgeschlossen werden sollte. Ein kardiovaskuläres Monitoring bei der Erstadministration von Immunglobulinen ist sinnvoll. Bei kardiovaskulären Begleiterkrankungen ist die Volumenbelastung zu berücksichtigen, bei Niereninsuffizienz sollten Sorbit und Mannose als Stabilisatoren vermieden werden (Alternative Glycin-haltige Präparate).

Plasmapherese: Plasmapherese in der Akutbehandlung neuromuskulärer Erkrankungen ist bei den gleichen Indikationen indiziert wie intravenöse Immunglobuline; in der Mehrzahl der Studien ist die Wirkung vergleichbar, das Komplikationsrisiko allerdings etwas höher als bei den Immunglobulinen. In der myasthenen Krise tritt die Wirkung etwas rascher ein als die der Immunglobuline.

Neue Immuntherapeutika: Bei allen autoimmunologisch verursachten Erkrankungen gibt es primär oder sekundär refraktäre Fälle, bei denen die üblichen Immunsupressiva und Immunglobuline nicht ausreichend wirksam sind, die Progression der Erkrankung zu verhindern. In solchen Fällen kommt die Anwendung monoklonaler Antikörper in Frage, die in der Rheumatologie und der Onkologie bereits breite Anwendung finden. Rituximab (MabThera®), ein monoklonaler chimärer Maus-Mensch IgG Antikörper gegen B-Lymphozyten (CD20 positive Zellen) ist vor allem wirksam bei Antikörper-vermittelten Erkrankungen wie refraktärer AchR- oder MuSK-Antikörper positiver Myasthenie, dem Lambert-Eaton-Syndrom oder IgM-Paraprotein-vermittelten Polyneuropathien; bei den entzündliche Muskelerkrankungen gibt es widersprüchliche Ergebnisse meist kleinerer Studien. Ein häufig benutztes Dosierungsschema ist 1.000 mg im 2-Wochenabstand i. v. mit Wiederholung nach einem halben Jahr. Die Gabe muss begleitet sein von einer einmaligen Steroidgabe und einem Antihistaminikum, um ein Cytokine-Release-Syndrom zu verhindern. Einzelfälle von progressiver multifokaler Leukenzephalopathie sind vor allem bei der Behandlung von Lymphomen, aber auch rheumatischer Erkrankungen aufgetreten, sodass eine JC-Virus-Serologie vor Beginn der Behandlung empfohlen wird, ebenso eine Hepatitsserologie, um eine Exazerbation einer chronischen Hepatitis zu vermeiden. Andere monoklonale Antikörper z. B. gegen TNF-α, Interleukin 6, CD52 (T- und B-Zell-Antigen) etc. haben in der Standardtherapie autoimmunologischer neuromuskulärer Erkrankungen noch keinen Platz gefunden.

Paraneoplastische Erkrankungen–Bei paraneoplastischen Erkrankungen wie z. B. einer Thymom-assoziierten Myasthenie oder einem Lambert-Eaton maysthenen Syndrom bei kleinzelligem Bronchialkarzinom steht die Tumorentfernung im Vordergrund. Darüber hinaus ist jedoch auch nach erfolgreicher Tumoreradikation häufig eine weiterführende Immunsuppression notwendig mit dem Einsatz von Immunsuppressiva, IVIG, Plasmapherese und/oder Rituximab.

28.2 Enzymersatztherapie (EET)

Der M. Pompe ist die erste hereditäre Myopathie, für die ein kausaler Therapieansatz zur Verfügung steht in Form der Enzymersatztherapie mit rekombinanter humaner α-Glukosidase (rh-GAA, Alglucosidase alfa). Dabei wird rh-GAA alle 2 Wochen mit einer Dosis von 20 mg/kg Körpergewicht über 4 Stunden infundiert. Das rekombinante Enzym wird über den auch an der Zelloberfläche lokalisierten, für den Transport von lysosomalen Enzymen aus dem Golgi-Apparat in die Lysosomen an den verantwortlichen Mannose-6-Phosphat-Rezeptor gebunden und in das intrazelluläre lysosomale Kompartiment transportiert. In klinischen Studien konnte u. a. gezeigt werden, dass bei Säuglingen im Alter von ≤6 Monaten die Lebensdauer und das beatmungsfreie Überleben deutlich verlängert wurden im Vergleich zu einer unbehandelten historischen Gruppe. Echokardiographische Messungen belegen eine deutliche Verbesserung der Kardiomyopathie, außerdem verbesserten sich die motorischen Leistungen und das Gewicht blieb stabil oder nahm zu. Nach den derzeitigen Erkenntnissen bringt beim infantilen M. Pompe ein frühzeitiger Therapiebeginn die besten Fortschritte bei Muskelschwäche und Atemfunktion. Ein großes Problem sind die Kinder mit komplettem Proteinverlust und negativem CRIM-Status (»cross-reactive immunological material« für die saure Glucosidase im Muskel oder in Fibroblasten), bei denen eine rasche Antikörperbildung gegen das rekombinante Enzym einsetzt, oft mit komplettem Wirkungsverlust der EET. Hierfür wurden besondere Behandlungsprotokolle mit einer Kombination von Rituximab, Methotrexat und Immunglobulinen eingesetzt zur Induktion einer Immuntoleranz zu Beginn der EET.

Die Ergebnisse einer kontrollierten doppelblinden Therapiestudie von rh-GAA bei 90 Morbus-Pompe-Patienten mit juvenilem/adultem Verlauf über 18 Monate (LOTS-Studie) zeigen eine Verbesserung oder Stabilisierung der Erkrankung im Vergleich zur Placebo-Gruppe in Bezug auf Lungenfunktion und Gehfähigkeit. Primäre Zielparameter waren die Veränderung der in 6 min. zurücklegbaren Wegstrecke (6-minute-walk test, 6MWT) und der forcierten Vitalkapazität (FVC) jeweils in Prozent des Ausgangswertes. Eingeschlossen wurden nur deutlich behinderte, aber noch nicht rollstuhlgebundene und nicht beatmungspflichtige Patienten. Die zwar eher geringen, aber signifikanten Verbesserungen beider Zielparameter in der Verumgruppe bereits im ersten halben Jahr mit nachfolgender Stabilisierung bestätigen die Wirksamkeit der EET auch beim spät beginnenden M. Pompe. Ähnliche Ergebnisse zeigen auch multizentrische nationale Verlaufsbeobachtungsstudien zur EET beim spät beginnenden M. Pompe über 3 Jahre.

Bei den Nebenwirkungen handelt es sich in der Mehrzahl um milde bis mittlere, infusionsbedingte Reaktionen. Schwere anaphylaktische Reaktionen Schwere anaphylaktische Reaktionen wie bei den Kindern mit CRIM-negativem Status sind bei späterem Erkrankungsbeginn seltener, aber nicht ausgeschlossen. In der LOTS-Studie wurden bei 3 der 60 Verumpatienten anaphylaktische Reaktionen beobachtet, bei 8% zeigten sich mildere allergische Reaktionen (Urtikaria, thorakale Enge, Kloßgefühl im Hals). Dies geschieht, obwohl nahezu alle rh-GAA-behandelten Patienten Antikörper (IgG) gegen das rhGAA-Antigen entwickeln. Bei 38 adulten Langzeit-behandelten Patienten entwickelte nur 1 Patient sehr hohe Antikörpertiter, die Grund sein können für die klinische Verschlechterung des Patienten unter EET.

28.3 Kreatin-Supplementation und andere Substanzen

Da Kreatin in hoher Konzentration in Muskel- und Nervenzellen vorhanden ist, in Form von Kreatinphosphat eine Art Shuttle für den Export energiereicher Phosphate aus den Mitochondrien ins Zytosol darstellt und seine Supplementation bei Sportlern zu einer Leistungssteigerung führen kann, ist sein Einsatz bei Muskelerkrankungen naheliegend.

Bei verschiedenen Formen von Muskeldystrophie (FSHD, PROMM) haben kontrollierte Kurzzeitstudien (3 Wochen–½ Jahr Behandlungsdauer) ähnlich wie bei Gesunden einen ca. 10%igen Zuwachs an isometrischer Kraft ergeben. Die Dosis liegt zwischen 0,04–0,3 mg/kgKG. Überraschenderweise zeigen kontrollierte Studien bei metabolischen Myopathien (mitochondriale Myopathien, McArdle) keine Besserung der Muskelsymptome wie Schmerzen, Belastungsintoleranz, Schwäche unter Kreatinsupplementation, wobei jeweils eher kleine Patientenkollektive untersucht wurden mit einer verhältnismäßig hohen Dosis (0,15 g/kgKG). Da hohe Kreatinspiegel im Blut die Aktivität des zellulären Kreatintransporters hemmen, ist vorstellbar, dass eine geringere Dosis wie z. B. 0,3 – 0,7 mg/kgKG und evtl. auch eine Intervallgabe z. B. nur an 5 von 7 Tagen der Woche zu günstigeren Ergebnissen führen könnten.

Zur Therapie mitochondrialer Myopathien sind verschiedene Substanzen überwiegend in Einzelfallberichten, z. T. auch in kleinen Studien eingesetzt worden–dazu gehören L-Carnitin (TD 50–200 mg/kgKG/d bei Kindern oder 3×1 g bei erwachsenen, Coenzym Q10 (10–30 mg/kgKG/d bei Kindern, 1.200–3.000 mg/d bei Erwachsenen, Riboflavin 300 mg/d.

Zur Behandlung des CPT II-Mangels wurde das anaplerotische Substrat Triheptanoin 1 – 2 g/kg/d (30% der Kalorienzufuhr) eingesetzt, ebenso der Lipidsenker Bezafibrat 2 × 200 mg TD (▶ Kap. 16).

Sowohl die Valproat-Toxizität bei Patienten mit mitochondrialer Myopathie als auch die Myopathie durch antiretrovirale Substanzen bei der anti-HIV-Therapie können mit L-Carnitin-Supplementation gebessert werden.

Patienten fragen immer wieder nach der Anwendung von Anabolika oder von Sympathomimetika wie Clenbuterol, das zu den Doping-Mitteln gehört. Von der Anwendung dieser Substanzen wird abgeraten–bei den Anabolika wegen des ungünstigen Nebenwirkungsprofils und weil ein Zuwachs an Muskelmasse bei neuromuskulären Erkrankungen nicht einem Zuwachs an Kraft gleichzusetzen ist. Die Anwendung von Clenbuterol in einer gut kontrollierten Studie bei der FSHD hat keine positive Wirkung gezeigt.

28.4 Bewegung, Training

Zunehmend werden Studien zu den optimalen Bewegungs- und Trainingsmodalitäten für Muskelkranke publiziert, die einen positiven Effekt moderater Bewegungsprogramme zur Förderung der Ausdauer und zur Vermeidung immobilitätsbedingter muskulärer Dekonditionierung nahelegen, was auch für das allgemeine Wohlbefinden der Patienten wichtig ist.

Es soll betont werden, dass jedes Bewegungs- oder Trainingsprogramm physiotherapeutisch begleitet werden sollte und dass eine muskuläre Überlastung vermieden werden sollte–das Training muss sich immer an der aktuellen Situation eingeschränkter Leistungsfähigkeit orientieren. Besonders bei degenerativen bzw. dystrophen Myopathien oder Vorderhornzellerkrankungen ist der Versuch, bereits schwache Muskeln zu kräftigen i. d. R. nicht sinnvoll. Vielmehr sollten eher Kompensationstechniken, sinnvoller Hilfsmitteleinsatz oder auch gut erhaltene Muskeln trainiert werden. Low-Impact-Bewegungsarten und das Vermeiden extremer exzentrischer Muskelkontraktionen schonen eine mechanisch vulnerable Muskulatur und sind daher den typischen Krafträumen in Fitnessstudios vorzuziehen. Optimal ist Bewegung im Wasser in Form von Aquagymnastik; viele schwache Muskelpatienten können sich im Wasser deutlich besser bewegen als außerhalb.

Literatur

Banugaria SG, Prater SN, Patel TT et al. Algorithm for the early diagnosis and treatment of patients with cross reactive immunologic material-negative classic infantile pompe disease: a step towards improving the efficacy of ERT. PLoS One. 2013 Jun 25;8(6):e67052

Bushby K, Finkel R, Birnkrant DJ et al. DMD Care Considerations Working Group. Diagnosis and management of Duchenne muscular dystrophy, part 2: implementation of multidisciplinary care. Lancet Neurol. 2010 Feb;9(2):177–89. Erratum in: Lancet Neurol. 2010 Mar;9(3):237

Bushby K, Finkel R, Birnkrant DJ et al. DMD Care Considerations Working Group. Diagnosis and management of Duchenne muscular dystrophy, part 1: diagnosis, and pharmacological and psychosocial management. Lancet Neurol. 2010 Jan;9(1):77–93

Collongues N, Casez O, Lacour A et al. Rituximab in refractory and non-refractory myasthenia: a retrospective multicenter study. Muscle Nerve. 2012 Nov;46(5):687–91

Finsterer J, Segall L. Drugs interfering with mitochondrial disorders. Drug Chem Toxicol. 2010;33:138–51

Kley RA, Tarnopolsky MA, Vorgerd M. Creatine for treating muscle disorders. Cochrane Database Syst Rev. 2013 Jun 5;6:CD004760

Kishnani PS et al. Recombinant human acid α-glucosidase. Major clinical benefits in infantile-onset Pompe disease. Neurology 2007; 68: 1–11

Maddison P, McConville J, Farrugia ME et al. The use of rituximab in myasthenia gravis and Lambert-Eaton myasthenic syndrome. J Neurol Neurosurg Psychiatry. 2011 Jun;82(6):671–3

Regnery C, Kornblum C, Hanisch F et al. 36 months observational clinical study of 38 adult Pompe disease patients under alglucosidase alfa enzyme replacement therapy. J Inherit Metab Dis. 2012;35:837–845

Schmidt J, Vorgerd M. Therapiestandard bei Myositiden und Muskeldystrophien. Nervenarzt. 2011 Jun;82(6):723–32

van der Ploeg AT, Clemens PR, Corzo D et al. A randomized study of alglucosidase alfa in late-onset Pompe's disease. N Engl J Med. 2010;362:1396–1406

Transition

U. Schara, C. Schneider-Gold, B. Schrank, A. Della Marina

29.1 Aktuelle Situation – Mögliche Problemfelder

Obwohl eine kausale Therapie für die Mehrzahl der neuromuskulären Erkrankungen nicht zur Verfügung steht, sind Lebenserwartung und Lebensqualität durch eine optimierte multidisziplinäre Therapie deutlich gebessert. Hier sind die Behandlung des neuromuskulären Atemversagens, die kardioprotektive Therapie und die orthopädischen Interventionen wesentliche Aspekte. Diese führen dazu, dass 1. Betroffene heute das Erwachsenenalter erreichen, die früher im Kindes- und Jugendalter schon verstorben wären (z. B. kongenitale Muskeldystrophien, DMD) und dass 2. Betroffene heute besser älter werden (z. B. BMD, Gliedergürtel-Muskeldystrophien). Während die Behandlung im Kindes- und Jugendalter multidisziplinär (▶ Kap. 26) in Spezialambulanzen oder sozialpädiatrischen Zentren organisiert und koordiniert wird, gibt es solche eindeutigen Strukturen für die erwachsenen Patienten nicht oder nur sehr selten. So verbleiben Erwachsene in den pädiatrischen Einrichtungen oder die Kontinuität und der Wissensaustausch verschiedener Disziplinen gehen für den Patienten verloren, die Behandlung erschöpft sich in der Reaktion auf die vielfältigen Komplikationen im Erwachsenenalter. Beide Wege stellen keine sinnvollen Lösungen dar. Ein erfolgreicher Übergang in die Erwachsenenversorgung setzt im Kindes- und Erwachsenenalter eine koordinierte Zusammenarbeit von vielen Fachdisziplinen voraus, wünschenswert wäre für die Transition eine Übergangssprechstunde mit Beteiligung der pädiatrischen und internistisch-neurologischen Institutionen. Derzeit ist eine geordnete Transition von der Kinder- in die Erwachsenenversorgung bei den begrenzten und sehr heterogenen Versorgungsstrukturen nur eingeschränkt möglich. Dennoch ist es wichtig, im Sinne der Betroffenen und deren Familien und Betreuer diese Herausforderung anzunehmen. Im Folgenden sollen sinnvolle Strukturen und Inhalte einer Transition von Patienten mit neuromuskulären Erkrankungen dargestellt werden.

29.2 Was ist wichtig für eine gelungene Transition?

- Transition als formaler Transfer von Patienten aus der Kinder- und Jugendmedizin in die Erwachsenenmedizin ist zeit- und personalintensiv; es ist ein Prozess und keine einmalige Aktion.
- Für den Transitionsprozess sollte es tragfähige Konzepte geben, die die individuellen Bedürfnisse aller Beteiligten berücksichtigen, d. h. Betroffene, Familien und betreuende Personen.
- Transition ist ein gesellschaftspolitisches Thema und kann nur in einem Umfeld mit entsprechender Wahrnehmung auch gelebt werden.
- Früh an Transition in die Erwachsenenmedizin denken, formal ist diese erst mit dem 18. Geburtstag umzusetzen.
- Es kommt zu Rollenveränderungen von Patienten, Eltern und Betreuern.
- Die Bedürfnisse der Betroffenen sind in erster Linie zu adressieren, deshalb müssen Betroffene aktiv in die Planungen und Entscheidungen eingebunden werden.
- Selbständiges Handeln und Entscheiden der Betroffenen muss von diesen erlernt werden, sie sind gleichwertige Partner und auch verantwortlich für ihr Leben und die Erkrankung. Das setzt eine umfassende Information über ihre Erkrankung und den Verlauf voraus.
- Nicht mehr die Eltern entscheiden, auch sie müssen lernen, diese Aufgaben abzugeben
- Betreuende müssen entsprechend ausgebildet sein und den unterschiedlichen Anforderungen im Kindes-, Jugend- oder Erwachsenenalter gewachsen sein.

29.3 Welche Inhalte können wichtig sein?

- Grundsätzlich medizinische, psychologische und soziale Inhalte
- Selbständiges Leben und wohnen
- Umgehen mit den wachsenden körperlichen Einschränkungen

- Schulabschluss und Studium / Berufsausbildung
- Eingeschränkte Möglichkeiten auf dem Arbeitsmarkt
- Soziale Netzwerke, Freunde, Partnerschaften
- Pubertät und Sexualität
- Familienwunsch und -planung
- Umgang mit der Tatsache, eine Belastung für Familie und Freunde zu sein
- Was ist eine gute Lebensqualität?
- Autonome Teilhabe an der Gesellschaft – Inklusion
- Betreuung und Entscheidungen am Ende des eigenen Lebens
- …und viele krankheitsspezifische Aspekte, ▶ Kap. 26

29.4 Welche Strukturen gibt es zur Betreuung erwachsener Patienten mit neuromuskulären Erkrankungen?

Bundesweit existiert ein Netz von Neuromuskulären Zentren, z. T. an Universitätskliniken angeschlossen, z. T. in nicht universitären Einrichtungen (s. Jahrbuch der neuromuskulären Erkrankungen). Die Sprechstunden werden i. d. R. von Neurologen mit einem speziellen Interesse an NME geführt, sind aber selten interdisziplinär. Während zur Qualifikation eines neuromuskulären Zentrums grundsätzlich andere Fachbereiche wie Pneumologie, Kardiologie, Gastroenterologie, Orthopädie, Ophthalmologie, HNO, Urologie, Humangenetik, Neuropathologie etc. gehören, ist eine regelmäßige fachübergreifende Betreuung im Rahmen der Muskelsprechstunden nicht üblich, sodass eine interdisziplinär institutionalisierte Betreuung nicht automatisch realisierbar ist und häufig stationäre Aufenthalte erfordert, die wiederum im Rahmen der DRG-Abrechnungsmodi und der zunehmenden MDK-Kontrollen erheblich eingeschränkt worden sind. Das Verständnis für die Versorgungsprobleme eines schwer behinderten Patienten mit einer nicht akut dekompensierten Erkrankung ist auf der Kostenträgerseite erheblich unterentwickelt.

Entsprechend schwierig ist die Organisation der Betreuung junger Erwachsener mit neuromuskulären Erkrankungen.

Eine Alternative bieten Tagesklinikmodelle, wie sie bisher leider nur an wenigen Einrichtungen etabliert werden konnten, wie z. B. am Friedrich-Baur-Institut in München oder an der Deutschen Klinik für Diagnostik in Wiesbaden. Hier wird im Rahmen von Fallpauschalen eine interdisziplinäre Betreuung möglich. Viele, aber nicht alle Probleme werden sich damit lösen lassen. Während beispielsweise das pneumologische Monitoring und die nicht-invasive Heimbeatmung zum Standardrepertoire eines neuromuskulären Zentrums gehören, sollten orthopädisch-chirurgische Wirbelsäuleneingriffe den Zentren vorbehalten bleiben, die in der Behandlung neuromuskulärer Patienten ausgewiesen sind. Ein schwieriges Problem ist die Hilfsmittelversorgung, da sie ja i. d. R. von wohnortnahen Versorgern vorgenommen wird, die eine z. T. sehr unterschiedliche Versorgungskompetenz und -qualität haben. Leider haben die Mehrzahl der Zentren nicht den Luxus einer speziell für die neuromuskulären Patienten eingerichteten Sozialberatung, wie diese z. B. im Freistaat Bayern aufgrund eines besonderen Abkommens mit der Landesregierung möglich war, sodass die Sozialberatung sehr lückenhaft bleibt, trotz des Angebots telefonischer Beratung durch die DGM in Freiburg.

29.5 Ausblick

Inklusion und Transition werden gelebt, wenn die Akzeptanz der eigenen Behinderung und Überwindung äußerer Barrieren im Kindes- und Jugendalter und später im Arbeits- und Privatleben der erwachsenen Patienten erreicht werden und damit ein autonomes Leben in der Gesellschaft möglich ist.

Literatur

Baumann P, Newman CJ, Diserens K. Challenge of transition in the socio-professional insertion of youngsters with neurodisabilities. Dev Neurorehabil 2013, Epub ahead of print.

Mellies U, Schara U. Transition in der Pneumologie – Neuromuskuläre Erkrankungen. Der Pneumologe 2012, S. 1–5

Sawyer SM, Drew S, Yeo MS & Britto MT. Adolescents with a
chronic condition: challenges living, challenges treating. Lancet 2007;369:1481–1489

Schrans DGM, Abbott D, Peay HL, et al. Transition in Duchenne Muscular Dystrophy: An expert meeting report and
description of transition needs in an emergent patient
population. (Parent Project Muscular Dystrophy Transition Expert Meeting 17–18 June 2011, Amsterdam, The
Netherlands). Neuromuscular Disorders 2013;23:283–286

29

Links

Aktion benni & co (► http://www.benniundco.eu/)

CARE-NMD (europäisches Projekt zur Verbesserung der Behandlung von Menschen mit Muskeldystrophie Duchenne, ► http://de.care-nmd.eu/)

Charcot-Marie-Tooth   Association   (CMTA, ► http://www.cmtausa.org/)

Clinicaltrials (► https://clinicaltrials.gov/)

Cure CMD (► http://curecmd.org/)

Deutsche Gesellschaft für Muskelkranke (DGM) (► http://www.dgm.org)

Deutsche Myasthenie Gesellschaft (► http://www.dmg-online.de/)

Deutsche Rheumaliga (► http://www.rheuma-liga.de)

DMD-Patientenregister (► http://www.dmd-register.de)

GeneTable of Neuromuscular Disorders (► http://www.musclegenetable.fr/)

Hereditary Neuropathy Foundation, Inc (► http://www.hnf-cure.org)

Initiative »Forschung und Therapie für SMA« (► http://www.initiative-sma.de; unter dem Dach der DGM)

HUGO gene nomenclature committee Web (► http://www.genenames.org/)

Internationales Exzellenznetzwerk für neuromuskuläre Erkrankungen (► http://www.treat-nmd.de/)

Muskeldystrophie Netzwerk (MD-NET) (► www.md-net.org)

National Institue of Arthritis and Musculoskeletal and Skin Disorders (► http://www.niams.nih.gov/)

OMIM – Online Mendelian Inheritancs in Man Web (► http://www.ncbi.nlm.nih.gov/omim)

Orphanet (► www.orpha.net)

Pagon RA, Adam MP, Bird TD, et al., editors. GeneReviews™ [Internet]. Seattle (WA): University of Washington, Seattle; 1993-2014.Web (► http://www.ncbi.nlm.nih.gov/books/NBK1116/)

Philipp und Freunde-SMA Deutschland e.V. (► http://www.sma-deutschland.de)

SMA Deutschland e.V (► www.sma-deutschland.de)

SMA-Foundation (► http://www.smafoundation.org/)

Stichwortverzeichnis

Printed in the United States
By Bookmasters